简明自然科学向导丛书

生育漫谈

主　编　王玉玺　张新童

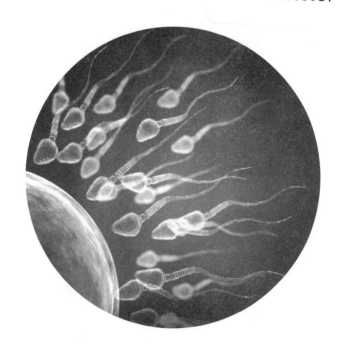

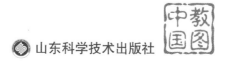
山东科学技术出版社

主　编　王玉玺　张新童

副主编　吕红梅　李月珠

编　委　王玉玺　张新童　吕红梅　李月珠

　　　　刘俊峰　赵曰孝　管国涛　多晓玲

　　　　周海英　张　瑜

插　图　段惠群

前言

人既是劳动者，又是消费者。因此，人口问题，一直都是世界各国高度重视的问题。有史以来，中国就是世界上人口最多的国家。人口多，一方面为我国提供了雄厚的人力资源，大大提高了我国在世界上的竞争力；但另一方面又加剧了我国人口与资源、环境的矛盾。人口多、底子薄、人均占有资源少是我国的基本国情。

自 20 世纪 70 年代以来，我国政府将以控制人口数量、提高人口素质为主要内容的计划生育工作作为一项基本国策，坚持长抓不懈，30 多年来少生了 3 亿多人口，将总和生育率降到了更替水平以下，国民基本素质也有了明显提高。但不容忽视的是，由于我国人口基数大，再加上人口生产的惯性，进入 21 世纪后，我国人口形势仍不容乐观，未来几十年我国将面临总人口、劳动年龄人口、老年人口、流动人口四大高峰相继到来，给经济、社会、资源、环境和可持续发展带来巨大的压力。

我国的人口问题，突出地表现在人口太多和素质相对较差两个方面。因此，必须在继续稳定低生育水平、严格控制人口总量的基础上，从提高出生人口素质方面入手，综合解决我国的人口问题。为了唤起国民对人口问题的忧患意识，我们编写了本书。

本书共分人口基础知识、青春期保健、恋爱婚姻家庭、生殖生理与保健、性卫生常识及性病防治、遗传优生、优育常识、优教宝典、计划生育等九章。

人口基础知识、计划生育两章在简要介绍人口常识和我国人口国情的基础上，阐述了我国实行计划生育的必要性，并简要介绍了避孕节育的常用技术，旨在唤醒国人的人口忧患意识，为全面建设小康社会，实现中华民族的伟大复兴，自觉地按照国家法律法规规范自己的生育行为。

在节育技术中，将未婚女性避孕指导和事后紧急避孕方法均作为专题予以介绍,旨在为未婚女性提供保护,以避免婚前性行为给女青年带来的身心创伤。

青春期保健、恋爱婚姻家庭、生殖生理与保健三章主要介绍青少年性身体和心理发育、恋爱婚姻家庭和生殖生理方面的常识,意在揭开性和生育的神秘面纱,帮助青少年正确处理两性间的关系,树立正确的恋爱观、婚姻观、家庭观和生育观,顺利度过青春躁动期。

遗传优生、优育常识、优教宝典三章集中介绍了优生、优育、优教方面的常识,旨在帮助育龄夫妇生育一个健康聪明的孩子,尽可能地杜绝缺陷儿的出生,以提高出生人口质量,为全面提高国民素质奠定一个坚实的基础,为实现2020年全面建成小康社会、2050年基本实现现代化、2050年以后进而实现中华民族伟大复兴的宏伟目标提供一个良好的人口环境。

性卫生常识一章主要是从以人为本的理念出发,集中讲述了生殖保健方面的常识。毋庸置疑,生殖系统疾病和性传播疾病流行已成为我国严重的社会问题,无时无刻不在侵蚀着国人的体魄,严重影响着国人身体素质的提高,对我国社会经济发展构成了严重的威胁,应当引起全社会的高度关注。因此,本书将性卫生常识和性病防治都一一作了介绍,其目的就是在唤起全社会关注性健康的同时,为育龄人群提供一些有益的帮助。

本书在编撰过程中尽量做到深入浅出、浅显易懂,努力达到既为育龄群众特别是青少年解疑释惑,以弥补学校课堂教育的不足,又尽量为他们提供一些切实有益的帮助之目的。

由于水平所限,本书中难免有许多谬误之处,敬请各位专家和读者指正。

编　者

一、人口基础知识

四、生殖生理与保健

七、优育常识

八、优教宝典

九、计划生育

一、人口基础知识

人类的起源

人类的起源存在许多学说,但人类学家一般认为,人和猿具有一定的近亲关系。人和猿的共同远祖是3 500万～3 000万年前生活于埃及法尤姆洼地的原上猿和埃及猿。

人和猿无论在外表形态,还是解剖学、生理学、血液生物化学等方面,都存在着极其相似的特征。但是,猿和人在生理结构、语言和社会性三个方面又有着许多本质的区别。

从猿到人的发展,可以分为以下两大步骤:

第一个步骤:从猿到人的过渡(即正在形成中的人)。经历了腊玛古猿和南方古猿两个阶段。腊玛古猿生活在1 400万年到800万年前,除了印度,在肯尼亚、匈牙利、希腊、土耳其、巴基斯坦和中国均有腊玛古猿化石的发现。腊玛古猿是人科最早的代表,

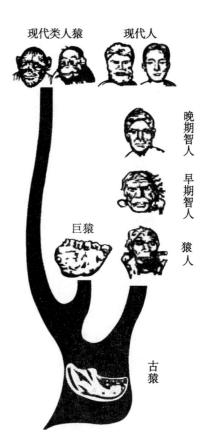

从古猿到人的进化

1

被公认为人类的直系祖先。腊玛古猿后来演化为生活在 500 万年到 100 万年前的南方古猿,后者进一步演化为现代人类。

第二个步骤:人类发展至原始公社时期(即完全形成的人)。这时期可分为四个阶段:早期直立人,生存于 300 万年到 200 万年前;晚期直立人,生存于距今 200 万年至 30 万年前;早期智人,生存于距今 50 万年至 10 万年前;晚期智人,生存于距今 5 万年到 1 万年前。人类发展的各个阶段之间的关系,并不是像台阶那样截然分明,而是在时间上有一定的重叠。从发现的古人类化石中也不难看出,他们之间的体质发展存在着连续性。

现代人的起源指的是早期人类怎样演变成不同种族人的问题,是整个人类进化历史的一个局部。关于现代人的起源,有两种理论:一是"单一地区起源说",认为现代人是某一地区的早期智人"侵入"世界各地而形成的,这个地区过去认为是亚洲西部,近年来则改为非洲南部;二是"多地区起源说",认为亚、非、欧各大洲的现代人,都是由当地的早期智人以至于猿人演化而来的。

就中国人的起源来讲,我国考古学家们根据多年的研究及发现,一般认为中国人是在自己的土地上,由当地古代人进化而来的,在我国北京的周口店,先后发现的北京直立人的牙齿和头盖骨等化石,有力地证实了这一理论。

世界人类的发展

现代人类产生以后,随着生产技术的提高,适应自然能力的加强,生活地域范围的逐步扩大,人口数量呈现出一种加速增长趋势。

(1)世界人口发展历史概况:自人猿分化以来,全球人口发展总的趋势是不断增长,但增长过程并不总是线性匀速的,而是呈现出跳跃式增长的态势,特别是农业革命、工业革命两次生产力水平的大幅提高,对人口的快速增长起到极大的推动作用。据估算,在距今约 1 万年前,地球上分布着 1 000 万原始人类。当时人口的增长具有下述特征:一是极低的人口密度;二是高出生率和高死亡率。距今 1 万年前后出现的农业革命,使世界人口发展进入了一个崭新阶段,使人口总量比以前大幅度地增长。其原因在于:农业社会能提供更多的食物,支持更高的人口密度;农业社会使人的寿命增加,死亡率降低,最终促使人口的增长。工业革命爆发后,生产力水平得到极大的提高,对人口增长产生了深刻的影响。主要表现在:一是伴随着医疗卫生技术进步和卫生服务条件的完善,人口死亡率大幅度下降。二是诱发了人口出生率先升后降。工业化初期欧洲一些地区的人口出生率曾一度上升,但从19世纪后半期出生率开始逐渐下降。从整个世界的人口发展看,工业化的发展还是极大地促进了人口的增长。回顾人类全部发展过程,可以发现世界人口每增长一个10亿所用的时间在逐渐缩短。据世界银行预测,到2025年全球人口将达到82.17亿。

(2)我国人口增长趋势:我国是世界上人口最多的国家,我国人口的增长对世界人口的变动有着极大的影响。秦始皇统一中国时,我国的人口为2 000万。然而在直至清朝初期的近2 000年间,人口峰值却一直在6 000万左右徘徊。在18世纪60年代清朝鼎盛时期,我国人口一举突破了2亿大关。19世纪50年代左右,虽然清政府已在风雨中摇摇欲坠,但人口却达到了4亿之巨。到1949年全国解放时,我国人口已经达到了5.4亿。新中国成立后,虽然人口发展有过曲折波动,但人口总数却一直处在大幅增长之中。2000年,我国第五次人口普查结果为12.66亿。2005年1月6日,我国人口又超过了13亿。目前,我国人口还在以每年净增800万左右的速度膨胀。

种族的特征与形成

一般说来,种族是指具有某些形态和生理特点及语言、习俗等历史文化因素组成的区域性群体,其在自然体质特征上具有某些共同的遗传特征(如肤色、眼色、发色、发型、身长、面型、鼻型、血型等),有时也称为人种。随着现代交通、设施发展和全球化的社会进步,种族的界线将会逐渐被打破。

传统的人种划分是根据肤色差异来进行的。即从生物学观点出发,根据肤色将人种分为三类:黄种、白种和黑种。也有人主张将澳大利亚土著人作为棕色人种分出,共分四类。也有人按照地理分类法,将种族划分为亚洲人(中亚、日本、马来西亚和印度尼西亚)、非洲人(南非)、美洲印第安人(南、北美洲)、欧洲人(欧洲、原苏联欧洲部分、中东、北非)、东印度人(印度次大陆、喜马拉雅山南麓)、澳大利亚人(澳大利亚大陆)、美拉尼西亚人(大洋洲和新几内亚)、密克罗尼西亚人(西太平洋中的密克罗尼西亚群岛)和玻利尼西亚人(由新西兰至东部诸岛的太平洋岛屿)。

种族划分的依据是人的纯自然特征差异,只具有相对的意义。种族的形成是自然选择和社会文化共同作用的结果。种族差异是长期自然选择和环境适应与变异的结果。种族之间根本没有天生的智力高低之分。因此,我们不能以这些外在的生理差异来说明有的种族比别的种族优越或高级,或试图以这种纯生理差异来作为文化差异的根据。种族主义者却忽视这些科学事实,他们以人类自然形态方面的外在差异来解释世界各种族之间的文化差异,并认为白种人是高等种族,有权统治其他种族。这种荒谬的论调会对人类的发展与繁荣构成威胁,并已在历史上给人类造成极大的灾难,我们必须坚决反对。

近几年来,随着科学技术的进步,特别是人类基因密码的破译,科学家们发现人类的不同外表只是由不足 0.01% 基因组的差异决定的,因此他们宣布种族只是一个社会概念,而非科学概念。但是也有部分科学家存有异议,他们认为种族分类对于研究人类起源和迁移过程还是有很大帮助的。

民族的特征与形成

民族是在历史上形成的具有共同语言、共同生活地域、共同经济生活以及共同文化认知的稳定人群。

一般认为,一个民族应具有以下一些特征:① 共同语言:共同语言是构成民族的最基本特征之一,它可以促使人们在政治、经济、文化等各方面的接触与交流,促进民族的形成,维系民族的统一与发展。② 共同的生活地域:民族的形成与地理环境的关系极为密切。尽管由于人的迁移等原因,民族混杂居住的现象比较普遍,但各民族仍然保留自己相对集中的居住区。③ 共同的经济生活:由于长期生活在一个地区,使用同种语言,相互间交往频繁,同一民族就形成了共同的生活方式和生活习惯。④ 共同的文化认知:共同的生活环境和历史进程,形成了各民族特有的文化艺术、风俗习惯及心理情感等。它们深深扎根于各民族之中,是形成并保持民族共同体的重要纽带。

民族的形成一般要经历氏族、部落(族)和民族三个发展阶段。民族是在原始社会末期伴随着国家和阶级的产生而一起出现的比氏族、部落(族)

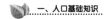

更高级的人群共同体。原始社会末期,刚形成的民族称为原始民族。进入阶级社会后的民族,被称为古代民族,古代民族又发展为近代民族,近代民族进而发展为现代民族。民族在一定的社会物质生产条件下产生,也会在一定的社会物质生活条件下趋于消亡。

目前,世界上大大小小的民族共有 3 000 个左右。各民族的人数差异很大。目前世界上人口在 1 亿以上的民族有 7 个:汉人(12 亿多),印度斯坦人(2.64 亿),美利坚人(2.1 亿),孟加拉人(1.9 亿),俄罗斯人(1.6 亿),巴西人(1.4 亿),日本人(1.25 亿)。我国自古以来就是一个多民族的统一国家,现有 56 个民族。我国民族的分布呈现出以汉族为主体,各民族大杂居、小聚居、交错分布的特点。

我国常用的"民族"一词,既适用于历史上形成的不同历史发展阶段的民族共同体,也适用于同一时期的发展水平不同的民族,如原始民族、古代民族、现代民族等。"民族"一词在我国还有较广的用法,如中华民族、欧洲民族、阿拉伯民族等;也用于指单一的民族,如汉族、壮族、蒙古族、维吾尔族等。"民族"是一个涵义广泛的名词。

世界人口

2005 年 7 月,在法国图尔结束的世界人口年会发布的消息指出,到 2005 年底,世界人口将达到 65 亿。大会提供的材料说,1800 年地球人口达到 10 亿,1930 年达到 20 亿,1960 年达到 30 亿,1974 年达到 40 亿,1987 年达到 50 亿,1999 年达到 60 亿,人口增长速度在 20 世纪一直呈加速状态。据联合国人口基金会 2006 年 9 月公布的世界人口白皮书透露,世界人口已经达到 65 亿 4 030 万人,但是全球人口分布并不均匀。中国、印度、美国、印度尼西亚、巴西和巴基斯坦是世界上 6 个人口最多的国家,6 国的人口总数就达到了 33 亿,占世界总人口的一半。白皮书预测,在日本和欧洲今后人口将持续减少,而在发展中国家人口将持续增长,到 2050 年世界人口将突破 90 亿。白皮书认为,提高女性的社会地位可以降低人口的增长率,并可以提高贫困阶层的生活水准,因此,呼吁国际社会对提高妇女社会地位的活动提供支援和合作。

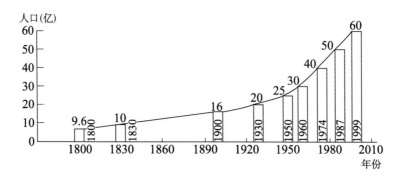

世界人口增长曲线图

世界人口数据表明,世界各国人口发生了新的变化。撒哈拉沙漠以南和西亚的国家,增长速度最快。相反,工业化发达的许多国家,人口增长较缓慢,甚至负增长。西欧 15 岁以下人口,仅占总人口的 17％,而西非则占 44％。

世界人口最多的前 10 个国家

2005 年			2050 年(预测)		
位次	国家	人口数(百万)	位次	国家	人口数(百万)
1	中国	1 304	1	印度	1 628
2	印度	1 104	2	中国	1 437
3	美国	296	3	美国	420
4	印度尼西亚	222	4	印度尼西亚	308
5	巴西	184	5	巴基斯坦	295
6	巴基斯坦	162	6	巴西	260
7	孟加拉国	144	7	尼日利亚	258
8	俄罗斯	143	8	孟加拉国	231
9	尼日利亚	132	9	刚果民主共和国	183
10	日本	128	10	埃塞俄比亚	170

随着经济的发展,社会的进步,不久的将来世界大部分人口将生活在城

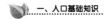

市地区(包括城市和镇)。2004年,城市地区人口已从20世纪60年代的约占总人口的1/3增长到近1/2。人口城市化,促进了社会和经济的转变。城镇居民与农村居民相比,通常教育水平较高、家庭规模较小、收入水平较高、健康状况更加良好、平均寿命更长。

当今,世界各国生育模式千差万别,新的人口发展趋势,给不同的国家带来许多新的问题。

中国人口

自古以来,中国一直是世界上人口数量最多的国家。虽然在某些历史时期,经历了诸多天灾人祸,人口增长受到了一定限制,但对中国人口数量在世界各国中的领先地位影响不大。中国人口占世界总人口的1/5强,在世界公民中,每5个人就有1个是中国人。值得一提的是,由于生活和医疗条件大为改善,尤其是经过30多年在计划生育方面的努力,我国人口生产已由新中国成立初期的高出生、低死亡、高自然增长率类型,转变为低出生、低死亡、低自然增长率类型。

庞大的人口数量一直是中国国情最显著的特点之一。虽然中国已经进入了低生育率国家的行列,但由于人口增长的惯性作用,当前和今后十几年,中国人口仍将以年均800万左右的速度增长。

根据2005年11月份全国1‰人口抽样调查数据推算,2005年末大陆31个省、区、直辖市(不包括福建省的金门、马祖等岛屿)和现役军人总人口为130756万人。另据资料显示,香港特别行政区人口为694万人,澳门特别行政区人口为44.9万人,台湾省和福建省的金门、马祖等岛屿人口为2270万人。

受20世纪80～90年代第三次出生人口高峰的影响,在2005～2020年期间,20～29岁生育旺盛期妇女数量将形成一个高峰。同时,由于独生子女陆续进入生育年龄,按照现行生育政策,生育水平将有所提高。上述两个因素共同作用,导致中国将迎来第四次出生人口高峰。按照目前总和生育率1.8预测,2020年,中国人口总量将达到14.6亿,人口总量高峰将出现在2033年前后,达15亿左右。

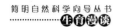

1949 年以来中国大陆人口增长统计表

年份	总人口（万人）	出生率（‰）	死亡率（‰）	自然增长率（‰）
1949	54 167	36.00	20.00	16.00
1957	64 653	34.03	10.80	23.23
1965	72 538	37.88	9.50	28.38
1970	82 992	33.43	7.60	25.83
1975	92 420	23.01	7.32	15.69
1980	98 705	18.21	6.34	11.87
1982	101 541	22.28	6.60	15.68
1985	104 532	21.04	6.78	14.26
1990	113 363	21.06	6.67	14.39
2000	126 743	14.03	6.45	7.87
2004	129 988	12.29	6.42	5.87
2005	130 756	12.40	6.51	6.30

庞大的人口数量对中国经济社会发展产生多方面影响，在给经济社会的发展提供了丰富的劳动力资源的同时，也给经济发展、社会进步、资源利用、环境保护等诸多方面带来沉重的压力。

解决人口问题，必须从我国的实际情况出发，面对现实，坚持两种生产一起抓。一方面努力发展国民经济，建立合理的经济结构和安排好产业布局，使我国丰富的劳动力资源和自然资源得到最充分而又合理的利用；另一方面，要继续实行计划生育，降低人口自然增长率，提高人口素质，以适应现代化建设的要求。两者相辅相成，缺一不可。

世界及我国人口的分布

人口分布是指在一定时期人口在一定地区范围内的空间分布状况。人口密度一般被看做是衡量人口分布的主要指标，指单位土地面积上居住的人口数，它反映某一区域内的人口密集程度。通常用每平方千米常住的平均居民数量来表示，称为人口算术密度。

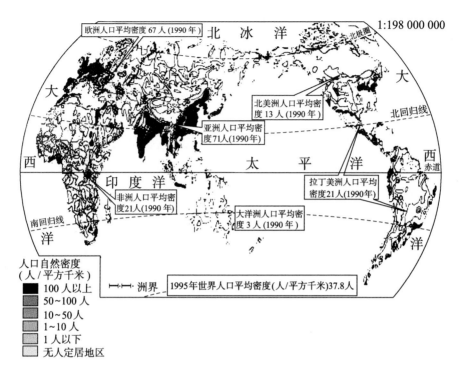

世界人口密度分布

（1）世界人口分布规律:世界人口分布极不平衡,主要表现在:世界人口的 90% 居住在仅占陆地总面积 10% 的土地上;世界人口的 88.5% 集中在北半球,并且主要集中在北纬 20°～60° 之间的区域;从海岸线向内地约 200 公里范围内集中了世界人口的一半;海拔 500 米以下的低地和平原地区集中了世界人口的 80%。而且,世界人口在各大洲的分布和在各大洲（或地区）内部的分布也是极不平衡的。

（2）我国人口的分布规律:我国人口分布也极不平衡,主要表现是:东南沿海地区人口高度密集,西北地区人口极为稀疏;人口分布明显地集中于沿海,越往内地人口越稀疏;人口分布的低地指向性,即绝大多数人口集中分布在较为低平的地区,高原和高山人口稀少。

人口分布的状况与自然、经济、社会、政治等多种因素有关。地区的自然环境差异、自然资源的多寡,都会影响一个国家或一个地区经济发展和生产布局,从而造成人口分布的不平衡。一般来说,人口最稠密地区都是自然条件优越、资源丰富、经济发达、历史悠久的地区。而人口稀少的地区,主要是自然环境恶劣、资源尚未开发、经济欠发达的地区。

世界及我国人口的迁移

人口在地理位置上的变更称为人口迁移或称人口移动。人口迁移是社会经济生活中非常普遍的一种现象,它不仅改变了人口的空间分布,也促进了经济文化的交流和民族的融合。人口迁移一般可分为国际人口迁移和国内人口迁移,永久性迁移和季节性迁移等。

(1)国际人口迁移:国际人口迁移是指人口跨越国界并改变住所达到一定时间(通常为1年)的迁移活动。一般又有永久性和非永久性迁移之分。前者所形成的移民由一国迁入另一国后,改变了自己的国籍或成为侨民(未加入迁入国的国籍)。非永久性移民指暂时定居于移入国一段时间之后将返回移出国的移民。国际人口迁移往往以第二次世界大战为分水岭,此前和此后的人口迁移原因、路线、特点,迁入国和迁出国明显不同。二战以前的国际人口迁移"开发"与"殖民"的色彩比较浓,大多是从比较发达的地区向未开发地区移民。二战以后国际人口迁移的"经济功利"和"短期"色彩较浓,外籍工人(劳务输出)逐渐成为人口在国际间移动的主要形式,大多是从不够富裕的国家移向经济收入较高的国家。当然也有局部战争、自然灾害所引发的难民迁移等。总之,二战以后国际人口呈现出穷国向富国迁移,亚非拉发展中国家向欧美发达国家迁移的现象。

(2)国内人口迁移:国内人口迁移是指在一国范围内,人口从一个地区向另一个地区移居的现象。国内人口迁移主要有两种:一种是国家意志体现较浓的开发国土,另一种是经济利益驱动,民众自发移动的城市化过程。其中前者往往是从经济较发达的地区移往边疆未开发地区进行开发创业,后者则往往是从落后的农村边远地区移向就业机会大、经济收入高的城市地区。两者似乎都是基于经济原因,但立足点完全不一样。乡村人口向城市迁移是工业革命的产物。20世纪初,城乡间的人口迁移仅局限于发达工业国家,如今已遍及世界各国各地区。但是,有迹象显示,当前在若干发达国家,出现了规模庞大的城乡人口流动的郊区化和逆城市化的过程。

我国历史上曾出现多次大规模的人口地区间迁移,迁移的流向主要是

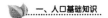

由北向南,即由黄河流域流向长江流域、珠江流域。清末至新中国成立前,国内地区间人口迁移主要表现为河北人、山东人"闯关东",即迁往东北地区,以及中原河南一带人"走西口",即流向新疆、甘肃等地。新中国成立后,由于国家制定了严格限制人口流动的政策和相应的户籍管理制度,地区间人口迁移减少。改革开放以后,特别是20世纪80年代中期以来,我国地区间人口流动规模急剧扩大,主要表现为由经济较落后地区向发达地区、由农村向城市的流动,其规模之大、人数之多历史少见,给我国社会经济带来了巨大的影响。首先,人口迁移为城市输送了大量廉价的劳动力。例如在全国各地的建筑大军中,"民工"是生产一线上的主力军。另外,相当一部分迁移人口是以个体经营者的身份来到城市的,他们以自己辛勤的劳动和经营,发展了城市的第三产业,促进了城市商业的发展。他们通过纳税、缴纳各种管理费用,增加了城市收入,活跃了城市经济。其次,迁移人口通过在城市的经营和劳动,可以学到一些科学文化知识、生产技术和先进的管理方法,反过来又会促进农村经济的发展。当然,大量的人口涌向城市,也必然会产生一些负面影响。比如,民工潮的到来,城市公用设施和城市管理系统一时难以适应,可能给城市各方面带来巨大的压力,如住房、公共交通、教育卫生等。另外,迁移人口中素质比较差的人员,也会给城市治安带来一些问题。

人口

　　人口是指在一定地域和社会范围内人群的总体,即居住在一定地区,并构成某一社会的那些人所组成的一个复杂的、多样的总体。世界人口就是世界各个国家和地区人群的总体;中国人口就是中国范围内人群的总体。人口是构成一个国家或社会的最基本的因素,是社会生产的基础和主体,是一切社会现象的承担者和一切社会生活的出发点。

　　人口作为一个生物种群,是自然界中有生命的物质,与其他生物有着共性,具有与其他生物一样的自然属性,即人口的生物本性。人也有出生、发育、成长、衰老、死亡的过程,有自身的遗传、变异以及全部生理机能。人口作为一切社会生活的主体,还具有人口特有的社会属性。人口有年龄、性别、种族、部门、职业、民族、文化、地域的种种规定,在阶级社会里,人口就具有阶级性。正确认识人口的自然属性和社会属性及两种属性之间的统一关系,有着重大的意义。

在人类社会发展中,就人口总体来讲,人既是生产者,又是消费者,且两者是对立统一的。一个国家或地区的人口数量多寡、素质高低对一个国家或地区的经济、社会的发展起着重要的促进或延缓作用。

人口学

人口学是研究人口发展,人口与社会、经济、生态环境等相互关系的规律性和数量关系及其应用的科学的总称。

人口学首先包括人口理论。人口理论在人口学中占有极其重要的地位,它是人口学的理论基础,是人口学各分支学科的指导思想。人口理论的产生和发展是与各个历史时期的人口发展本身、人口与社会经济相互关系的矛盾运动密不可分的。人口理论的任务就在于阐明人口发展本身的规律性、人口与社会经济发展的本质联系。

人口学的另一重要组成部分是人口统计学。人口统计学由来已久,它阐明搜集、整理、分析、反映大量人口现象和人口发展过程的数量资料的方法论,并研究人口发展本身,人口与社会经济现象之间的数量关系。

人口是社会生产和生活的主体。它的活动与社会、经济、生态环境等诸方面有着密切的联系。因此,人口学还包括研究人口与社会、经济、生态环境诸现象间的相互关系的规律性和数量关系等分支学科。这些分支学科有人口社会学、人口经济学、人口生物学、人口生态学等。人口学分支学科的产生和发展使人口学的研究内容日益丰富和发展起来,也使人口学的研究和实践更加紧密地结合起来。人口学形成了一门既包括理论和方法,又包括研究人口和社会、经济、生物、环境诸现象间相互关系等分支学科的社会科学。

人口学特别是人口理论具有强烈的阶级性。马尔萨斯的人口论是资产阶级人口学的代表作。马克思、恩格斯在与马尔萨斯人口论的斗争中,创立了马克思主义人口理论。马克思主义人口学和资产阶级人口学的阶级界限突出表现在两个方面:一是它的科学性。马克思主义人口学认为,人口现象本质上是社会现象,人口规律是社会规律,社会生产方式对人口发展起决定性作用,人口不是决定社会发展的主要力量,必须在与社会经济关系的联系

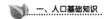

中研究人口。与此相反,资产阶级人口学把人口现象和人口发展过程看做是脱离社会生产方式的独立客体,它脱离社会生产关系和政治经济制度对人口的制约作用研究人口,强调人口在社会发展中的决定作用,否认社会生产方式对人口发展的决定性作用。二是它的实践性。马克思主义人口学一方面揭露和批判资产阶级人口学的反科学性,另一方面为无产阶级遵循客观规律指导人口发展、进行社会主义建设服务。资产阶级人口学掩盖和抹杀资本主义制度的阶级本质,为资产阶级利益服务。当然,资产阶级人口学在长期发展过程中,也有分析人口变动的科学方法和原理。在揭露和批判资产阶级人口学中反科学部分时,也必须以科学的态度吸收其研究成果。

人口理论

人口理论是研究人口发展以及人口与社会经济发展之间本质联系的科学。众所周知,人口既是社会物质生活的必要条件,也是全部社会生产行为的基础和主体,所以,早在古代就有许多思想家对人口现象有所研究。由于社会条件不同,经济发展水平不同,人口发展过程不同,人们对人口现象的认识和反映也就不同,所以在每一社会都有与其相应的人口思想和理论。随着社会经济和人口发展过程的变化,人口思想和人口理论也或早或迟发生变化。人口思想虽然产生很早,但到19世纪才逐渐发展成系统的理论体系,并从社会意识其他形式中分离出来成为独立的学科,成为社会科学的一个重要分支。

在阶级社会里,不存在超阶级的和统一的人口理论。在经济上和政治上占统治地位的阶级,他们的人口理论也必然居于支配地位。

每一历史时期的人口理论都同先前的人口理论存在着继承关系。每一时代的人口学家在认识和解释他们所处时代的人口问题时,都要利用前人研究的成果和遗留下来的思想材料,把它们加以改造和发展,使人口理论不断推向前进。

科学的人口理论不能离开其他一些社会科学和自然科学单独地说明人口过程,它必须以马克思主义为理论基础,吸收其中科学的成就,研究人口的发展规律。

人口理论是由客观的经济条件和人口状况决定的。反过来,它也对社会经济发展和人口发展起重大的促进作用。科学的人口理论反映了人口发展的客观规律,人们可以运用这一规律,使人口发展适应社会、经济和政治发展的需要,从而对社会发展起重大的推动作用。

人口思想

人口思想是一个历史的范畴。它与人类历史的发展密切相连,是在一定的社会历史条件下人口现象在人们头脑中的反映。它往往体现在人们对人口存在和发展规律的认识及要求上,成为人们政治主张的重要组成部分。

人口是人类社会生活的主体,对社会发展起着极为重大的作用。因此从古代开始就有一些思想家探索人口问题,产生了各种不同的人口思想。随着资本主义的产生和发展,失业和贫困问题日趋严重,人口问题引起了社会广泛的关注,人口理论迅速发展起来。由于人口涉及社会生活的各个方面,许多学者从不同角度研究人口过程,于是产生了各种人口学派。

各种人口思想都是在一定的经济和政治的历史条件下产生和发展的。在阶级社会中,不同阶级对人口问题持有不同的见解,因此人口思想同样具有阶级性,如奴隶社会人口思想、封建社会人口思想、资本主义社会人口思想和社会主义社会人口思想。由于人们的阶级地位和阶级利益不同,所以每个历史阶段的人口思想,往往反映出该历史阶段占统治地位的统治阶级的思想。一定社会生产方式在其发展过程中往往又经历了不同发展阶段。在其不同发展阶段中,人口思想也不尽相同。

科学地分析各种人口思想,批判地吸取其合理因素,有助于我们正确认识和把握人口现象的本质,更好地研究和解决现实的人口问题。另外,学习和研究人口思想史,可以使我们更加深刻地理解马克思主义人口理论的基本原理,提高对资产阶级人口理论的识别能力,更好地坚持和发展马克思主义的人口理论。

马尔萨斯人口论

马尔萨斯(1766～1833)是英国资产阶级庸俗政治经济学的创始人,其在1789年发表的《人口原理》一书,创立了关于人口增加与食物增加速度相对比的一种人口理论。其主要论点和结论为:人类的性本能决定了人口以几何级数增长,若不加以控制,每 25 年可增加 1 倍;因土地有限而导致的报酬递减规律的作用,食物只能以算术级数增长;人口受生活资料的制约,在缺乏有效控制的条件下,便随生活资料的增加而增加。因人口增长速度快于食物供应的增长速度,随时间推移,人口将超过食物的供给量。而食物不足会引起贫困、恶习等出现。故人口与食物间的不平衡总是通过抑制人口增长而加以改善。他提出两类抑制人口增长的方法为:道德抑制与积极抑制。前者指人们通过晚婚、独身、节育来控制出生率;但若人们未能通过道德抑制控制住人口的增长,则恶习、贫困、战争、疾病、瘟疫、洪水等各种形式的积极抑制将会使人口减少,以达到人口增长与食物供应间的平衡。他认为,积极抑制是残酷的,鼓励人们采用道德抑制,以避免恶习或贫困发生。

马尔萨斯人口论是近代人口学诞生的标志。该理论存在的问题很多,特别是作为精确的人口增长与食物增长的比例关系缺乏充足的事实根据,也没有认识到社会与科技进步给人们的生育观及食物供应水平所带来的巨大影响。

马寅初"新人口论"

马寅初——我国著名经济学家,他在大量调查资料的基础上,于 1957 年 6 月召开的全国第一届人民代表大会第四次会议上,提出了关于控制我国人口数量、提高我国人口素质的主张。后来,《人民日报》又以人大代表发言的形式全文发表,马寅初还在其他一些文章和讲话中对"新人口论"作了进一步的说明。

"新人口论"首先对我国人口发展的状况作了分析,认为由于新中国解决了失业、灾荒、饥饿和瘟疫等一系列问题,人口死亡率大幅度地降了下来,出现了人口迅速增长的情况;其次,人口增长过快,同国民经济发展之间存在着一系列矛盾,主要是与加速资金积累、提高劳动生产率、提高人民生活水平和发展科学事业之间的矛盾。马寅初认为:"在一穷二白的中国,资金少,人口多,把人民组织起来,利用它作为一种资源,不是没有好处的,但不要忘记亦有人多的坏处。人多固然是一个极大的资源,但也是一个极大的负担。"

"新人口论"主张保留人多的好处,去掉人多的坏处;保全这个大资源,去掉这个大负担。方法是提高人口质量,控制人口数量。提高人口的素质,主要是"提高知识水平"。控制人口数量,一是要依靠普遍宣传,破除"早生贵子"、"不孝有三,无后为大"等封建残余思想;二是要修改婚姻法,实行晚婚,男子25岁,女子23岁结婚比较适当;三是实行经济措施,少生孩子的有奖,生3个孩子的征税,生4个孩子的征重税。

经过多年的社会实践检验,证明马寅初"新人口论"的基本观点是正确的,许多主张也是可行的。它对于我们今天开展人口理论的研究,推行计划生育,控制人口增长,促进现代化建设,仍然有积极意义。

人口问题

人口问题是影响人口生存和发展的各种问题的总称,主要包括人口数量和人口质量两个方面,一般是指人口过剩或不足,人口质量低下。人口现象演变为人口社会问题是有一个过程的,在人口出现问题的早期常不易被察觉,只有当其数量或质量问题达到相当程度时,才会被人们注意。

我国目前人口问题主要表现为人口数量多、素质差。其带来的问题是:首先,人口增长给耕地带来了巨大压力。1949年我国人均耕地2.71亩,2005年人均1.40亩,只有世界人均水平的45%,加之我国人口与土地分布不均衡,有的土壤质量退化严重,土地与人口矛盾尖锐,于是大量围湖造田、毁林垦荒,导致生态严重失衡。其次,资金积累慢,人口与经济发展不协调。我国是一个发展中国家,人口太多,使本来有限的国民收入,被13亿多人口吃掉了一大半,严重影响积累。资金积累问题是提高劳动生产率的必要前提,没有资金积累,提高劳动生产率、发展生产力也就成了一句空话。第三,劳动力相对过剩和就业问题。由于我国人口众多,适龄劳动人口仍在继续增加,特别是在产业结构调整和社会转型期间,就业形势十分严峻。第四,教育发展困难与人口素质较低。由于我国经济发展水平低,人口又多,教育经费和资源相当紧张,因而必然导致人口发展与文化教育事业落后的矛盾。第五,人民生活水平难以提高。

自20世纪80年代以来,我国在吸收国际先进理念的基础上,结合本国国情,探索出一条有中国特色的综合解决人口问题的道路。其主要特点:一是发挥政府的主导作用,将人口规划纳入国民经济和社会发展总体规划之中,加强人口与发展战略研究,把国家指导与群众自愿相结合,制定出综合解决人口问题的政策措施;二是实施依法治国方略,尊重和维护公民的生存和发展权益,保护社会弱势群体的合法权益;三是制定有利于人口和计划生育的奖励、优惠、扶助政策和保障措施,通过利益导向促进人的全面发展,提高计划生育水平;四是全面开展计划生育优质服务,建立遍布城乡的生殖健康和计划生育服务网络,实行避孕方法的知情选择,最大限度地尊重并满足群众个性化的服务需求;五是充分发挥社会团体的作用,各级工会、团委、妇联和各种协会、学会、基金会等组织共同参与,形成了全社会开展人口和计划生育工作的良好氛围。

人口规律

人口规律是指人口发展过程中各主要因素之间的本质联系及其发展变化的必然趋势。由于人口是一个具有许多规定和关系的丰富的总体,所以客观上存在着多种人口规律。它们构成人口规律体系,完整地反映人口发展过程中各个主要方面的联系和发展变化的趋势,从不同侧面反映人口现象之间的本质联系。人口规律可分为诸如人口经济规律、人口再生产规律、人口的社会变动规律、人口的地区变动规律、人口自然变动规律等等。根据马克思主义的历史唯物论,人口规律如同一切社会规律一样,也可概括为两大类:一是适用于一切社会形态或几个社会形态的为数不多的共有人口规律;一是反映特定社会形态人口过程的特有人口规律。前者如人类自身生产和物质资料生产相适应的规律;后者如资本主义相对过剩人口规律、社会主义人口有计划发展规律等。

人口理论和人口科学各个分支,从社会生活的不同领域来揭示和反映人口过程各个不同方面的人口规律。人口规律是社会规律,各种人口规律毫无例外地是由人类社会发展的普遍规律即生产力和生产关系辩证统一规律或一定社会生产方式决定的。人口发展过程受自然因素的影响,探讨人口规律必须充分分析这种影响,但这些自然因素本身也受社会条件制约,因此不应离开历史上各种不同的社会结构形式抽象地研究人口规律。

在人类社会发展的各个历史阶段有着不同的人口发展规律。社会主义初级阶段的人口规律表现为:在全社会有计划调节物质资料生产的同时,有计划地调节人口数量、提高人口素质,使人口与经济、社会和各项事业的发展相适应,使社会全体成员物质文化生活水平不断提高,劳动力得到合理、充分的利用,全体人口在德、智、体、美等几方面得到全面的发展。

共有人口规律

共有人口规律是指存在于一切社会形态或几个社会形态的人口规律。它所反映的是在一切社会形态或几个社会形态中存在的人口现象以及人口和社会经济等相互关系的某些共同性质。

马克思批判马尔萨斯臆造的"抽象的人口规律",是否定脱离人口存在的社会经济条件的所谓人口自然规律,并不是否定作为社会规律而存在于一切社会形态或几个社会形态的共有人口规律。

共有人口规律寓于特有人口规律之中,共有人口规律是依据各个社会形态的特有人口规律而概括出的共性。人口现象、人口过程、人口与经济以及人口与社会等方面的关系,它们在一切社会生产方式中都具有某些共同的性质。例如,人类自身的生产与物质资料生产的对立统一是一切社会存在和发展的前提,这是在一切社会形态中人口与经济关系所具有的普遍本质联系。又如人口发展无政府状态是社会主义社会以前的几个社会形态共有的人口再生产规律。再如农业人口向工业人口转化是几种社会形态中社会化生产条件下技术进步引起劳动人口部门构成变动的共有规律。

共有人口规律不能脱离一定的社会形态而抽象地起作用,一定社会的特有人口规律是共有人口规律在该社会形态下存在、表现和起作用的特殊形式。例如,人类自身生产与物质资料生产相适应这一共性,在资本主义条件下表现为相对过剩人口规律,而在社会主义条件下则表现为人口有计划地发展并与社会主义现代化生产相适应,全体人口在德、智、体几方面得到全面发展。

特有人口规律

特有人口规律是与共有人口规律相对应的,指存在于特定社会生产方式中的人口规律。它反映这一生产方式的特有人口现象以及人口与社会经济等相互关系的本质联系。

马克思主义认为,人口规律是受不同社会生产方式和各种社会条件所决定与制约的。在不同的社会生产方式下,人口规律产生的客观基础及其性质、内容、作用形式和后果是各不相同的。不同的社会生产方式都有其自身特有的人口规律。

特有人口规律随着一定社会生产方式的产生而产生,也随着该社会生产方式的消亡而退出历史舞台。如相对过剩人口规律是资本主义社会特有的人口规律,它产生的客观基础是资本主义生产方式,它的性质取决于剩余价值的生产。资本主义相对过剩人口规律随着资本主义的灭亡而消失。社会主义生产方式的确立,产生了社会主义社会特有的人口规律,它要求人口有计划地发展,人口数量的发展与人口素质的提高要与社会主义现代化生产发展相适应。

社会主义特有人口规律包括人口再生产规律、人口经济规律等等。总的来说,其主要内容是在社会主义生产不断发展和社会全体成员物质、文化生活水平不断提高的基础上,人口有计划地发展并与社会主义现代化生产相适应。这就要求我们要根据社会经济发展的需要,认真落实计划生育这一基本国策,有计划地控制人口增长,全面提高人口素质,为全面建设小康社会提供一个良好的人口环境。

人口出生率

人口出生率反映人口出生的强度,它是一年出生人口数与该年平均人口数之比。

人口总是在一定的社会生产方式中发展的。出生率水平高低归根结底是由一定的社会经济发展水平所决定,它表现在:与以手工劳动为基础的自然经济相联系的是多育,与现代化生产相联系的是少育;经济发展水平较高、文化教育普及的地区,出生率就低,反之,就高一些。经济发展水平的高低对出生率的作用又是在一定生产关系下实现的,在不同社会制度下实现的原因、过程和后果是不同的。影响出生率变动的因素也就是影响育龄妇女生育率的因素。生育率水平是出生率水平的基础,一般说来,妇女生育率愈高,出生率也愈高;生育率愈低,出生率也愈低。

出生率变动除受生育率影响外,还受育龄妇女人数在一个人口集团中所占比例大小的影响。在同一生育率水平下,育龄妇女比例大的人口集团,其出生率高。从整个国家范围来看,在一个时期内人口性别构成变动不大,对出生率变动影响小,但在一个地区,由于行业结构不同,人口的性别构成可能有很大差别。例如重工业城市女性人口比例小,妇女在同样生育率水平下,该地区的出生率就较低。

一定社会一定历史时期的人口出生率与死亡率之间,还有着补偿性的联系。一般的情况是,死亡率高,则人口出生率随之增高,死亡率降低,则为人口出生率的降低提供了极大的可能性。人口再生产发展的总趋势是人口出生率的差异逐渐缩小并向低出生率过渡。

影响出生率变动的因素归根结底是由社会经济条件决定的。但由于人口再生产的惯性作用和传统生育观的保守性,以及影响出生率变动因素的复杂性,社会经济条件要通过一系列中间环节,经过相当长的时期才能影响出生率的变动。

人口自然增长率

人口自然增长率,是反映人口发展速度和制定人口计划的重要指标,也是计划生育统计中的一个重要指标。它表明人口自然增长的程度和趋势,具体说可以由一定时期内(通常为 1 年)人口自然增长数(出生人数减死亡人数)与年平均人口数相比来计算所得的结果用千分数表示。其计算公式为:人口自然增长率=(本年出生人数-本年死亡人数)/年平均人数×1 000‰。

另外,人口自然增长率还可以用人口出生率与死亡率之差表示,即:人口自然增长率=人口出生率-人口死亡率。当全年出生人数超过死亡人数时,人口自然增长率为正值,当全年死亡人数超过出生人数时,则为负值。因此,人口自然增长水平取决于出生率和死亡率两者之间的相对水平,它是反映人口再生产活动的综合性指标。

自我国实行计划生育政策以来,特别是 20 世纪 80～90 年代期间,我国

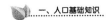

人口生育类型实现了由高出生、低死亡、高增长向低出生、低死亡、低增长的历史性转变,我国人口自然增长率持续回落。"十五"时期,我国人口自然增长率年平均为6.23‰,比"九五"时期年平均9.08‰回落了2.85个千分点。2004年我国人口自然增长率首次降低到6‰以下,为5.87‰,2005年为5.89‰,为全面建设小康社会提供了一个良好的人口环境。

人口素质

人口素质是指在一定的生产力水平、一定的社会发展阶段和社会制度下,人口群体认识世界、改造世界的条件和能力。共包括三个方面的内容:身体素质、科学文化素质、思想道德素质。这三方面内容既相互依赖、相互联系,又相互区别和相互制约,各自反映了人口素质的某个侧面,共同构成了人口素质的整体。

"人口素质"是多学科研究的对象。对人口素质或人口质量问题的关注,是我国人口学和人口研究的一大特色。许多人认为"人口素质"和"人口质量"是两个并无本质区别而只是表述不同的概念,但从严格意义来讲两者是有些细微差别的,因为人口质量含义较人口素质更广泛,它是与人口数量相对应的概念。

目前,我国的人口问题并不仅仅是人多的问题,更重要的是人口素质问题,是劳动力素质低的问题。由于低素质人口的众多对我国的发展造成了重大压力,我们不得不采取措施减少人口增长。计划生育政策的实行取得了重要成果,但是生育率非自然的快速下降又造成了一系列新的人口问题,如人口老龄化迅速到来、出生性别比偏高等。全面建设小康社会的推进,对于高素质劳动力的需求越来越迫切,人口素质低的问题必将越来越多、越来越明显地表现出来。要全面提高我国人口素质,不外乎以下三个主要途径:

(1)要大力加强与普及教育,加大对教育的投入,进行人力资本投资。人口问题说到底是发展问题,需要在大力推动经济与社会发展中得到解决,尤其要高度重视优先发展教育。据资料显示,2005年我国教育经费占国民生产总值的比例才相当于韩国、日本等国1995年的水平,因此加大对教育的投入,逐步普及高中阶段的义务教育,并继续扩大大专院校招生规模,是提高国民素质的重中之重。

(2) 要大力加强社会公德、职业道德与家庭伦理道德的建设,大力弘扬社会正气。社会成员普遍具有公德意识、敬业意识及家庭伦理意识对于社会的发展、对于每个社会成员的健康成长与其自身素质的提高都是非常重要的。不具备起码的公德意识,就不具备作为一名现代社会成员的起码资格。环境意识也可以说是公德意识的一部分。不具备敬业意识、不做好自己所承担的本职工作,就不能履行自己应对促进社会发展而应尽的义务。家庭伦理道德对于每个家庭成员的身心健康、对于下一代社会成员的健康成长至关重要,孝敬老人、尊重妇女、消除家庭暴力、维护家庭和睦,对于每个家庭成员、对于全社会都是非常重要的。

(3) 要大力发展医疗卫生事业,改善人民生活条件,提高人口身体素质,特别是要重视占我国人口大多数的农村人口身体素质的提高。农村合作医疗是行之有效的适应我国农村情况的医疗体制,但是近几年来在某些地区推广不力。有些已经得到控制的地方病又卷土重来,因病返贫现象突出。另外,还要下大气力解决贫困人口的温饱和脱贫问题,以提高其身体素质。

人口构成

人口构成是依据人口具有各种不同的自然的、社会的、经济的和生理的特征把人口划分成各组成部分所占的比重。

人口是一个具有许多规定和关系的丰富的总体,人口总是由相互关联的各种组成部分所构成的。根据人口构成因素的特点和不同的分类方式,可划分为各种人口构成,一般可归为三大类:人口的自然构成,人口的地域构成,人口的社会构成。

人口的自然构成是根据人口的自然特征划分的,它主要包括人口的年龄构成和性别构成。决定人口自然构成变动的主要原因是社会经济因素。人口的自然构成变动是由人口的出生与死亡引起的。人口的自然构成对人口再生产的规模和速度,对国民经济的发展都有极大的影响,而且它是一个国家进行人口预测和制定人口政策的依据。

人口地域构成是根据人口居住地区而划分的。它包括人口的城乡构成、人口的行政地区构成等。人口的地域构成状况与自然资源和地理环境有密切的关系。随着生产力的发展,人们征服自然的能力增强,人口的分布状况愈来愈决定于各地区的社会经济发展程度。人口地域构成决定各地区的人口密度和人力资源的分布,它影响各地区社会经济的发展,是一个国家制定地区发展规划和各项政策的依据。

人口的社会构成是根据人口的社会标志和经济标志而划分的。人口的社会构成主要包括:人口的阶级构成、民族构成、宗教构成、职业构成、部门构成、文化教育构成等。人口的社会构成既是社会经济发展的结果,又在很大程度上影响着社会经济的发展,并且是一个国家制定有关社会经济政策的依据。

影响人口构成差异的因素也就是影响人口变动的因素,因为人口构成是过去人口变动的结果,又是今后人口变动的基础。

人口自然构成

人口自然构成主要指人口性别构成和人口年龄构成。性别和年龄都是人的自然标志,它是由人的生理过程决定的。对一个国家或地区来说,其人口的性别和年龄结构既受生理因素的影响,更受到社会经济的作用。同时,人口的性别和年龄结构,又反过来影响人口再生产和社会经济的发展。

人口性别比构成,是指某一地域内人口总数中男、女性所占的比例。反映人口性别构成的指标主要是性别比,即人口学上关于一个国家或地区男女人口数量的一种比率,以每 100 位女性所对应的男性数目为计算标准。其计算公式为:

$$总人口性别比 = \frac{男性人数}{女性人数} \times 100\%$$

性别比正常范围:人类生男生女并非纯然 1 比 1 的几率,由于 X 及 Y 精子移动速度、重量不同,所以 Y 精子比较容易胜出、让卵子受孕。因此,人口学家认为新生儿正常的性别比约为 105,在人口统计学上,一般正常范围则在 102～107 之间。

但由于女婴较男婴存活率高,且女性比男人长寿,加上男人比较容易因为工作、卫生习惯、生活习惯等因素死亡,所以整体人口的性别比多在100以下。越高龄、生活环境越好的国家,高龄女性人口越多,性别比也越低,例如日本在2002年只有95.5。

一般说来,男女性别结构是基本平衡的,也就是说总人口性别比通常在100左右变化。性别比大于100(>100),说明男性人口多于女性人口;性别比小于100(<100),说明女性人口多于男性人口。

由于"重男轻女"的传统观念根深蒂固,从20世纪90年代开始我国性别比节节攀高,全国第五次人口普查资料显示,我国人口出生性别比已高达119,海南和广东是全国出生性别比最高的两个省份,广东的性别比高达130以上。出生性别比例失调有可能产生一系列不良后果。

人口年龄构成则反映了各年龄组的人口在全体人口中所占的比重。通常以百分数表示,年龄构成常与性别构成结合使用,称为性别年龄构成。一般把各年龄组的男性或女性人数同总人数(而不是男性或女性总数)相比,以百分数表示。

按照反映年龄构成的指标和依照国际统一的标准,将不同的人口集团或同一人口集团的不同时期区分为不同的类别。人口年龄构成类型通常分三种,即:年轻型、成年型、老年型。三种年龄构成类型的标准是:

	年轻型	成年型	老年型
少年儿童系数(0~14岁在总人口中的比重)	40%以上	30%~40%	30%以下
老年人口系数(≥60岁人口在总人口中的比重)	5%以下	5%~10%	10%以上
老少比 $\left(\dfrac{\geqslant60\text{岁人口}}{0\sim14\text{岁人口}}\right)$	15%以下	15%~30%	30%以上

年轻型、老年型人口同人口年轻化、人口老化是既有联系又有区别的两类概念。后者说明一个人口集团年龄构成变化的趋向,反映动态过程。人口年龄构成类型由年轻型向老年型变化,称为人口老化;相反,由老年型向成年型和年轻型变化,称为人口年轻化。

人口城乡构成

在一定时点上,按人口的城乡分布及其比例划分的人口组合,称为人口

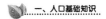

城乡构成,亦称人口城乡结构。人口城乡构成的变动速度,取决于经济的发展,反映出在一定期间、一定地域内,城市人口和乡村人口的比例组合关系。

工农业生产的发展,必然伴随着一个农业人口向非农业人口、乡村人口向城镇人口转移的人口城市化过程。同时,人口城乡构成也反映了经济发展水平,经济发展水平高,城市人口比重也高;相反,经济发展水平低,城市人口比重则低。一些经济发达国家,城市人口比例大都在80%以上。中国城市人口比重相对较低,根据"五普"资料显示,2000年我国城镇人口在总人口中的比重为36.06%,农村人口为63.94%,1990～2000年,全国城镇人口在总人口中的比重每年约增加1个百分点。自"四普"以后,我国农村人口的数量在逐渐减少,这说明农村人口向城市转移的速度加快了,也表明我国城市吸纳农村人口的能力增加了。自2000年以来,我国部分大城市和绝大多数中小城市,开始进行户籍制度的改革,放宽了农村居民转变为城镇户口的政策限制,在很大程度上预示着我国未来人口城镇化速度将更为加快。特别是近几年来,许多地方开始了取消城乡二元制的试验,必将对我国人口城市化起到加速的作用。

总之,人口城乡构成合理,并在客观条件许可的情况下,扩大城镇人口比重,这有利于缩小工农、城乡、脑体劳动者之间的差别,提高人口素质、改善人们的生活条件,同时也有利于抑制人口增长、推动计划生育工作。

人口密度

人口密度是反映人口密集程度的指标,以单位面积土地上居住的人口数表示地区内人口稀疏的平均状况,通常以每平方千米内的常住人口为计算单位。国际上多数国家一般把人口的密度分为几个等级,即:

第一级　人口密集区＞100人/平方千米

第二级　人口中等区25～100人/平方千米

第三级　人口稀少区1～25人/平方千米

第四级　人口极稀区＜1人/平方千米

必须指出,人口密度这一概念虽然现在应用得比较广泛,它把单位面积的人口数表现得相当清楚。但是,这一概念也有不足之处。例如,它考虑的只是陆地土地的面积,并未考虑土地的质量与土地生产情况。因此,必须用其他表示人口密度的方法加以补充，比如生理密度与农业密度，而把前面以单位面积计算的人口密度称为人口的数学密度。

生理密度指适合于农业用地的单位面积上的人口数。这个数字反映了人口对生产食物的土地的需要和人口与食物生产的关系。如埃及的生理密度大体上是 1 475 人/平方千米，而数学密度是 42 人/平方千米。日本的生理密度大体是 2 380 人/平方千米，而数学密度是 315 人/平方千米。这种差异反映出许多国家的国土大多是不适于农业的土地。

农业密度是一项表达人口与农业，特别是与食物产量关系比较密切的指标。它是表示一地区内总的农田数与农民数的比例。这个数字充分表现出一个地区的农业生产的效率。在经济发达的国家，由于多采用机械，使用劳动力比较少，农业密度就低。农业密度低说明每个从事农业的人口能供养较多的非农业人口，说明可有更多的劳力从事其他产业。

以上几种人口密度的指标所表示的都是一种静态的概念，它反映不出人口的动态变化。其实，世界上每时每刻都有婴儿出生、有人死亡，还有迁出、迁入的人口流动，所以仅仅依靠人口密度的指标是不够的，还需用出生率、死亡率、增长率以及年龄、性别等统计学方法来表示，以反映各国家、各地区人口的动态变化。

人口再生产及其类型

一个国家或地区的人口总体，是由不同年代出生、不同性别、有生命的个人组成的。随着时间的推移，老一代人口陆续死亡，新一代人口不断出生，世代人口不断更替，使人类自身得以延续和发展的不断重复的过程，这就是人口再生产。人口再生产既是自然过程，又是社会过程。

自然过程指人口不断出生、成长、衰老和死亡的生物过程。社会过程指人口生产要通过一定的婚姻关系和家庭关系来实现。而婚姻关系和家庭关系又总是由一定的社会生产方式来决定，并同时受一定社会的政治、法律、习俗、思想、文化、宗教和道德等的制约。自然过程是人口生产的自然基础，社会过程是人口生产得以实现的社会形式，所以，人口再生产在本质上是社会过程。人口再生产的作用是实现人类社会的存在、延续和发展，并通过人口的世代更替改变人口数量、素质和结构，以适应社会发展各方面的需要。

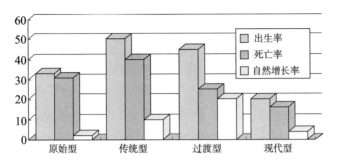

人口再生产类型

与社会发展一定阶段相适应的人口出生率、死亡率以及自然增长率,三者不同的组合,形成了人口再生产的基本类型。它的变化直接取决于人口出生率和死亡率,以及由这两者的变化所决定的人口自然增长率。人口出生率和死亡率是构成人口再生产类型的两个基本因素。一般来说,主要有四种不同的人口再生产类型:① 极高出生率、极高死亡率、极低自然增长率的粗放型(也称原始型),其主要特征是平均寿命短、世代更替迅速;② 高出生率、高死亡率、较低自然增长率的传统型;③ 高出生率、低死亡率、高自然增长率的过渡型,这种类型的特征是平均寿命有所延长、世代更替速度不断放慢;④ 低出生率、低死亡率、低自然增长率的稳定型(也称现代型),其主要特征是平均寿命明显延长、世代更替缓慢。

人口再生产类型及其特征

类型	历史时期	人口再生产特征					原因	地区分布
		出生率	死亡率	自然增长率	平均预期寿命	世代更替周期		
原始型	原始社会(采猎文明时期)	极高	极高	极低	很短	很短	生产力水平极低,主要依靠天然食物维持生存,抵御疾病、自然灾害能力极低,部落战争频繁,死亡率极高………	热带原始森林等地区的孤立落后的民族,如非洲布须曼人

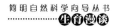
（续表）

类型	历史时期	人口再生产特征					原因	地区分布
		出生率	死亡率	自然增长率	平均预期寿命	世代更替周期		
传统型	奴隶社会、封建社会（农业文明时期）	高	较高	较低	短	短	生产力水平有所提高，生存环境有所改善，死亡率仍较高，波动较大	较落后的发展中国家或地区
过渡型	资本主义社会前期（工业文明时期）	高	低	高	延长	延长	产业革命使生产力发展，极大地改善了人类生存环境，营养水平提高，医疗卫生事业进步，死亡率下降较快，但出生率下降相对较慢	主要分布在亚、非、拉等洲的发展中国家或地区
现代型	后工业文明时期（新技术革命时期）	低	低	低	进一步延长	进一步延长	现代科学技术进步，使人类社会的经济、政治、文化发展进入新阶段，出生率持续下降到与死亡率相当的很低水平	主要分布在发达国家和部分发展中国家（如韩国、新加坡、古巴、乌拉圭等国）

人口资源与人力资源

人口资源，是指一个国家或特定地域内，以一定数量、质量和关系结合的人口总体。人口资源是构成社会的基本要素，是社会进行物质资料生产不可缺少的基本条件。需要指出的是，把人口看成是一种资源，是为了说明

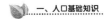

人口同其他自然资源一样,也有开发和利用的问题。不难理解,人口资源是人力资源的源泉,它不仅包括现实的劳动人口(亦称生产人口),也包括日益成长的潜在劳动人口。而人力资源不同于其他资源,它是各种生产要素中最积极、最活跃的部分,是社会经济发展最重要的经济资源。

人力资源是劳动力的源泉和自然基础,人力资源的丰硕与否,也是一个国家或地区实力的重要方面。人力资源既包括在诸如农业、工矿业、建筑业以及生产服务的运输业、邮电业、商业、饮食业和其他生产部门中从事社会劳动,并获取报酬或有正常收入的劳动适龄人口,又称生产人口;亦包括劳动适龄人口中具有劳动能力,并向有关部门登记要求工作而尚未就业的失业或待业人口。其中:

(1) 就业人口:是指在适龄劳动人口中,从事一定的有益于社会的劳动或经营活动,并取得劳动报酬或经营收入的那部分人口。我国人口普查规定,凡是在调查时或在调查前规定的一定时间内,有工作并有劳动报酬或经济收入的人,均应视为在业,即就业人口。在业人口包括在全民所有制、集体所有制、个体所有制企业或外资企业就业的固定工或临时工。

(2) 失业人口:是指在某一时期内没有就业机会并在寻求工作的那部分人口。失业人口按其性质可分为:潜在失业、季节性失业和结构性失业人口等。潜在性失业人口,指1年中只有很少一部分时间从事工作,经常处于半失业状态或工资收入很低的那部分劳动力。季节性失业人口,即适龄劳动者在非生产季节无工作或无工资收入的人口。结构性失业人口,指由于生产技术结构的变化,因不适应技术的需要而失业的人口。

我国经济处于失业性增长的状态,理应引起社会的高度重视。我国农村约有4.9亿劳动力,全国19亿亩耕地充其量需要1.9亿农村劳动力,加上其他行业吸纳的1.3亿左右的劳动力,约有1.7亿农村劳动力事实上处于失业或潜在失业状态,约占农村人口的34.7%。我国城市登记失业人口比重较高,失业人数约1 000万。

待业人口是指达到劳动年龄、有劳动能力,并向有关部门登记要求工作,尚未就业的那部分人口。在我国这部分人口,大都生存在城市内,它的出现既有历史的原因,也有以往控制人口的失误和对劳动力安排不合理的原因。如何进一步调整产业结构,扩大就业,是摆在各级政府面前的重要

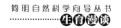

课题。

人口变动的形式

　　人口变动是指人口状况随着时间和所处社会经济条件的变化而不断变化的过程。人口变动可分为自然变动、社会变动和机械变动三种形式，它们各自具有不同的特殊规律，分别反映了人口变动的不同侧面。

　　人口自然变动是指由人口出生和死亡所引起的人口数量增减和人口年龄、性别构成变化的过程。人口自然变动受生理因素制约，同时受一定社会的生产方式及其政治、经济、文化和思想意识等因素的影响。人口的自然变动对社会的经济发展起着促进或延缓的作用。

　　人口社会变动是指人口从一个社会集团转入另一个社会集团的变动。人口社会变动随着社会经济条件的变化而变化，随着生产力的发展、社会生产方式的更替，必然引起人口部门的构成、职业构成等一切人口状况的变化。人口社会变动既是社会经济条件变动的结果，同时又影响着社会经济的发展。

　　人口机械变动（人口机械增长）是指在一定地域范围内，由于人口迁移而引起的人口变化，是相对于人口自然增长而言的。人口机械增长是人口空间再分布的结果，受地理环境、自然资源、经济和社会发展等多种因素的制约。在不同生产力发展水平和阶段，各种因素的作用力大小是不同的。在生产力水平低下时，地理环境起着相当大的作用。随着生产力的发展，自然资源分布状况和经济发展的区域状况对人口机械增长起着越来越大的作用。人口机械增长有几种不同状况：① 人口迁入大于迁出（或是根本无迁出），是正的人口机械增长；② 人口迁出大于迁入（或是根本无迁入），是负的人口机械增长；③ 迁入与迁出相等（或是无迁入也无迁出），是无人口机械增长。在某一个特定地域里，当人口机械增长大于人口自然增长时，则人口增长主要表现为机械增长；反之，则主要表现为自然增长。城市人口在相当程度上是由人口机械增长形成的，尤其是大城市人口的增长，机械增长往往占主导地位和绝对优势。人口机械增长主要表现为农村人口迁往城市，城市人口急剧增加。人口机械变动，改变了人口地区分布的变化。这已成为世界上许多国家城市发展中的一个普遍现象。

流动人口

顾名思义,流动人口是指居住地处于不断变动过程中的人口。通常指在一定时期内,不改变户籍状况离开常住地,暂时寄居外地或临时外出的人口。流动人口是广义上的人口机械变动的组成部分,与迁移人口共同构成流动人口。流动人口离开常住地的原因很多,包括探亲访友、从事某种经济或业务活动、开会、学习、旅游参观等。流动人口中,有的有合法定居住所,有的没有合法定居住所。随着经济的发展,农村剩余劳动力大量流入城镇谋生,成为流动人口的主流。就总体而言,流动人口具有流动量大、流动面广、频率高、成分复杂等特点。

流动人口分经济流动和非经济流动两类:① 人口经济流动:指以经济为目的,即以从事生产活动,主要是从事非农产业活动为目的的人口流动,包括就业型人口流动和联系经济业务(如洽谈生意)的人口流动。就业型人口流动,包括建筑业农民工、临时雇工、企事业合同工、集贸商贩、家政服务(保姆等)、修理服务和科技应聘等。在特定地域出现农村原有农民因外出做工从事非农产业,而把耕地租给外地农民耕种,也属于就业型人口流动。人口经济流动是一种必然的人口现象。在市场经济体制下,劳动力总是从供给过剩或条件较差的地区,向劳动力资源不足或条件优越的投资区域移动。为了使人口经济流动发挥更大的经济效益和社会效益,政府有必要依照法规政策给予有序的引导。② 非经济流动:指不以经济活动为目的的人口流动,包括探亲访友、寄养寄住、治病疗养、旅游观光、公务出差、中转和其他非经济型流动。人口非经济流动,与人口经济流动有着密切联系。因为人口的经济流动会带动人口的非经济流动。

封闭人口与稳定人口

在一般意义上说,封闭人口,即没有迁出、迁入和任何流动的人口。封闭人口是生产力发展到一定历史阶段的产物。在前资本主义社会,由于生产力水平低下,商品经济不发达,自然经济占统治地位,因而劳动力相对稳定。其在一定情况下,人口数量的变动主要是由出生和死亡所引起。因此,原始社会、奴隶社会和封建社会基本上是封闭社会,其人口状况基本上是封闭人口。

处于封闭状态的人口,还会出现一种静止的人口现象,即稳定人口。稳定人口是指人口总数每年总是按固定的自然增长率变化,也就是每年的出生率与死亡率基本保持不变的人口。在稳定人口中,当自然增长率为正值(＞0)时,人口总数不断增加,形成增长型稳定人口;当自然增长率为负值(＜0)时,人口总数不断减少,形成缩减型稳定人口;当自然增长率为 0 时,人口总数不减不增,形成静止型稳定人口。由此可见,稳定人口也是一种封闭人口。

人口数及其变动是最基本的人口现象,影响人口变动的因素也是复杂的。出生和死亡,迁入和迁出,都会引起人口数量的增加和减少。有时为了研究的需要,在以一个国家为单位来研究人口变动时,常常把它作为封闭人口来考察。其主要原因是:① 人口当中所有的个人都毫无例外地经历自然变动,而参与迁移变动的只是少数人,甚至极少数人;② 人口的地区移动,就全国来看,并未发生人口增减变动;③ 使人口再生产过程简化,为运用数学方法来研究人口过程创造了条件。

开放人口

开放人口即是有迁出、迁入流动的人口,是生产力发展到一定历史阶段的产物。原始社会、奴隶社会和封建社会由于生产力水平低,商品经济不发达,自然经济占统治地位,因而劳动力很少流动。随着资本主义的迅速发展,商品经济占了统治地位,形成了世界市场和出现了国际分工,资本积累造成了相对人口过剩,资本主义生产的竞争、无政府状态和周期性经济危机都使劳动力的流动性空前增加。特别是美洲的开发吸引了大量劳动力,使欧洲移民大批迁入美洲。资本主义经济的发展扩大了人口迁移。

影响人口变动的因素是多方面的。考察开放人口,应包括人口自然变动和迁移变动的全部过程。在开放人口中,人口再生产过程由于人口迁移变动而更趋复杂。比如,人口迁移是每日每时都在进行的,就特定地区来说,总是经常有人迁入和迁出。人口移动使人口的地区分布发生变化,同时也会改变劳动力在不同地区的分配状况,并影响到生产力的发展。迁移变动的结果反过来又影响到自然变动。在研究开放人口时,必须充分认识和

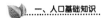

分析影响人口变动的复杂因素,把握其内在联系和相互制约作用,才能深刻地揭示人口再生产规律。

农村人口与农业人口

农村人口是与城镇居民相对而言的,凡居住在农村,不论从事何种职业的人口,统称为农村人口。而农业人口则是与非农业人口相对而言的,凡居住在农村仅仅依靠从事农业生产维持生活的人口,称为农业人口。农业人口包括实际从事农业生产和其所需抚养的人口。将总人口划分为农村人口和城镇人口,可以表明该国家城市化的程度;而将总人口划分为农业人口和非农业人口,则对研究人口部门的构成,分析考察一个国家农业和工业现代化程度具有重要意义。

中国是一个拥有 9 亿多农业人口(占总人口的 70%)的农业大国,而我国的耕地面积为 1.22 亿公顷,牧草地 4 亿公顷,林地 2.63 亿公顷,总计 7.85 亿公顷,人均仅为 0.87 公顷;而美国的人均面积为 6.47 公顷,加拿大为 10 公顷,澳大利亚为 570 公顷,俄罗斯为 12 公顷,世界平均为 1.87 公顷。虽然中国土地资源总量丰富,但人均占有量较少,从而使人均能够利用的土地资源极度匮乏。常言道,巧妇难为无米之炊。中国农业要发展,农民要富裕,必须减少农业人口。

自 20 世纪 80 年代以来,随着非农业经济的发展和我国城市化进程的加快,不断改变着农村人口占总人口的比例。大量的农村劳动力离开农业部门,这些人的就业对我国来说是一个沉重的压力。

人口城市化

人口城市化是指生活在城镇地区的人口,占总人口比例增长的过程,亦即农业人口向非农业人口转化,并在城镇集中的过程。人口城市化有两重含义:一是乡村人口不断地变为城市人口,使城市人口不断增加的过程;二是城市人口,在总人口中的比重占绝对优势、城市生活方式成为全部人口的主要生活方式。前者是动态概念,后者是静态概念。人口城市化中的城市指现代化城市。

人口城市化直接受三种因素制约,即农村和城市人口自然增长率、农村人口迁入城市的规模、农村工业化使农村日益接受城市人口生活方式的程度,后两种因素是主要的。

人口城市化的正常途径和方式是:工业及服务业的发展吸引人口向城市集中,并使一些乡镇和村庄变为城市。但是,城市人口的增加也可能由一系列不正常的因素引起,如大量农民涌入城市,增加了城市人口比重,这对城市经济和整个社会经济发展,却没有多大益处。所以,正常的人口城市化,必须具备两个先决条件,即乡村人口和劳动力进入城市的数量,必须与城市所需要的人口和劳动力相适应;城市人口的增加必须与农业提供的剩余产品量相适应。人口城市化是人口与社会经济发展的必然趋势。

我国人口城市化的水平相对较低,这与我国经济发展的水平有着直接关系。我国农村人口多、人口自然增长率高,而农业劳动生产率低、农业剩余产品少,再加上我国服务业不发达,都直接影响着人口城市化的水平。另外,我国长期实行的城乡人口二元制管理制度,也直接制约着人口城市化的进程。自20世纪80年代以来,随着社会经济的快速发展,我国人口城市化水平呈快速提升的趋势。

人口地理学

人口地理学是研究在一定的历史条件下人口分布、人口构成、人口变动和人口增长的空间变化,及其与自然环境和社会经济环境关系的学科,它是人文地理学中的分支学科。人口地理学要借助于人口学的基本理论、数据和方法,具有地理学和人口学之间边缘学科的性质。

人口地理学的基本内容是通过统计国家和地区人口数量、人口密度,制作人口地图,找出人口分布的规律性,并从自然环境、社会经济和人口政策方面来探讨其原因,同时从历史发展的角度探讨这些影响因素的主次,来揭示各国各地区人口地理分布的差异。

编制人口地图是研究人口地理学的必要手段,将人口空间分布的现象表示在地图上,了解各地区人口现象的空间差异,揭示人口与环境之间的关系。

现代的城市化引起了城乡人口构成的巨大变化。因此,研究城市化过程,人口的地理分布与城镇布局的关系,不同类型城市人口的合理规模,城乡之间人口移动以及人口政策对城市人口变动的影响等，都是人口地理学和城市地理学共同关心的课题。城市内部人口的分布和密度、人口的职业构成，城市的空间结构和人口的合理布局的研究，还有城市居民每日往返流动的规律性等，也是人口地理学和城市地理学相互交叉的内容。

人口地理学在人口统计资料的基础上进行空间分析，研究方法基本上借助于人口统计学和经济地理学。由于人口空间现象依存于经济空间现象，人口地理学对经济发展的作用不如经济地理学那样广泛和有效。人口地理学对于推行计划生育政策、控制人口增长、提高人口素质也不如人口学的作用更为直接和广泛。因此，人口地理学研究还存在着局限性。

人口与自然资源

自然资源是指自然界中能被人类用于生产和生活的物质和能量的总称。这些自然资源按是否能够再生，可划分为可再生资源和不可再生资源。如天然气、石油、煤矿、铁矿等矿产资源就属于不可再生资源，它们用一些就少一些，不可能再重新产生。而森林、草场、野生动物等则属于可再生资源。但是，可再生资源如果不注意保护、任意取用，也有可能变成不可再生资源。比如对某种野生动物来说，一旦它的生存环境被破坏，其物种数量减少到一定程度后，它就不可能再维持自身的繁衍，只能灭绝。

自然资源是人类赖以生存和发展的物质基础和不可缺少的条件，是国民经济与社会发展的重要物质基础。随着人口的不断增长和科学技术的发展，人们开发自然资源的能力大大增强。人类对自然资源的过量开发和利用，导致自然界生态平衡的破坏，引起资源生产性能下降，迫使自然资源的地理分布发生变化，造成极为严重的后果。所以，人口发展必须与资源利用及保护相协调，一方面要大力控制人口增长，另一方面要合理利用和保护资源。

目前，中国在一些重要的自然资源可持续利用和保护方面正面临着严峻的挑战。这种挑战表现在两个方面：一是中国的人均资源占有量相对较小，人均淡水每年只有 2 200 立方米、人均耕地是 1.43 亩、人均森林面积 0.11 公顷、人均草地面积 0.33 公顷，分别只占世界平均水平的 25%、40%、17.2% 和 52%，已查明的矿产资源人均占有量仅为世界平均水平的 58%，居世界第 53 位。而且人均资源数量和生态质量仍在继续下降或恶化;二是随着人口的大量增长和经济发展对资源需求的过分依赖,自然资源的日益短缺将成为我国社会、经济持续、快速、健康发展的重要制约因素,尤其是北方地区的水资源短缺与全国性的耕地资源不足和退化问题。据统计,全国缺水城市达 400 多个,日缺水量在 1 600 万吨以上,农业每年因灌溉用水不足减产粮食 250 多万吨,工农业生产和居民生活都受到了很大的影响。

为了确保有限自然资源能够满足经济可持续高速发展的要求,我国必须执行"保护资源与节约和合理利用资源"、"开发利用与保护增殖并重"的方针,严格推行"谁开发谁保护、谁破坏谁恢复、谁利用谁补偿"的政策,依靠科技进步挖掘资源潜力,充分运用市场机制和经济手段有效配置资源,坚持走提高资源利用效率和资源节约型经济发展的道路。自然资源保护与可持续利用必须体现经济效益、社会效益和环境效益相统一的原则,使资源开发、资源保护与经济建设同步发展。

人口与经济

人口与经济,是一门研究人口经济过程及其变化规律的学科。在论证评价人口与经济增长之间的关系时,人口增长与经济增长之间的关系,究竟是促进还是阻碍,由于缺少一个统一的科学标准,目前无论是理论上还是实证上都还没有一个一致的结论。

在某些经济发达、劳动力短缺的国家或地区,把人口增长作为妨碍经济发展的主要因素是极不科学的。生产力的水平高低是由资本、资源、技术和人力等因素决定的。劳动者是生产力的首要能动要素,只有劳动者,才能制造和改造生产工具,掌握和使用劳动资料。劳动者的劳动技能则与一定的科学知识水平相联系,科学知识水平越高,劳动技能就越强。我国人口居世界各国首位,从长远、总体来看,我国的资本非常紧缺,虽然某些资源在某些地区可能比较丰富,如果按人均资源来说显得十分贫乏。据调查,目前某些国有企业现有的工艺水平和装备水平,还达不到 20 世纪 90 年代初期国际先进水平的 15%。我国拥有大量的廉价劳动力,且一部分劳动力的素质在发展中国家里又是比较高的。在我国,许多高层次、高学历的大学生都加入到廉价的劳动力队伍里。在某种意义上可以说,我国经济发展的比较优势只有劳动力。这是我们吸引外国直接投资、扩大对外贸易顺差的优势所在。欧洲有些传统产业,技术含量比我国高得多,但由于当地劳动力价格太高,还是愿意把生产基地转移到中国来,并且这种趋势越来越明显。

生产力越发展,人们征服和改造自然界的能力就越强大。人在生产中是最活跃的积极因素,因为有了人,什么奇迹都会创造出来。低成本的劳动力,已是经济发达国家持续发展的决定因素。

人口与就业

中国是世界上人口最多、劳动力资源最丰富的发展中国家,也是世界上就业压力最大的国家之一。

有专家预测,按照目前人口政策,中国人口规模大约在 2033 年实现极大值,峰值人口约为 15 亿;然后人口进入负增长,人口规模略有减少;在 21 世纪 80 年代实现相对静止人口,并在 15 亿的规模上趋于稳定。

中国劳动年龄人口将从 1990 年的 7.55 亿迅速增加,在 2025 年达到极大值 10.13 亿,其间的年均增长率为 0.84%,比同期的总人口年均增长率高 0.06 个百分点。之后,劳动年龄人口规模略有缩小,2070 年为最小值 8.98 亿,然后回升到 9.0 亿~9.2 亿并一直保持相当长的一段时间。

预计中国劳动力供大于求的状况将持续整个 21 世纪。按最严格的劳动力统计标准计算,中国劳动力供大于求的状况也要持续 30 余年。

中国城乡人口分布及发展趋势的差异,决定了在未来相当长的时间内,中国农村人口数量大、比重高的状况不会扭转。农村劳动力供过于求的状态将持续到下世纪,农村就业将面临严峻的形势,并成为中国最大的就业压力。在 2020 年前中国农村人口将保持在 8 亿人以上,只有到了 2030 年以后,农村人口比重才会低于城镇人口比重。农村劳动力的转移要采取多元化的方式,最终通过城市化和产业结构的调整得以实现。

解决劳动就业问题可以从降低劳动力供给、提高劳动力需求及创新就业制度等三方面入手。降低劳动力供给的对策之一就是继续推行计划生育政策,稳定低生育水平。中国由于人口基数庞大和人口增长的惯性,劳动力数量将持续增长,只有继续推行现行的生育政策,稳定低生育水平,才能逐步减缓人口增长态势,尽早实现劳动力供需的基本平衡。由于中国成功地

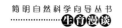
推行了计划生育政策,使得总人口、老年人口和劳动年龄人口的峰值提前于21世纪到来,结束了三大人口的无限期增长,这将有利于社会经济的发展。从现在起至2020年间,中国社会总抚养比最小,是中国人口年龄结构的黄金时期。此间中国劳动力资源丰富、消费市场广阔,是有利于经济发展的大好时机。

人口社会学

人口社会学是人口学的分支学科之一。它是研究人口发展和各种社会现象之间的本质联系及其相互数量关系的一门科学。

人口的发展变化决定于社会生产方式,人口的规模、速度、密度、构成和人口素质的发展,不是社会发展的决定力量,但能加速或延缓社会的发展,在这个复杂的过程中不能不产生人口和社会现象之间千丝万缕的联系。尽管人口和社会现象之间相互关系的发展变化,其终极的原因和动力是社会的经济发展,但经济对人口的影响常常要经过许多中间环节,诸如意识形态、教育、宗教、民族、家庭、婚姻以及其他上层建筑的因素。人口发展与社会和谐有着极其密切的相关性,和谐社会是指人与社会、人与自然、人与人之间和谐相处的状态。和谐社会是实现以人为本、全面发展的基础,实现真正意义上的人在经济与社会协调发展基础上得到发展。在发展过程中人成为发展的受益者。

人口社会学研究的内容十分宽泛,主要包括:① 人口行为的动机和动因,如迁移流动、人口社会结构变动等人口行为的动机和动因是什么;② 社会结构与人口之间的关系,如社会、群体(家庭、邻里)、社会组织(政治的、文化的和经济的组织)、社会阶级和阶层、社区等社会共同体的结构和变动对人口的影响和制约;③ 社会上层建筑对人口的影响,诸如政治制度、经济制度、宗教制度、婚姻家庭制度、社会福利制度、风俗习惯、伦理道德等对人口的影响;④ 社会变动和发展对人口的作用,如社会的变迁、社会进化及社会现代化(包括生活方式的现代化、政治民主化、经济现代化、观念现代化)对人口变化和发展产生的影响;⑤ 研究各种人口社会问题,诸如贫困、失业、犯罪问题,宗教、战争与人口问题,就医上学和住房困难,女性人口问题,残疾人口问题,人口老龄化问题等。

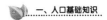

人口社会学,产生于 20 世纪 60～70 年代。因其发展时间很短,对人口社会学这门学科的性质、研究内容和对象等问题都尚未形成统一的观点,但有一点是十分明确的,即人口社会学的研究必须要立足于本国的具体实际,研究各类人口与社会问题,提供解决问题的方法,为国家制定各项社会经济政策提供理论依据。

人口与环境

人类生活环境包括社会经济环境和自然环境两个方面。社会经济环境包括社会制度、经济形式、文化传统、科技知识、伦理道德等。自然环境主要指地形、气温、降水、土壤、矿产等自然环境要素。因为我们已经在人口与社会中讨论了人口与社会经济环境的关系问题,在这里只是讨论狭义上的人口与自然环境的关系问题。

自然环境有原生环境与次生环境之分。原生环境即是未经开发和污染的环境;次生环境则是指受人类活动影响的环境。

人类社会发展到今天,可以说地球上无处不是受到人类影响的环境。人类对环境的影响可以分为物理的、化学的、生物的几种。物理性影响主要是指放射性污染、微波辐射和噪声污染等;化学性影响主要是指工农业生产和生活中燃料燃烧排放的有害气体、工农业生产中的废液等污染物及农业生产中的农药污染,化学污染是环境污染中对人体危害最严重的污染,有害物质往往通过呼吸和食品进入人体,产生急慢性中毒,甚至危及生命;生物性影响主要是指由于生活中产生的垃圾、污水和粪便,以及生物制品厂、食品厂、医院等的垃圾和废弃物,没有得到适当的处理而造成的水、土污染,生物性污染往往通过饮食传播疾病,对人口身体素质造成一定的影响。

人口与自然环境的关系,一方面自然环境影响人口的身体素质;另一方面人口素质,尤其是人口的科学文化素质的高低,对环境具有重要的影响。两者是相互影响、相互制约的。在人口与自然环境的关系中,人类是主动的,既可以以自身的行动改善和保护环境,也可以对环境造成污染和破坏。在现代社会生活中,一个地区环境质量的好坏、人口数量的多少和人口增长的快慢并不是最主要的,而人口素质,尤其是人口的科学文化素质的高低却起着极为重要的作用。由此可见,只有大力提高全民族的科学文化素质,才是实现环境保护的根本途径。

我国是一个发展中的大国,对自然环境的依赖性很强。近些年来社会经济的飞速发展,使我们付出了沉重的环境代价。我们必须牢固树立以人为本的科学发展观,大力推进生态文明建设,大力宣传生态文明建设的意义,让生态文明的意识更加深入人心,最终保证人口与环境、社会和经济全面可持续发展。

人口生态学

人口生态学,是20世纪40年代以后备受世界各国政府重视的学科。人类生态学是生态学与社会科学互相联系、互相渗透而产生的新兴学科,主要研究人口动态、人类与环境的相互作用以及人类各种经济活动中的生态学问题。"人类生态"一词最早是由美国社会学家波克等人在1921年提出来的。20世纪60年代以后,很多探讨人类生存与发展同生态系统关系的专题论文相继发表,70年代后大量专著系统阐述了生态学与社会科学的相互联系,表明这一边缘学科的逐渐成熟。

人类生态学主要包括三个方面的内容:

(1)人口管理:自20世纪60年代以来,它逐渐被各国政府所认识。社会学术语"人口"与生态学术语"种群"为同一英文词"Population"。种群指一定时空中的同种个体的集合,在本质上,人口与种群含义相同。种群有组织结构、密度等特性,人口也有相应的特性。人口特性研究是指导人口控制的理论依据。控制人口增长的惟一途径是降低出生率,但如何降低出生率,则必须借助于种群理论的指导。

(2)人类对自然资源的管理与利用:除矿物、石化燃料等非更新资源之外,生物资源如水、土壤、空气等动态非生物资源属可更新资源。自20世纪60年代以后,生态学家就不断地提出忠告:所有可更新资源都受到自然更新能力的限制,如果超出这种限制去利用,它们就可能枯竭。最大持续产量的概念是维护可更新资源的中心问题。所谓最大持续产量,就是最大限度地、持续地利用一种资源,而又不损害其更新能力。人类生态学研究和应用的目标是让整个自然界保持最大持续产量,是长期着眼于整个生态系统,而不是短期的或只是着眼于生态系统的一部分。

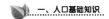

（3）保护与改善人类生存环境：人类生活在自然环境与社会环境两个环境里，人类生态学着重研究人与自然环境的关系。近 20 年来，国际生态学会、人口学会等国际组织召开了一系列的讨论会，专题讨论人类生存和发展与资源、环境间的协调问题。人们越来越清晰地认识到，人类必须揭示生态学规律，维护生态系统的平衡，依据生态系统的自然规律，协调与安排人类的活动，才有可能根本解决或减轻人类的环境危机。

对人口问题，人们可以从各种不同的角度进行研究和讨论，从人类生态学角度看，既然人类是生态系统的成员，参与生态系统的构筑，参与生态系统能量流动、物质循环和信息传递的代谢过程，人类的行为对生态系统所产生的影响又是那样巨大而深广，所以说人口问题本质上是一个生态学问题。

人口经济学

人口经济学是研究社会发展过程中人口与经济相互关系及其变化规律的学科。人口运动和经济运动的对立统一运动，构成了人口经济运动及相应的人口经济关系，人口经济学的任务就是揭示人口经济关系运动的规律性。

对人口经济关系的探讨渊源久远。中国古代许多思想家从不同侧面探讨了人口经济关系。管仲提出避免"土满"和"人满"为患。孔子倡导人多而富的思想。墨翟认为，在"食者众而耕者寡"的情况下，不但要提倡节用，还应减少非生产人口。东汉的王符更明确地提出了人口和土地必须相称的命题。宋末元初的马端临则论述了国家的贫富、强弱与人口素质的关系。

欧洲古代思想家，也颇多涉猎人口经济关系领域。柏拉图认为既要"限制人口数量"，又要在所有公民之中"平分土地和房屋"。亚里士多德则主张以"维持自给自足的生活"为标准，来规定"一国人口的最好限度"。

到了近代，资产阶级思想家提出了一系列新的人口经济思想。在古典经济学庸俗化的基础上，英国马尔萨斯的《人口原理》问世。他认为"人口在无所妨碍时，以几何级数率增加。生活资料，只以算术级数数增加"，其结果是"人口增殖力，比土地生产人类生活资料力，是无限的较为巨大"。他主张对人口增殖加以抑制，把贫困、罪恶、瘟疫和战争都说成是"积极抑制"人口增长的手段。

把人口经济学作为一个独立学科进行研究，始于 20 世纪 30～40 年代，发展于 60～70 年代。在 20 世纪 50 年代,中国政府和经济学界,提出了在中国社会主义条件下的节制生育问题。经济学家马寅初具体分析了中国人口增长过快和经济发展之间的矛盾,提出了控制人口数量、提高人口质量与社会主义现代化要求相适应的观点。

人口经济学的研究对象是人口经济过程中人口与经济之间的相互关系,即人口经济关系。一方面考察经济对人口的制约作用,另一方面研究人口对经济的影响作用。通过这两方面的考察,揭示人口与经济之间的关系及其运动的规律性。研究内容主要包括:人口与生产、交换、分配、消费及其变化规律;人口与国民经济的综合平衡;人口与资源,人口与生态平衡,人口投资与经济投资;儿童成本收益分析等。

人口经济学是介于经济学和人口学之间的一门边缘学科,或交叉学科。人口经济学与人口学、人口社会学、人口地理学、人口心理学、人口生态学一样,是人口科学体系的重要组成部分。

由于经济是制约人口过程的决定性因素,人口的自然变动、迁移变动和社会变动,无一不受经济发展的决定和制约,都是在经济的影响和支配下发展的。研究人口与经济的相互关系,对于认识人口现象,揭示人口过程的本质具有重要意义。因此,人口经济学是人口科学体系的重要分支,在人口科学体系中占有重要的地位。

人口经济学与工业经济学、农业经济学、教育经济学、生态经济学、技术经济学等具有相同的性质和特点,是经济科学的组成部分。由于人口是生产力的构成要素和体现生产关系的生命实体,人口对经济运动过程具有十分重要的影响,它可以加速或延缓经济的发展,因此,人口经济学在经济科学体系中也占有重要的地位。

人口红利期

在人口转变的后一阶段,易出现人口老龄化倾向。由于出生率下降速度和人口老龄化速度不是同步发生的,前者先于后者发生,前者与后者也是原因和结果的关系。在出生率下降初期,出生率下降速度快于人口老龄化速度。在这一人口变动过程中,会形成一个有利于经济发展的人口年龄结构,也就是少儿抚养比与老年抚养比在一个时期内都比较低的局面,并会持

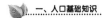

续一段时间。总人口"中间大，两头小"的结构，使得劳动力供给充足，而且社会负担相对较轻。年龄结构的这种变化将带来劳动力增加、储蓄和投资增长、人力投资增加和妇女就业机会增加等，从而对社会经济发展有利，人口学家称这段时期为"人口机会窗口"或"人口红利期"。

经济学家指出，我国自20世纪70年代以来，大力控制人口增长，出生率长期持续下降，过去的20多年里，社会的总抚养比已从1980年的61.8%，下降到1990年的50.0%、2003年的40.5%，2009年下降到37.3%的最低值，其后转而缓慢上升，预计2020年可升到45.0%，2030年可升至48.3%，2040年可升到59.0%，相当于20世纪80年代初期的水平。如果把总抚养比50%以下作为低抚养比，那么我国从目前开始到2020年期间正处于有利于社会经济发展的"人口红利期"，这一时期内生育率迅速下降，少儿与老年抚养负担均相对较轻，总人口中劳动适龄人口比重的上升，在老年人口比例达到较高水平之前，会形成一个劳动力资源相对比较丰富，对经济发展十分有利的黄金时期。我们必须抓住这一历史机遇，大力发展经济，并构建比较完善的养老保险机制，使我国社会经济健康持续发展。

人口增长极限

人口发展一定要与社会经济发展相适应，与资源开发利用、生态环境保护相协调。地球上的人口容量不是无限的，必当有其极限。自古以来，人类一直依赖于地球资源而得以生存，这是大自然捐给人类的一份厚爱。人类无限制地增长，可以在短期内增加这笔资源的消耗，长此以往则必将导致生态的失衡，人类将走向毁灭。早在100多年前，恩格斯曾就"人类数量增多如何与生活资料的增加相适应"问题，在回复朗格的信中说，当欧洲东南部和美洲西部，广大天然的肥沃土地都已开垦出来，而人们还感到匮乏的话，才到"应当警惕"的时候。恩格斯所处的年代，世界人口还不足15亿，地球上的可耕地才耕种了1/3，而且这1/3的耕地只要采取改良耕种的方法，就能使产量提高5倍。在此背景下限制人口数量，只是一种未来的抽象可能性，还未到应当警惕的时候，事隔100多年，情况发生了根本变化，抽象的可能已转化为现实的迫切需要。当今，世界上可开垦的肥沃土地已经不多，而且还要受到保护生态环境的限制。中国的可耕荒地，几乎荡然无存。大规模的环境污染,是伴随着现代工业的发展而发展起来的,近几十年来,更成为举世关注的严重问题。生态环境保护和可持续发展观念的普及,反映了人类追求文明发展道路的觉醒。我国是人口众多、人均资源比较少的国家,又正处在迅速推进工业化和城市化的发展阶段,经济高速增长对资源和环境带来了巨大的压力。我们在整个现代化进程中,实现经济持续增长和提供良好的生存环境,需要做多方面的艰苦努力,必须认真面对环境和资源的制约。资源和生态环境容量的有限性,决定了大地人口容量有限性的观点,已日益为各国政府、国际组织所接受与认同。世界人口逼近人口容量的极限值,确实是一种客观存在的事实,它已成为全球关注的重大热点问题之一。据中国科学院国情分析研究小组估测:我国人口承载量最高应控制在16亿左右。最合适的人口数量为7亿左右。这就是说,16亿或者说17亿是中国的一条生命线。虽然这个数字还有争议,但人口的快速扩张给我国的环境、资源带来了巨大的压力却是无可争议的。

人口控制论

人口控制论是运用控制论、系统论的理论和方法研究人口发展过程与控制问题的科学,是人口学与控制论、系统论等相互渗透而形成的边缘学科。

自古以来,许多有识之士都曾提出过人口的增长迟早要加以限制的思想。进入20世纪后,特别是第二次世界大战之后,人口控制普遍地受到人们的重视。20世纪50年代以来,控制论、系统论向人口学研究注入了新的思想和方法。

自20世纪80年代起,中国学者积极运用控制论、系统论的理论和方法研究人口问题。1985年,控制论学者宋健、于景元出版的《人口控制论》一书,是我国该学科的第一部专著。在任何一个国家、任何一个社会中,人口状态和人口数量都有其历史演变过程。直接影响人口状态变化的有出生、死亡、迁移和时间推迟等四个基本因素。其中,死亡、迁移和时间是人们不能有效控制的因素,只有人口出生率才是能够有效控制的参数。人口控制论的研究目的,就在于通过计划生育控制人口出生率,从而控制社会人口的迅速增长,使人口达到某种理想状态。

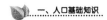

　　人口控制论的主要研究内容包括：人口系统的各种数学模型，各项人口参数的定义与计算方法，人口系统的动力学特征，人口系统的稳定性，人口系统的能观测性，人口系统的预报，人口系统的最优控制，人口目标与人口零增长发展过程等。

人口政策

　　人口政策是指一个国家直接调节和直接影响人们生育行为和人口分布的法令和措施的总和。

　　人口政策有狭义和广义之分。狭义的人口政策是指直接调节人口再生产和迁移活动的法令，其目的在于影响人口诸变数沿着预期的方向发展；广义的人口政策除包括上述内容外，还包括旨在直接影响人们生育行为和人口分布的社会经济政策和措施。有些社会政策，其直接目的并不在于影响人们的生育行为，尽管客观上对生育行为有一定影响，但不属于人口政策范围。

　　一个国家的人口政策，总是从本国具体的人口、经济、文化情况出发并与本国的社会经济发展总目标相联系。鼓励增殖人口政策或控制人口政策都是为实现国家的社会经济发展的总目标服务。军事的、民族的、宗教的因素也对制订人口政策有所影响。

　　具体说来，人口政策包括：① 有关调节生育率的要求和社会经济措施；② 有关控制发病率和死亡率的要求和社会经济措施；③ 有关优生的要求和社会经济措施；④ 有关人口迁移（国内迁移和国外迁移）的政策和社会经济措施。各个国家对控制发病率和死亡率，提倡优生优育，大都持赞成态度，因而，各国人口政策的差别主要体现在鼓励或控制生育，鼓励或限制国内移民和国外的移民出境或入境上。

　　在社会主义国家，制定人口政策必须考虑以下基本原则：① 有计划地使人口发展和经济发展相适应，有计划地提高人口质量，使社会成员在德、智、体、美等几方面得到全面发展；② 考虑人口惯性的作用和人口再生产类型的转变；③ 考虑制约人口再生产变动的政治、经济、文化、思想等因素的影响；④ 调节国家、集体和个人在生育问题上引起的经济利益的矛盾。

　　当前我国人口政策的主要内容是："控制人口增长，提高人口素质。"其具体要求是晚婚、晚育、少生、优生、优育。少生是控制人口的关键,优育是提高人口素质的先决条件。

人口目标

人口目标是一个国家预期在一定历史时期内要达到的人口发展规模。人口目标包括数量、质量、年龄、性别等众多指标体系。

一个国家的人口目标,是根据其社会经济和政治等条件以及现有人口状况通过人口预测确定的,并通过国家采取一定的经济、政治和法律措施以保证实现。人口目标可根据一个国家推行控制生育还是鼓励生育,而分为人口控制目标和人口发展目标;又可根据一个国家预期达到人口目标的时期长短,划分为远期人口目标和近期人口目标。人口目标是一个国家安排国民经济计划、文化教育发展、劳动力资源和兵源的依据。

不同社会制度的国家,确定人口目标的依据和实现人口目标所采取的手段有所不同。我国确定人口目标是以社会主义现代化建设对人口数量和质量的要求,以及为保证全体人口在德、智、体全面发展的需要为依据;同时又要考虑我国人口现状和目前经济发展水平。据此,到 2020 年我国实现全面建设小康社会之时,全国人口控制目标确定为 15 亿以内,出生人口素质显著提高,基本解决出生婴儿性别比偏高的问题;在全社会形成科学文明的婚育观念和生育文化。

人口计划

人口计划是国民经济发展计划的重要组成部分,指一个国家或地区在一定时期内关于人口发展规模、速度、人口再生产各方面的总目标与各项具体要求。

按计划期限长短的不同,人口计划分为长期计划、中期计划和年度计划。长期人口计划是战略性计划,它是根据人口现状和今后人口发展趋势,全面考虑经济、社会发展和资源环境等各方面因素的相互关系,而确定的未来长期的人口发展目标。中期人口计划是根据长期人口计划和计划生育工作的进展状况制定的阶段性计划;年度人口计划是根据人口中长期计划、现行生育政策和计划生育工作实际状况制定的年度行动计划。

按计划范围的不同,人口计划又可分为国家计划、地区计划和基层计划。国家人口计划是将全国人口作为一个整体,以各省、自治区、直辖市为单位,充分考虑各地的具体情况而制定的;地区人口计划是指省、地、县的三级人口计划;基层人口计划一般是指农村乡镇、城市街道的人口计划,它是将国家计划、地区计划与家庭生育计划连接起来的桥梁。

人口计划指标体系包括人口控制目标,即计划期期末总人口、计划期内出生率(出生人数)、自然增长率(自然增加人数);工作指标,主要有计划生育率、孩次率、节育率、早婚率、晚婚率、人工流产率、奖惩规定兑现率等;保证指标或事业发展指标,主要有人均计划生育专职工作人员数、人均计划生育事业经费等。

我国制订人口计划的基本原则是:① 人口计划指标要体现控制人口增长速度的根本要求;② 人口计划要同国家计划生育政策和地方法规相一致;③ 人口计划要贯彻实事求是的原则,实行分类指导;④ 国家、地区、基层的人口计划之间,长期、中期和年度人口计划之间要协调一致。

人口统计

搜集、整理和分析有关人口现象、数量资料的整个工作过程称为人口统计。人口统计也泛指人口统计工作、人口统计资料和人口统计学。人口统计是人类社会出现最早的统计,是为适应社会发展和国家管理的需要而产生和发展起来的。

中国是世界上最早进行人口统计的国家之一,也是惟一有长期不间断人口资料记录的国家,当时人口统计主要用作征兵、征发劳役和赋税的一种依据。据《后汉书》记载,公元前 2 200 年,大禹曾经"平水土、分九州、数万民"。当时"数万民"的结果是 1 355 万人。周朝以后,历代都有人口调查制度。公元二年(西汉元始二年)还有了正式的全国和分地区的人口记载。

进入资本主义社会后,为了适应资本主义政治统治、经济发展的需要,人口统计有了很大发展。除有人口数和分性别、年龄、民族的统计外,还有了就业和失业、行业和职业、文化程度、宗教信仰、婚姻状况、生育情况等统计,统计内容日益丰富,人口统计制度更趋健全,并逐步建立和发展了现代人口普查制度,人口统计资料愈来愈系统和完整。社会发展到了社会主义阶段,人口统计不仅要为编制国民经济和社会发展规划、制定人口政策、实行计划生育、编制和检查人口计划服务,还要为国家行政管理和人口研究工作提供资料。可以说,任何一个国家的人口统计,都是为本国统治阶级利益服务的。我国的人口统计,代表着劳动人民的利益,这就为建立和发展科学的人口统计制度开辟了广阔的前景。

从事人口统计研究,须运用大量的数学知识,因此拥有良好的数学基础,是每一位从事统计工作者所必备的条件。此外,在进行资料分析时,往往会面对繁杂的数据、整理及计算上的困扰,近年来,由于网络和计算机技术的快速发展,一些超强计算能力的新兴统计方法应运而生。这些方法能处理更为复杂的统计、评估及推论工作,使统计手段更加丰富,大幅度地提升了人口统计的实际用途。

人口调查

人口调查是围绕一定的目标和任务,确立一定的调查对象,在一定的时间内,搜集有关的人口原始资料的具体组织方式和系统工作。

人口调查,主要有三种方法:

(1) 人口普查:即一个国家或地区在统一规定的时间内,按照统一的项目、统一的表格和统一的填写方法,对全国或所辖区域内的人口逐户逐人进行的一次性调查。我国 10 年左右进行一次全国性的人口普查,为全国社会经济的发展提供人口依据。

(2) 经常性的人口统计:即由人口统计部门进行的经常性人口统计工作。经常性的人口统计可以实时提供辖区内人口变动情况,对统筹区域内人口与社会、经济、资源、环境协调发展具有重要意义。

(3) 人口抽样调查:人口抽样调查,就是从全部人口中,抽选出部分人口作为样本,对他们进行调查,然后根据这部分人的基本情况来观察、分析全国或某一地区的人口情况。人口抽样调查多在两次人口普查中间进行,主要目的是把握人口发展趋势,为调整社会经济发展规划提供人口信息支持。

全国人口普查

人口普查就是在国家统一规定的时间内,按照统一的项目、统一的表格和统一的填写方法,对全国人口逐户逐人进行的一次性调查。开展人口普查是搞清人口状况的基本途径。新中国成立以来,按不同历史时期的任务,进行过六次人口普查。1953 年第一次人口普查,1964 年第二次人口普查,1982 年第三次人口普查,1990 年第四次人口普查,2000 年第五次全国人口普查,2010 年第六次全国人口普查。

人口普查具有几个基本特征:一是个别性,将每个人的情况直接填报到普查表上;二是普遍性,凡在一个国家地域上的每一个人都必须一一点查;三是同时性,以保证人口的不重不漏;四是定期性,我国每 10 年左右进行一次普查。人口普查是对一个国家进行的重要的国情国力调查,被称为"和平时期的最大的社会动员"工作。

在我们国家,人口问题始终是一个关系全局的重要问题。我们办事情,想问题,都必须充分考虑人口众多这一基本国情。1990～2000 年的 10 年间,由于我国实施了正确的人口政策,人口数量得到了有效控制,人口素质也有了较大提高。但是,也出现了一些新的问题,主要是人口增长的绝对量较大,人口迁移流动量急剧增加,人口的老龄化问题日趋突出。通过第五次人口普查,我们系统、具体地摸清了 20 世纪 90 年代人口数量、素质、结构的变动情况,使我们能够比较准确地把握我国人口变化的规律和趋势,才能正确制定面向 21 世纪的人口政策和社会经济发展规划,更好地解决与人口相关的劳动就业、城镇建设和管理、教育发展、环境保护、社会保障体系完善等问题,促进经济和社会协调发展,推动可持续发展战略的实施。

同我们已经进行过的四次人口普查和同其他国家相比,第五次人口普查,有这样几个特点:第一,增加了普查项目。按人填报的有 26 项,按户填报的有 23 项,共计 49 项,比上一次人口普查增加了 28 项。按人填报的项目,增加了人口迁移的内容,主要反映我国改革开放以来人口流动量增大的实际情况;增加了人口的经济活动的内容,主要反映人们的就业和社会抚养状况。按户填报的项目,主要增加了住房的内容,这是第一次对改革开放以来人民生活水平和生活质量的变化以及存在问题的调查。第二,第一次采用长短表技术。这次人口普查,抽选出 10% 的户填报长表,其他 90% 的户填报短表。第三,改变了常住人口的时间标准和空间标准。常住人口的时间标准由一年缩短为半年,空间标准由县缩小到乡镇。即只要一个人在某个乡镇街道居住了半年以上,普查时就是该乡镇街道的常住人口,就必须在该乡镇街道进行登记。第四,改变了普查的标准时间。由7月1日0时,改为11月1日0时。第五,增加了附表"暂住人口调查表"。这次人口普查除设有普查长表、短表和死亡人口调查表外,还增加了"暂住人口调查表"。另外,还首次采用光电录入技术来建立人口地理信息系统。

人口地理信息系统

人口地理信息系统就是为了满足城市人口空间分析而设计的,是具有面向非计算机用户的实用信息系统。它建立在地理信息系统平台上,具有人口管理信息系统与基础地理信息系统的综合功能,可进行常规人口统计、人口时间序列预测,人口地理空间分析、空间查询与人口动态空间预测。建立人口地理分布与流动模型,是人口地理分析与辅助决策的重要工具。

人口地理信息系统具有以下功能:

(1)地理信息系统功能:地理信息与人口信息双向查询显示;电子地图的缩小、放大、漫游、鹰眼;按行政区划查询相关的空间和人口信息;各级地理地图输出。

(2)人口信息与空间信息:根据统计部门提供长表和短表、出生表和死亡表的文本格式文件,利用系统相应的模块将文本文件的数据读入数据库中;建立人口信息和空间信息的连接,进行基于空间位置的人口信息的统计分析。

(3)人口统计分析与报表制作:可以指定名称或地图上任一范围,制作输出相关的人口信息专项报表;根据人口信息的要求,可输出选定的某一项人口信息类别的人口地理信息报表;根据自定义的条件,同时选择多项,并且每一项都可以有条件限制输出人口地理信息报表。

(4)应用与预测:可利用人口普查数据库,以及GIS技术和相关的人口预测模型完成以下应用与预测分析:预测未来几年来入托、入园、入学、升学的人数及其分布;计算平均寿命,预测未来几年死亡人口的数目及其分布;根据本次人口普查各年龄段的结果,预测未来人口老龄化的比例及其分布;预测未来一定年限的人口出生情况及其分布;预测未来一定年限受教育程度人群的变化及其分布;描述50年来男女结婚年龄变化的趋势;描述市民的

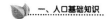

住房情况,预测未来几年人口住房质量的变化;反映人口迁移的规模及其分布特征,预测未来人口的变化。

世界人口日

1987年7月11日,一个南斯拉夫婴儿的"呱呱"坠地,被联合国象征性地宣布为地球人口突破了50亿大关。联合国人口活动基金会(UNEPA)假定1987年7月11日为世界人口突破50亿大关日,倡议在这一天举行"世界50亿人口日"活动。

为了进一步促进世界各国政府、民间组织及各方面人士注重和解决人口问题,创造有利于控制人口过快增长的舆论环境和工作环境,以利于推进各国的人口与计划生育事业,联合国将7月11日定为"世界人口日",同时决定从1990年开始,以后每年的7月11日,全世界进行人口日活动。

为使世界人口日活动取得扎实的成效,联合国自1996年的第7个世界人口日活动开始,每年确定了一个主题。历届主题是:

1996年,第7个世界人口日:生殖健康与艾滋病。

1997年,第8个世界人口日:为了新一代及其生殖健康和权利。

1998年,第9个世界人口日:走向60亿人口日。

1999年,第10个世界人口日:60亿人口日倒计时。

2000年,第11个世界人口日:拯救妇女的生命。

2001年,第12个世界人口日:人口、发展与环境。

2002年,第13个世界人口日:贫困、人口与发展。

2003年,第14个世界人口日:青少年的性健康、生殖健康和权利。

2004年,第15个世界人口日:纪念国际人口与发展大会10周年——遵守承诺;中国地区主题:贯彻实施国际人口与发展大会行动纲领——关心母亲健康,关爱女孩成长。

2005年,第16个世界人口日:平等;中国地区主题:关注妇女,抗击艾滋病。

2006年,第17个世界人口日:年轻人——为了年轻人,与年轻人一起行动起来;中国地区主题:关爱女孩,行动起来。

2007年,第18个世界人口日:男性参与孕产妇保健。

2008 年,第 19 个世界人口日:这是一种权利,让我们将它变成现实;中国地区主题:生殖健康是一种权利,让我们将它变成现实。

2009 年,第 20 个世界人口日:投资于妇女是一个明智的选择;中国地区主题:关注计划生育家庭,促进妇女创业发展。

2010 年,第 21 个世界人口日:每个人都很重要;中国地区主题:每个人都有贡献。

2011 年,第 22 个世界人口日:70 亿人的世界;中国地区主题:面对 70 亿人的世界。

2012 年,第 23 个世界人口日:普及生殖健康服务;中国地区主题:让家庭健康、和谐。

2013 年,第 24 个世界人口日:青少年怀孕;中国地区主题:我青春,我健康。

二、青春期保健

青春期的启动

青春期是指从儿童成长为成人的过渡期,人体机能和身体结构都将发生巨大变化。世界卫生组织(WHO)将青春期的年龄范围定为 10～20 岁,而在我国一般认为青春期年龄为 11～18 岁。青春期是人生的黄金时期,其既是身体、心理迅速发育,行为、习惯、性格、兴趣、爱好逐渐形成的时期,也是掌握文化知识、学习社会规范、获得生活技能的重要阶段。

这青春期的按钮是谁启动的呢?那就是激素,人们常称为荷尔蒙。

在人脑深层的下丘脑有一专管性功能的中枢,会分泌一种化学物质,这种化学物质叫促性腺释放激素,它随着血液的流动输送到大脑底部的垂体中。这时垂体活动加强,会分泌两种激素:生长素和促性腺素。生长素的作用是促进物质代谢与生长发育,促性腺素的作用是刺激性腺的生长发育。这种促性腺激素作用于男性的性腺——睾丸,促使睾丸分泌雄激素,从而引发男性的第二性征出现;促性腺激素作用于女性的性腺——卵巢,则促使卵巢分泌雌激素,从而引发女性的第二性征出现。青春期就这样被启动了。

处于生长发育阶段的青少年应当特别注意,在青春期早期不要服用含激素的保健品,否则,会扰乱体内激素的分泌,影响正常的生长发育。

青春期启动的信号

青春期启动的信号分为两类:

第一类是生理启动,主要是指形体上的变化。其主要标志有:

（1）身体长高：青春期启动后，身高以每年 6～8 厘米，甚至 10～11 厘米的速度增长，尤其是男性身高增速较快。

（2）体重增加：青春发育期开始后，体重每年可增加 5～6 千克，有些年份可增加 8～10 千克。

（3）性征变化：青春期男性声音开始变粗，喉结突起，开始长胡须，乳头稍有突出，出现阴毛和腋毛，而且毛发生长比较旺盛；青春期女性声调开始变高，乳房增大而隆起，骨盆变宽，臀部变大，出现阴毛、腋毛，但毛发生长比男性缓慢。

（4）青春期男性开始出现梦中遗精现象，每月 1～2 次；女性出现月经初潮。

（5）痤疮出现：痤疮俗称"青春痘"，多数人进入青春期后，脸上会出现痤疮，这是由于青春期性激素代谢旺盛，造成皮脂腺分泌增加，导致毛囊口或皮脂腺堵塞，或由细菌感染所致。

第二类是心理启动。一般表现为性格发生较大变化，变得沉稳和斯文，做事也开始比较有理性。更为重要的是性心理开始萌发，对异性产生好感，对性问题开始发生兴趣，有的开始有手淫行为。

上述信号的相继出现，标志着青春期的正式开始。

女孩青春期发育

女孩一般比男孩早两年进入青春期。女孩青春期发育的主要变化是生殖器官的发育和体态的变化。

（1）生殖器官的发育：女孩青春期卵巢开始逐渐增大，出生时卵巢直径约 1 厘米，重约 1 克，至青春期卵巢发育成熟时可达 4 厘米×3 厘米×1 厘米，重量为 5～6 克。子宫和输卵管的变化也随年龄而改变。青春期子宫逐渐增大，子宫内膜的厚度也将随月经初潮的来临而发生周期性改变。儿童期输卵管细长、弯曲，青春期后输卵管增粗，管腔内有纤毛和分泌细胞，也随月经周期而发生变化。青春期外阴变得丰满而隆起，脂肪堆积，从而遮盖住了小阴唇和阴道口，起到了保护内生殖器的作用。阴道组织由于受雌激素的影响，变得宽而长，阴道黏膜亦由薄变厚。

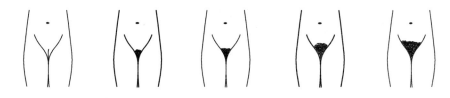

青春期女孩阴毛发育过程

（2）体态变化：一般而言，女性在10岁左右乳房开始发育，这是青春期的第一个体征，其发育过程是从青春期前乳头隆起，乳核形成，再乳腺隆起与乳晕鼓起直至成熟乳腺与乳头的突起。在乳房开始发育的前后，同时会出现腋毛与阴毛的发育。这也反映了体内肾上腺开始分泌雄激素。与此同时青春期女性身高增长加快，平均每年可达10厘米左右，达顶峰后骨骺愈合，身高停止增长。在雌激素的作用下，青春期女性的臀部、乳房、腰部、下腹部等处脂肪堆积较多，形成丰满的女性体态，到成熟期时，女性脂肪重量为男性的2倍。

女孩第二性征出现的一般顺序是：8～10岁身高突增开始，子宫开始发育；11～12岁乳房开始发育，出现阴毛，身高突增达到高潮，阴道黏膜出现变化，内外生殖器官发达；13～14岁月经初潮，腋毛出现，声音变细，乳头色素沉着，乳房显著增大；15～16岁月经形成规律，脂肪积累增多，臀部变圆，脸上长粉刺；17～18岁，骨骺闭合，停止长高；19岁以后体态苗条，皮肤细腻。

月经初潮

进入青春期后，女孩的性器官迅速发育，并且出现了一些羞于启齿的生理现象，开始出现月经。月经初潮多在青春发育期出现，一般年龄为12～18周岁。极少数早于10岁或迟于18岁才来月经。

月经来潮与卵巢和子宫内膜的周期性变化有关。从青春期开始，卵巢内的卵子陆续发育成熟并排出。与此同时卵巢分泌雌激素和孕激素，促使子宫内膜增厚和血管增生，为受精卵在子宫内发育成熟和种植创造条件。排出的卵子如果没有受精，卵巢的雌激素和孕激素的分泌会很快减少，引起子宫内膜组织坏死脱落，血管破裂出血。脱落的子宫内膜碎片连同血液一起由阴道排出称为月经。

在月经初潮时,卵巢重量仅为成熟时的 40%,以后卵巢继续发育长大。由于卵巢的功能和调节机能不稳定,在月经初潮后的半年到 1 年时间内,月经不一定按规律每月来潮。初潮后,有的隔几个月、半年甚至 1 年才第二次来潮,这不是病理现象。随着卵巢逐渐发育成熟,月经也逐渐会按时来潮。但有一种情况应予高度注意,就是少女一开始月经尚正常且有规律,以后 3～4 个月短时期闭经,突发不规则性月经过多,经期延长,淋漓不止,遇到这种情况应考虑是不是青春期"功血",要及时请医生进行对症治疗。

月经自初潮到 49 岁左右闭经,历时约 35 年。月经应该有正常的周期、经期、经量、经色和经质。出血(即经血来潮)的第一天称为月经周期的开始,两次月经第一天的间隔时间称为一个月经周期,一般为 28～30 天,与农历 1 个月的时间差不多。周期长短因人而异,但一般正常的月经周期不应少于 21 天,也不能超过 35 天。妊娠及哺乳期月经会停止。经期是指经血来潮的持续时间。正常月经持续 2～7 天,一般为 4～5 天。经量是指经期排出的血量。有人测定正常人月经血量为 10～58 毫升,个别妇女月经量可超过 100 毫升。一般月经第 2～3 天的出血量最多。由于个人的体质、年龄、气候、地区和生活条件的不同,经量有时略有增减,均属正常生理范畴。经色是指月经血的颜色。月经血一般呈暗红色,开始色较浅,以后逐渐加深,最后又转为淡红色而干净。经质是指月经血的性状,正常情况下经质不稀不稠,不易凝固,无明显血块,无特殊气味。

有的女性在行经期间由于盆腔充血,有时会出现轻微腹痛、腰酸以及乳房胀、食欲差等,均属于正常现象。

乳房发育

乳房发育是女性青春期启动的第一个信号,标志着已经进入了青春发育期。就一般情况而言,多数人在月经还未来临时,乳房就开始悄悄发育了。

乳房的发育是受下丘脑—垂体—卵巢轴的调节。最初局部微微隆起,以乳头为中心的皮下出现一个小硬块,称为乳核。随着体内性激素分泌水平的升高和对乳腺的刺激作用,乳房从呈圆丘形隆起的发育初期,经过乳房变圆、增大、乳头乳晕突出,逐渐发育至形如半球的成熟期。一般而言,多数女性在 18 岁时乳房就基本发育成熟,22 岁时停止发育。但个体差异很大,短则 1～2 年,长的可达 9 年,有的直至结婚怀孕才发育成熟。这些均属正常。

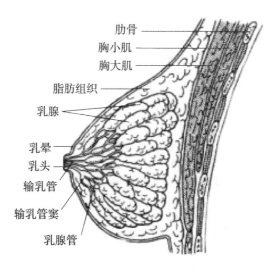

肋骨
胸小肌
胸大肌
脂肪组织
乳腺
乳晕
乳头
输乳管
输乳管窦
乳腺管

乳房生理结构

发育成熟的乳房外形呈圆盘形、半球形或圆锥形,每只重 100～200 克,主要由腺体、导管、脂肪组织和纤维组织等构成。其内部结构犹如一棵倒着生长的小树。乳房腺体由 15～20 个腺叶组成,每一腺叶分成若干个腺小叶,每一腺小叶又由 10～100 个腺泡组成。这些腺泡紧密地排列在小乳管周围,腺泡的开口与小乳管相连。多个小乳管汇集成小叶间乳管,多个小叶间乳管再进一步汇集成一根整个腺叶的乳腺导管,又名输乳管。输乳管共 15～20 根,以乳头为中心呈放射状排列,汇集于乳晕,开口于乳头,称为输乳孔。输乳管在乳头处较为狭窄,继之膨大为壶腹,称为输乳管窦,有储存乳汁的作用。乳腺导管开口处为复层鳞状上皮细胞,狭窄处为移形上皮,壶腹以下各级导管为双层柱状上皮或单层柱状上皮,终末导管近腺泡处为立方上皮,腺泡内衬立方上皮。

乳房既是女性第二性征的重要标志,也是哺乳器官,还是重要的性感部位。受卵巢分泌的激素影响,多数女性在月经来潮前1周,感觉乳房胀痛,这是正常的生理现象,不必惊慌,不用去医院,一般月经来潮后即会消失。

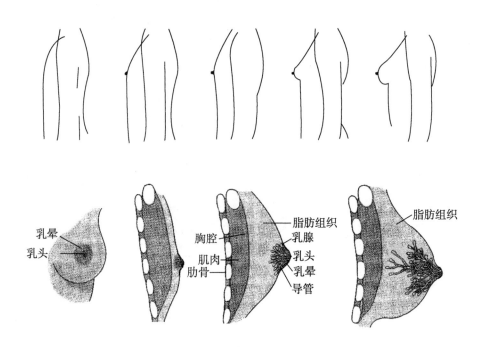

乳晕
乳头

脂肪组织
乳腺

胸腔
肌肉
肋骨

脂肪组织
乳腺
乳头
乳晕
导管

青春期女性乳腺发育

　　健康挺拔的乳房集中体现了女性的曲线美,因此,必须对乳房悉心呵护。除了平时注意挺胸抬头不束胸外,还要及时佩戴合适的胸罩。这不光是为了装饰,主要还在于保健。戴胸罩的好处很多,如戴胸罩能显示出女性的体形美;支托乳房,防止下垂;减轻心脏的局部压力,促进心脏血液循环畅通,有利于乳房发育;减轻运动时的乳房振动;保护乳头不受擦伤或碰痛等。怎样正确使用胸罩呢?合适的胸罩应质地柔软、吸水性强,佩戴后感到舒适、无压迫紧束感。胸罩应勤洗勤换,保持清洁,晚上睡觉时注意解下。佩戴胸罩要养成习惯,无论春夏秋冬,持之以恒,并坚持到老年。

男孩青春期发育

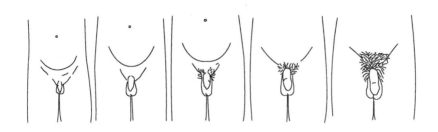

青春期男孩外生殖器的发育

男孩青春发育期没有严格的界限,一般在 10～14 岁,持续 2～4 年。将要萌发青春期的男孩中枢神经系统逐渐成熟,减少了对下丘脑的抑制作用,增加了下丘脑促性腺激素释放激素脉冲式分泌的频率和幅度。垂体相应分泌促性腺激素,从而进一步刺激睾丸间质细胞分泌睾酮。青春期发育与睾酮水平密切相关。

男孩青春期启动的第一个体征是睾丸和阴囊增大,一般出现在 10 岁左右。随后阴毛出现,阴毛生长是第二性征的前奏。接着阴茎增长、变粗,身体迅速长高,肌肉发达,胡须和腋毛长出,声音变得低沉,同时前列腺和精囊腺增大并开始分泌液体,精子逐渐生成。通常第一次遗精发生在 13～15 岁。

男孩青春期发育过程

10～11 岁	睾丸及阴茎开始增大
11～12 岁	喉结开始突起
12～13 岁	出现阴毛,睾丸、阴茎进一步增大,骨骼发育加快,身高迅速增长
13～14 岁	声音变得粗沉,有个别人乳房发胀
14～15 岁	阴囊色素增加,腋毛生长,脸上开始长胡须,睾丸增长完成,出现遗精
15～18 岁	脸上出现"青春痘",阴毛呈菱形或盾形分布
18～22 岁	骨骺闭合,停止长高

由于个体差异，各个男孩达到特定阶段的年龄有明显的区别，而且各阶段持续时间也有很大差异。所以不能认为都一样，更不要到了一定年龄，为某一现象未出现而惊慌失措。不过值得注意的是，如果男孩子到了12～13岁睾丸还不增大，15～16岁第二性征还迟迟不出现，阴茎像幼儿一样，睾丸如蚕豆大小，甚至像黄豆粒一样，无阴毛和腋毛，则要考虑睾丸或其他方面是否出了问题，应该及时到医院去检查和治疗。

遗精浅析

遗精是指男性在没有性交的情况下精液自行泄出的现象，大多发生在处于青春期而没有结婚的男子身上。根据临床可分为生理性遗精和病理性遗精两种。

生理性遗精指的是进入青春期的男孩，随着性功能的发育进展，在睡眠状态下从尿道排出乳白色的液体叫遗精。它是青春期开始后出现的一种特殊生理现象。男孩子随着青春发育的启动，下丘脑开始活动，分泌出一系列多肽释放激素作用于脑垂体，脑垂体虽然小如豌豆，约有0.6克重，但是它在接到下丘脑的有关指令后便立即行动，开始分泌多种激素。其中的促性腺激素，可促进男子睾丸成熟，生成精子和分泌雄性激素。这时，睾丸产生精子，前列腺、精囊腺等分泌精浆，两者组成精液，精液达到一定量后，体内已无处可容，于是就以遗精的方式排出体外。第一次遗精大都发生在14～15岁，但也有人早在11岁或迟到18岁发生。个别青年始终没有发生过遗精也是正常的。

遗精间隔的时间，每个人长短不一。即使同一个人，在不同时期或不同条件下，其间隔的长短也不一样，这都是正常的。遗精的频率可多可少，常与人的身体素质有关，多数是每月遗精1～2次，也有短至5～6天1次的，只要不是过于频繁，一般都在正常范围之内。精满自溢是一种正常的生理现象。结婚以后有了正常的、有规律的性生活，精满自溢的现象自然也就不存在了。遗精在某种程度上可以解除体内积累的性紧张，造成一种生理上的平衡。如果未婚青年或结婚后仍频繁遗精并出现腹部疼痛、精神不振、全身乏力、耳鸣口干、腰腿酸痛等现象，这就应该及时去医院检查。通常情况下频繁遗精多与大脑对性的兴奋过强、频繁的手淫、男女间过于亲昵有关。另外,局部物理刺激因素,如内裤过紧、被褥摩擦等也能造成遗精。要尽量避免这些因素,以减少遗精次数。

青春期男孩要了解性生理卫生知识,纠正错误观念,消除不必要的思想负担,多接触健康、进步、有益的事物,远离黄色杂志及书刊,避免不良刺激,排除杂念、力戒早恋,以免带来严重后果。如有包皮过长,应做环切手术。如有龟头炎、血精、前列腺炎应及时治疗。

青春期性心理的变化

青春期是人生的黄金阶段,是个体从儿童过渡到成年逐步走向成熟的中间阶段。它以生长突增为起点,以生长停止而告终。青少年机体在青春期可出现迅速而巨大的变化,男女均出现第二性征。在男性方面,表现为身体肌肉趋向结实有力,骨骼变硬,身高迅速增长,睾丸和阴茎变大,长出阴毛和腋毛,精液的分泌(射精和遗精),以及嗓音变粗而浑厚,喉结突出,出现胡须。在女性方面,表现为皮下脂肪增厚,皮肤光泽,臀部变圆,子宫及卵巢逐渐发育,长出阴毛和腋毛,月经开始(初潮),乳房隆起变大,出现女性特有的体态和征象。第二性征的出现,意味着性机能的逐渐成熟。这一系列变化反映在心理上,会引起性意识的觉醒。使青少年逐渐意识到,两性差别和两性的关系,同时也带来了一些特殊的心理体验。有些青少年,对自己的性征变化感到害羞和不安,对异性的变化有着好奇和关注,甚至因为心理准备不足而恐慌、惊异和不知所措。

这个时期青少年性心理变化一般分为三个阶段:

(1)疏远异性阶段:青少年在青春发育初期,由于心理上急剧变化,性别发育差异,往往对性的问题感到迷茫、害羞、腼腆不安,本能地产生对异性的疏远及反感。彼此疏远、冷淡,分男女界限,在共同劳动、学习、游戏中不能很好协调,对立情绪明显增强。这一时期的性意识是对两性关系由无知到意识状态,是一种朦胧状态。

(2)接近异性阶段:随着身体发育及心理的渐趋成熟,心理变化最显著的是,从最初的排斥异性,到对异性亲近和敏感,由于钟情心理驱使,越来越喜欢与异性交往,喜欢与异性在一起劳动、学习、参加各种活动。此阶段属一般朋友,但对异性有着向往的朦胧。

（3）恋爱阶段：随着青春发育的完成，社会生活的全面影响，男子或女子把感情集中于自己钟情的一个异性身上，彼此情投意合、互相学习、相互关心照顾，从而进入恋爱阶段。

青春期女孩性心理特点

由于女性的生理成熟一般要比男性早 2 年左右，故她们性意识的产生和发展也较早。随着女性月经来潮和体态发育，她们自己感到已经不是一个天真的孩子了，感到了自己与男性越来越明显的差别。其性心理的表现主要有以下三个方面：

（1）对性知识的追求方式：由于性成熟而出现对性知识的兴趣，是青少年性心理的必然产物。女性在对性知识方面的渴求较男性要更开放些。她们性知识的来源多数是从课堂上得来，她们常与朋友和母亲谈论有关性的问题。在刚进入青春期时，对母亲的依赖性较大，随着年龄的增大，她们更愿意自己去阅读有关书刊，以便了解性知识。

（2）对异性的爱慕：青少年男女之间彼此向往与追求是其性生理发展的正常阶段。女性进入青春期后，一开始常会产生一种惶恐不安的情绪，并且在人面前常表现得羞涩、腼腆、极富内心体验。随着性意识的进一步发展，由异性间的疏远期进入异性接近期，她们开始感觉到被异性所吸引，产生了接近异性的情感需要。这时，女性的友谊圈子开始从同性朋友扩大或转向异性朋友。她们喜欢有特点的，如学习好、潇洒、具有幽默感、有头脑、有能力的异性。她们在选择异性朋友时有一定的理性。在与异性朋友的交往中，女性的感情体验相当丰富，表现得极为细腻。她们开始注意修饰自己的外表，用"美"来塑造自己。在异性面前表现出文静、端庄、大方的样子。这期间男女的交往并不一定就是真正的恋爱，她们与异性的交往多半是心理的需要。她们对异性的容貌不及男性那样重视，这是女性性心理较男性成熟早的表现。一旦找到钟情者，有的女孩会倾心于他，喜欢他的一切，并视其为自己的一部分，会付出自己的全部感情。

（3）性欲望：青少年进入青春期以后，出现性欲望和性冲动，是发育中的正常生理现象与心理现象。女性在与异性的交往中，开始并不和性欲望联系在一起。她们性意识的表现方式是含蓄的，其发展是渐进的，进程较缓慢,感情体验较深,而性的欲望并不迫切。恋爱期间,女性更看重两性的心理接触和感情的交流。女性在对待两性的肉体关系上一般来说是比较慎重的,大都特别看重自己的童贞。但由于女性的感情投入十分深沉强烈,在对方提出性要求时,又往往出于对男友的感情,不能将个人的意志坚持到底,而屈从于对方。

研究表明,女性在没有性的体验之前,性欲要求不明显。一旦有过性的体验之后,性欲变得十分强烈。此外,性成熟年龄越早的女性,其性意识越强烈,性生活开始越早,其性的经历越少受到社会规范的影响。

青春期男孩性心理特点

青春期的到来,标志着男性发育至成年时期的开始,最显著的变化是具备了有别于女性的特征。不仅如此,男性的性格、心理、行为与举止方面,都呈现出与女性的明显差别。其性心理的特点主要表现在:

(1)追求性知识的方式:由于男性性发育晚于同龄女性,故性意识的产生也较女性晚。当首次遗精及反映在体态方面的男性特征出现时,在其心理上会产生一系列复杂而微妙的变化。一般说来,他们对自身这种变化缺乏足够的思想准备,因此,一时较难适应,往往产生一种惊惶不安的情绪。这时期,他们非常渴望了解性知识,尤其时时留心来自异性的眼光。与女性不同,他们很少从父母或老师处获得性知识,而大多从报刊和医学书籍中满足自己对性知识的需求。这与青春期男性内心闭锁的倾向性有关。

(2)对异性的爱慕:男性在青春期到来初始,追求异性的表现并不十分明显,甚至厌恶和疏远。他们很重视同性伙伴的友谊。进入异性接近期后,产生了接近异性的情感需要。他们对女性普遍感到好奇,希望了解她们,包括生理和心理。对漂亮的女生更是喜欢,学习成绩突出者也具吸引力。他们要在女性面前展示自己的才能,以吸引对方注意自己。特别是在自己喜欢的女性面前,做事特别卖劲儿。希望自己在异性心目中成为英雄和崇拜对象。男性在异性面前的情感是外露和热烈的,但有时对自己的表现自信心不足,常常在异性面前心情紧张。有的男性虽钟情于某一女性,但却不敢表露出来,导致单相思现象。

(3)性欲望:由于男性性意识的发展与女性不同,一旦有了接近异性的欲望,并对具体的特定的目标发生兴趣和有一定交往之后,往往就有性的欲望出现。因此,男性在两性关系上表现比较主动。由彼此接近到发展成爱情,多由男性首先明确表示出来。男性的性成熟比女性晚,但发展比较剧烈,很快进入性欲望亢进期,表现为性兴奋的产生和性欲望的增强。作为青少年时期,能否用理智克服其性欲望,也是他性心理成熟与否的标志。而家长和学校及社会的任务就是"在性本能刚刚觉醒之际,就使他们的理智做好准备"。

养成良好的卫生习惯

良好的卫生习惯是健康人生的基础。许多疾病往往都是在人们不知不觉的情况下感染的,或者是由于不良的卫生习惯而逐步发生的。

学园中多见的近视眼,除少数属于先天性遗传外,多与用眼不卫生有直接关系。俗话说,"眼睛是心灵的窗户",眼睛的健康状况对一个人的一生影响重大。因此,应该从小就养成良好的用眼习惯,阅读时应在充足的光线下,保持正确的坐姿,并给眼睛一定的休息时间,让自己一生都拥有一双明亮的眼睛。

大部分口腔疾病如龋齿、牙龈炎、牙周炎等,多是由于不经常刷牙引起的。临床医学表明,刷牙可以消除 60% 以上的口腔细菌,漱口可以消除 15% 以上的口腔细菌。所以青少年朋友应从小养成早晚刷牙、饭后漱口的好习惯,并持之以恒。

痢疾、肝炎等传染病,多是由于食用被双手细菌污染了的食物而发生的。疖肿化脓,多与因双手不洁抓破皮肤而感染的。另外,沙眼也与直接用脏手揉眼有关。因此,在日常生活中,一定要养成经常洗手的习惯。

皮肤是人体的天然屏障,每天排出的汗液及皮脂腺分泌物如不及时清洗,细菌就会大量繁衍,导致皮肤功能下降。同样,由于鞋袜的覆盖,能够导致脚汗增多,易于真菌繁殖,可以引发脚气等疾患。因此,青少年朋友要注意勤洗澡、理发,勤换内衣内裤,保持个人卫生。

另外,青少年朋友还应该注意公共卫生,养成不随地吐痰和不乱扔果皮、纸屑等良好习惯。

总之,养成一个良好的卫生习惯,你将受益终生。

青春痘的防治

许多年轻朋友为脸上或身上长"痘痘"而烦恼,这些"痘痘"医学上称为痤疮,是一种与皮脂代谢有关的毛囊、皮脂腺的慢性炎症病变,因好发于青春期,所以老百姓俗称为"青春痘"。其实,青春痘并不只是在青春期出现,只要有生命存在就会有皮脂代谢,所以就会有发生痤疮的可能性,只是在不同年龄阶段发病率不同而已。

诱发青春痘的最主要因素有三个:一是由于青春期内性激素分泌旺盛,导致皮脂腺分泌过多;二是毛囊管道发生炎症;三是与面部或体表微生物的增多和聚集有关。另外,青春痘的发病与遗传有密切的关系,据临床调查约有 60% 的患者与家族史有关。

青春痘的发生是因为皮脂分泌率高,因此防治的主要方法是要降低皮脂分泌率:

(1) 选用一些雄性激素拮抗剂:雄性激素对皮脂腺有刺激作用,我们可以选择雄性激素拮抗剂来降低分泌。时间可以长一点,可以用到 2～3 个月。小剂量的长期使用能够很好地抑制皮脂的分泌,减少堵塞毛囊发生痤疮的几率,女性还可选用一些控油霜和柔肤水。

(2) 抗感染:如果不严重的话,可以用甲硝唑;脓疱比较重的,可以口服二甲胺四环素药物;如果感染很重的时候,可到医院静脉给药。

(3) 保持皮脂管道的通畅:根据管道学说原理,皮脂腺哪里被堵塞了,哪里就会长青春痘,发生炎症。对已成熟的粉刺、脓疱、囊肿,在严格无菌条件下进行穿刺引流或者是挤压。再严重的应该到医院去处理,可以在麻醉下进行穿刺引流冲洗。

另外,芦荟对青春痘有一定的防治作用。由于芦荟能通便秘、加强胃肠功能;叶肉含有丰富的多种维生素,有消炎灭菌作用等功能,正适合治疗青春痘。当脸上长出青春痘时,可采用内服外用双结合的方法,效果较佳。使用方法:

(1) 洗净脸后在手掌心上滴 3～4 滴芦荟汁,加入少许护肤乳(霜),调匀后,以抹化妆品的手法轻轻拍打脸部;如患部红肿或化脓时,可将含芦荟汁的化妆棉直接贴在患部,当化妆棉失去水分时就换新的,多抹几次;当青春痘严重时,就寝前再把芦荟的果冻状部分敷于患部,效果更佳。同时每天可内服"金芦荟口服液"早晚各 1 次,每次 30 毫升,坚持一段时间,可收到满意的效果。

(2)用芦荟叶 1 片、小黄瓜 1 根,捣烂后加入优质蜂蜜 1 匙,调和后涂抹于长青春痘的地方,青春痘 10 天左右可消失。这种方法简单有效。芦荟具有消热、消炎作用,小黄瓜中含有脂肪酶等活性酶,能有效溶化青春痘中的油脂,蜂蜜有滋润和营养皮肤细胞的作用,三者结合一起,就可收到显著的治疗青春痘的效果。

拒绝毒品

毒品是指鸦片、海洛因、大麻、可卡因以及国家规定管制的其他能够使人形成瘾癖的麻醉药品和精神药品。组成毒品"家族成员"具有成瘾性的毒品,分为麻醉类与精神类两大类,共有 200 余种。

毒品,这个曾在中国近代史上给中华民族造成过极为惨痛伤害的祸国殃民之物,新中国成立后曾一度销声匿迹。然而,自 20 世纪 80 年代以来,一些贩毒团伙乘我国国门大开之际,乘隙渗透,大有卷土重来之势,其毒品种类、吸毒情况也都发生了变化。虽然世界上许多国家都把禁毒、肃毒视为当务之急,投入了大量的人力、物力和财力,但毒品的生产、加工、走私依然猖獗,目前全世界每年走私毒品金额在 5 000 亿美元上下,仅次于军火交易。由此可见,毒品问题绝不单纯是在某几个国家和地区的犯罪问题,而是具有复杂社会背景的国际性问题。

值得注意的是,我国吸毒者的年龄越来越小。自 1992 年以来,吸食大麻者在 12～17 岁的青少年人数增加了 1 倍多,由于注射毒品染上艾滋病的人数也增加了 64 倍。据昆明市戒毒所报道,收治的吸毒者中青少年占61.43%,年龄最小的才 14 岁。汕头戒毒治疗康复中心吸毒者中有 67%为青少年,年龄最小的仅 10 岁。

青少年沾染毒品的原因:一是受好奇心驱使,上当受骗;二是追求时髦,盲目仿效;三是精神空虚,寻求刺激;四是信仰缺失,自甘堕落;五是被人利用,受人胁迫。特别是一旦染上毒瘾后,便深陷其中,难以自拔。

据有关数据显示,我国艾滋病病毒感染者感染途径以吸毒传播为主,占总数的 61.6%。有的女性吸毒者,为获取毒资,常常采用卖淫的手段,进而染上性病,加快了性病传播的步伐。这清醒地告诉世人,毒品能摧残人生、毁灭家庭、危害社会、祸国殃民,它给人类社会带来的巨大灾难和沉痛教训是无法弥补的。广大青少年一定要充分认识毒品的危害,拒绝毒品,远离毒品。

吸烟对青少年的危害

调查发现,我国青少年吸烟者呈不断增多的趋势。吸烟不仅危害自己,也影响和危害他人,对社会、对国家、对民族都会造成不可低估的损害。

烟草的危害,可以说是妇孺皆知的。烟草点燃后产生的烟雾中含有1 200余种有害物质,其中的焦油、烟碱(尼古丁)、苯并(a)芘、一氧化碳、氢氰酸、亚硝胺和砷等,都具有很大的毒性。将一滴烟碱滴入鸽子嘴里,2~3分钟后鸽子即死亡;十五分之一滴烟碱注射到狗的血管里,就能致狗于死命。现已查明苯并(a)芘是致癌(肺癌、皮肤癌等)的元凶。

青少年正值生长发育旺盛时期,机体各系统、器官和组织还比较娇嫩,各种功能都还不够稳定,对外界的不利因素的抵抗力较弱,因而吸烟对青少年身心的损害更大,吸烟所致疾病,在青少年身上会产生更为严重的后果。青少年的支气管(与成年人相比)较直,当烟雾中有害物质进入呼吸道时,很容易进入细支气管和肺泡,使肺组织遭到损伤,从而削弱呼吸道的防御能力。据报道,吸烟青少年患咳嗽、痰多、肺部感染的比例,比不吸烟青少年多得多。另有资料表明,开始吸烟年龄越早,患肺癌的危险性越大。再者,烟草中的一氧化碳,与血液里的血色素亲和力极强,因可使人处于缺氧状态,从而破坏了脑神经细胞的正常功能,导致头痛、失眠、注意力不集中、记忆力减退和理解能力变差。此外,吸烟的青少年身体素质也不好,主要表现为抗病能力低下,如易患流感和痢疾等疾病。

总之,青少年特有的生理特征决定了他们吸烟的危害,比成年人要大得多,也更广泛得多。因此,青少年要充分认识吸烟的危害,远离烟草的诱惑。已经染上烟瘾的青少年朋友,应该坚决地、尽早地戒除,避免烟草对自己造成更大的伤害。

酗酒对青少年的危害

酗酒就是不节制的大量饮酒。如果大量酒精进入人体内,就会发生各种不良反应,危害人的生命和健康。进入人体内的酒精主要靠肝脏予以分解,而肝脏的解毒能力总归是有限的,长期大量饮酒,能够加剧肝脏的负担,使肝脏逐步丧失解毒能力,进而引起维生素缺乏和营养不良,加速动脉粥样硬化和高血压的形成,诱发心肌梗死和脑出血,同时还有可能增加咽喉、口腔、食管等癌症的发病率。酗酒容易造成急性酒精中毒,严重者可出现体温下降、嗜睡昏迷、面色苍白、心跳失常、呼吸缓慢等症状,如不及时抢救会因中枢神经麻痹危及生命。长期大量饮酒可导致慢性酒精中毒,表现为智力、记忆力下降,手颤、消化功能减退,甚至出现慢性胃炎、肝硬化、脂肪肝等病症。

酗酒不仅会对青少年的身体造成很大伤害,对其心理健康也危害极大:

(1)酒精使人感觉迟钝:酒精与中枢神经系统有很高的亲和力,长期的刺激可使人感觉迟钝,视力、听力、触觉都变得不如过去灵敏。青春期是长身体的时期,是青少年感觉功能发展的时期,过度饮酒将会阻碍感知觉的发展。

(2)酒精使人记忆力减退,精力分散:酒精对大脑皮层有着抑制作用,能影响人的思维和注意力,使人注意力不集中,昏昏欲睡,从而影响青少年的学习和休息。

(3)酒精使人情绪变化无常:青春期本来就是一个"疾风怒涛"的时期,酒精的刺激使这一特征更加突出,使青少年时喜时忧,喜怒无常,情绪很不稳定。

(4)酒精易导致个性异常:贪杯嗜酒的愿望易使青少年养成懒惰、不卫生、缺乏责任感、说谎等坏习惯,久而久之,就会使正处于个性定型时期的青少年出现性格缺陷。

(5)酗酒过度易导致酒精中毒性精神病:医学证明,如果一位青少年连续酗酒4年,而且酒量过大,就很容易发展为酒精中毒性精神病。

(6)酗酒还会诱使犯罪:在酒精的刺激下,人容易变得狂躁、神志不清,许多青少年就是因为喝酒以后变得冲动,导致寻衅闹事、打架斗殴,甚至行

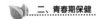

凶杀人。

因此,广大青少年应认识到酗酒对自己成长发育的危害,自觉做到少喝酒,不酗酒。

如何对待青春期性冲动

青少年趋于成熟,产生性意识,对性感兴趣,甚至有性要求,这很正常,是无法避免的,是生理成熟的自然现象。但问题的关键是,青少年在经济、心理各方面还不具备条件,还不成熟。青少年正处于长知识的年龄阶段,学习是最重要的任务。如果只是一时行乐,而对异性毫不负责,这不是爱情,是一般动物的生理行为。怎样才能较好地控制,从容平淡地度过性改变的危险期呢?

(1)首先要接受性知识的学习和教育,懂得一些性常识,从而对性有一个科学的了解,以健康、正常的心态去接受性。

(2)树立远大志向,把精力放在学习上,减低对性的关心。

(3)要有性道德观及意志力,珍惜童贞。在校青少年必须理智地禁欲,这对身心健康发展大有益处。要学会通过恰当的途径来调节自己的情爱和性爱的需要。坚决反对所谓泛爱和性解放。

(4)培养法制观念,认清恋爱双方不能发生性行为的道理。从现行法律和社会习俗来讲,只有夫妻之间发生性行为才是合法,符合道德标准的。因此,当一方出现性冲动时,另一方要坚持这条原则。

(5)不要去看有关性方面的小说、杂志、电视和电影,见到这方面的东西尽量回避,把大部分精力用在学习上,不给你自身性唤醒的机会。

(6)真诚地与班上异性同学交流思想和学习经验,可对异性有所了解,减少性好奇和性压抑,但不要单独与异性固定交往。

青少年时期是人生发展最关键的时期,这一时期与异性的接触有很大的不确定性。对异性的了解除了外貌特征,很难更深地了解对方的性情和为人。爱情不总是身体的结合,更是心灵的交融。爱情不是图一时欢乐,而是谋求双方感情的持久。而涉世未深的青少年的爱情,带有极大的盲目性和危险性,这与真诚的爱情是不相容的,更重要的是青少年时期正是打基础的时期,应努力掌握本领。青春情结就像含苞欲放的花蕾,要让此花结果,

69

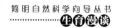
还需成长、成熟,沐浴季节的阳光和风雨。所以,少男少女应该珍惜现在的大好时光,认真学习文化知识,待你昂首阔步走向社会的时候,肯定会收获到沉甸甸的爱情果实。

怎样与同龄人融洽相处

青春期是人生中最为灿烂的时代,对朋友的向往最为强烈,对友谊的憧憬最为多彩。都希望有朋友共享欢乐,又希望有朋友分担痛苦。那么,怎样才能与同龄人融洽相处、广交朋友呢?

(1)要以诚待人,不自视清高。对同伴、同学要多看长处,遇事要多为大家着想,既要力求在集体中做出成绩,又不要逞强好胜出风头。

(2)要主动接近同伴、同学,广泛交友,不搞小圈子,不排斥异己。不以己度人,不以性格差异、家庭背景、成绩优劣、观点异同作为交友的标准。如果不平等待人,那就会使自己陷于孤立。

(3)要善于控制情绪,不滥用感情。遇到不愉快的事不要迁怒他人,有了激动的情感想抒发还得看时间、场合、对象。

(4)要善待同伴和同学,正视客观环境。要学会尊重和体谅别人,不要贬低议论他人。对同学、对环境不要过高要求,要学会宽大容忍。例如,自己想安静,同学却心血来潮引吭高歌,自己想娱乐,人家却要埋头读书,自己想参加体育活动,朋友却邀请你看电影,诸如此类的矛盾要善于处理,学会谦让妥协,不要总是以自我为中心。

与同伴交往,最应注意的原则是遵守集体规范。集体规范是集体成员合理的行为标准。一个集体,成员情况多种多样,各有自己的爱好、兴趣、动机。集体规范是使不同的成员得以交往的基本"法典",它可以统一成员的行动,保持集体的凝聚力,同时也使每个遵守规范的人得到有效的帮助。遵守集体规范,就要对自己的独立意识加以克制,对他人的需求和利益加以尊重,作出一定服从。只有这样,才能排除自己的孤独感,解决人际矛盾,使自己成为集体中受欢迎的成员。

如何摆脱青春期的孤独和寂寞

现在我国的少男少女,绝大多数是独生子女,在家里没有相同年龄段的交往伙伴。如果在学校里也没有朋友,那么就没有机会学习、训练参与群体活动的能力及方式。长期生活在自我封闭的环境里,没有机会向外释放身心成长中的能量和情感,也没有机会接受外来的冲击和考验,自然就会变得孤僻和不合群,整日郁郁寡欢,失去青少年应有的热情与朝气,为日后的人际交往埋下了隐患。要摆脱青春期的孤独和寂寞,青少年朋友要注意做到以下几点:

(1)学会主动关心和帮助他人:如在学校,班级就是由几十个同学组成的"家",朝夕相处的男、女同学,就是自己的兄弟姐妹。这个"家"应该是一个温馨和融洽的集体,如果谁有困难,大家都能伸出热情援助之手。当同学学习上有疑问请教你,你是否认真耐心地向他讲解?同桌的同学突然身体不适,你是否及时向老师报告,并搀扶他去医务室?同学拎着一桶水,很吃力,从旁边路过的你,是否会走上前帮一把?如果你能做到这样,同学们都会乐于同你交朋友。当你有困难时,大家也会"投桃报李",向你伸出援助之手。此时,你定会领悟到"帮助别人,原来就是帮助自己"。

(2)学会与同伴、同学合作:群体的生活离不开合作。在家里,也许你的父母、爷爷、奶奶总会宠着你,随时为你服务。可是在学校里,本来大家都是平等的同学,你却对他们指手画脚、发号施令;班级篮球赛时,分配你当后卫,你却硬要充当最能显示自己的前锋。上实验课时,你只愿当操作员,却不愿去洗一支试管;春游野炊时,别人都忙得不亦乐乎,你却袖手旁观,俨然做出一副"食客"的姿态。如果你是这样,你的朋友就会越来越少,别人就会对你疏远和厌烦了。一个集体中,既需要分工,又需要合作,只要为了集体事业的成功,你就应去做哪怕自己并不习惯做的事。如果你总想处于支配和指挥地位,那么最后能支配的对象,就只有你自己。此时,孤独和寂寞就会像影子一样伴随着你。

(3)善于选择知心朋友:兴趣和爱好相投,往往能架起同伴、同学之间友谊的桥梁。谁都有自己的课余爱好,假如你爱集邮,你可在班上寻找你的"知音"。你可带上自己的集邮册,给同伴欣赏,随时交流邮票的信息,这样你就自然会有几个谈得来的朋友。假如你喜欢滑冰,课余或周日你可主动邀约几个滑冰爱好者一块儿去溜冰场,这样既安全又扩大了交往面。

怎样赢得别人的尊重

同龄人之间难免会有亲有疏,有远有近。人缘好,受尊重,是每个人期盼的事情。怎样赢得别人的尊重,除了要努力提高自己各方面的素质外,还要掌握一定的技巧。

首先,必须做到自尊自爱。俗话说:自爱的人,才能受到他人的爱;自尊的人,才能受到他人的尊重。自尊自爱,就要保持良好仪表。衣冠整洁,风度翩翩,精神饱满,让凡是接触你的人,都会留有很好的形象;自尊自爱,就要学会保持应有的风度,同学相处,争论总是在所难免。关键是争论要只对"事"而不对人,不要为小事争论不休,更不要得理不让人,切忌发脾气,乱骂人,那样做既损人,又伤感情;自尊自爱,就不要自视清高,俗话说得好:天外有天,人上有人,如果你自以为是,目空一切,吹嘘自己,看不起别人,即使你才华出众,别人也会看不起你,就更谈不上尊重了。

其次,必须尊重别人。敬人者人恒敬之,尊人者人恒尊之。尊人会换来受尊,要做到这点,青少年朋友应注意做到"四不",即:一是不取笑别人,学会给别人"台阶下"。现实生活中,人都有自己的尊严,人都有自己的"面子"。记住,你不尊重别人,别人也不会尊重你。二是不强加于人,"己所不欲,勿施于人",别人不愿做的事,若非让人家去说去做,别人免不了要产生各种看法,其结果往往是他人不会尊重你。三是不失信于人,做人之道,信誉不可少,答应了的事,就要尽全力去办,想法办好。如果一时兑现不了,也应解释清楚,得到朋友的谅解,这样别人才会信任你。四是不藐视别人,别人发表意见时,要认真地听,即使你不感兴趣,也不要漫不经心,你可在适当的时机,发表你的观点避开话题。

青少年结交异性朋友的意义

青春期的孩子既有同性伙伴,又有异性朋友,这十分正常。处于这一时期的青少年朋友,正是人的个性成熟和全面成长的时期。心理学研究表明,处在集体中的个人,交往的范围越广泛,与周围世界联系得越多样,深入到社会关系的各个层面就越深远,自己的精神世界就越充实,个性的发展就越全面。在生活中,人们常常发现,交往范围广泛,不仅有同性朋友而且有异

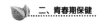

性朋友的青年人,相对说来,性格比较豁达开朗,情感体验比较丰富,自制力也比较强,心理比较成熟,情绪比较稳定。这正是多方面交往,丰富了交往者自身的个性,是个性的渗透和反馈。具体地说与异性交往,有如下几方面的意义:

(1) 这是少男少女接触异性世界的开端。通过了解同龄异性的各种特征,增长对异性的认识,为他们今后更加现实、更加胸有成竹地选择终身伴侣,进行心理准备。可以设想,一个从未与异性接触过的年轻人,到了20多岁才突然为婚姻而去接触一个异性,是既不自然而又很危险的事。

(2) 少男少女在一种自然、宽松的环境中,与异性进行集体交往,是性表达的相宜条件,也是宣泄"性积郁"的最佳途径。家长和老师,都应有意识地为青春期少男、少女的集体活动,提供场所或创造条件。如今孩子们,举办庆祝生日的聚会,就带有这种活动的性质和特点。

(3) 男女孩子通过接触异性,发现和认识自身的价值,逐步形成切合实际的自我评价,这对他们以后脚踏实地、立业成家是至关重要的。

(4) 现代城市家庭中的子女很少,家长又忙,尤其是独生子女,在同龄人中寻求文化娱乐、心理交流的伙伴,是对现代小家庭"功能缺失"的一种补偿。在这方面,与异性孩子的交往,不仅不可阻止,而且是应当受到鼓励的。

青春期的男女交往,最好以群体的方式进行。这样便于吸取众多异性的优点,也可避免过早陷入单独约会的感情漩涡。

怎样识别异性交往中的危险信号

当前电影、电视、小说等文艺作品中,充斥着大量对成年人爱情和性关系的描写,对青少年形成巨大的视觉和听觉冲击,使许多青少年不自觉地模仿成人的行为举止,错把友谊变奏曲谱写成爱情进行曲。他们把对异性的好感、喜欢或对异性的朦胧感情当做爱情,动不动就说"我爱你",还有的以"老公"、"老婆"相称;一到西方的情人节,他们或互送玫瑰、巧克力,或送情人卡,俨然一对情人的样子。这种成人化的交往,对青少年的身心发育危害极大。

当男女生交往中出现以下的情形时,就说明其已超过了男女正常交往的界限,双方就应有所警惕,以免在心智尚不成熟的情况下,由于情绪失控,而做出令自己后悔终生的事：

（1）男、女孩之间很快陷入一对一地交往，彼此形成情感依赖，希望时刻和对方在一起，因而脱离了群体，不再与其他同学交往。

（2）双方交往过于频繁，把大量课余时间，花在散步、聊天或看电影等娱乐活动上，无心学习或学习兴趣减少，成绩下降。

（3）双方交往带有隐秘性，瞒着老师、父母及同学，常常向家长撒谎。

（4）对方的一切都成为自己的牵挂，离开对方就魂不守舍，看见对方与别的异性同学来往，就会心生不满和嫉妒。

（5）两人在一起时，只渴求拥抱接吻，身体亲昵，双方或一方做出发生性关系的暗示。

当少男、少女在交往中出现以上一种或几种情况，就表明他们的交往已偏离了正常的轨道，本能的欲望正在冲毁理智的堤坝，是该猛醒的时候了。否则就可能发生"一失足成千古恨"的后果。

三、恋爱婚姻家庭

爱情的真谛

爱情是什么,对这个问题,古今中外多少人一直在思索、在讨论,众说纷纭、莫衷一是。有的说,爱情是男女双方彼此倾慕,并渴望对方成为自己终身伴侣的强烈、稳定、专一的情感,它是最完美的两个人的世界;也有的说,爱情犹如生命的火焰,失去了它,一切都陷入黑暗;还有的说,爱情是情操、忠诚和专一,是善良、坚贞和圣洁,是牵挂、奉献和责任! 那么,爱情的真谛究竟是什么? 比较一致的看法有三点:

(1)爱情是自然性和社会性的统一:列宁说过:"爱情牵涉到两个人的生活,并且会产生第三生命,一个新生命,这一情况使恋爱更具有社会性,并产生对社会的责任。"所以,爱情不是个人的私事,在社会它关系着道德风貌和安定团结;在军队,它关系到战斗力的强弱、士气的高低。为此,许多国家制定了相关的法律和法纪,我国的《婚姻法》和我军的纪律也都有这方面的内容,例如"夫妻有相互忠实的义务"、"战士一律不得在部队内部和驻地找对象"等。

(2)爱情是生理满足和精神追求的统一:完整的爱情应是灵与肉的统一。它既包含生理的吸引和欲望的满足,同时又有更高的心理需求,是两情相悦、心灵共鸣、精神享受。单纯追求生理满足是兽性,是对爱情的贬低和歪曲;只强调精神追求是禁欲主义。完整的爱情是在一定年龄阶段完成的,过早发生则可能酿出人生的苦果来。

(3)爱情是情感体验和理智认识的统一:爱情是一种美好而崇高的情感,产生的是兴奋、愉悦、眷恋、倾慕、激动、痴狂之体验,同时又含有理智、责

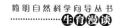
任、价值、审美之情感。所以,爱情是情感体验和理智认识的统一。

人世间充满着永恒的爱,它不受出身、地位、权力的制约和影响。爱情不是每个人都会拥有的,甚至有人一辈子都不曾得到过爱。爱属于那些坚忍不拔、勇于负责的人;爱属于那些热爱生活、充满爱心的人;爱属于那些乐观向上、不畏困苦的人。爱永远是一种感觉,一种感情,一种心态,一种需要,只要你拥有了爱,你就会拥有整个世界。

树立正确的恋爱观

当代青年,充满着朝气,对待恋爱,应该有一个正确的态度,树立正确的恋爱观。恋爱观是世界观、人生观的一个组成部分,属于思想意识范畴,是人们对爱情的看法、恋爱时所持的态度,以及选择配偶的标准、结婚目的等。爱情和婚姻只有两相情愿,才可能幸福美满。这就要求我们在恋爱的时候,要树立正确的恋爱观,不要把物质条件放在第一位,更不要以貌取人,要寻找情投意合的伴侣。那种以貌取人、一见钟情的婚姻,多半会因岁月流逝年老色衰,造成家庭解体;那种追求地位、金钱、物质享受的婚姻,可能因精神空虚,无共同语言而以分手告终。所以说,树立正确的恋爱观是很重要的,它决定了你一生的幸福!

(1)提倡志同道合的爱情:选择恋人,最重要的条件应该是思想品德、事业理想和生活情趣等大体一致。志同道合应该是,理想、道德、义务、事业和性爱的有机结合。一般情况下,异性感情的发展,是沿着熟人—朋友—好朋友—知己—恋人这一线索发展的,当一个人成为一个异性心中任何人都不能代替的角色时,爱情就可能降临。在共同成长的生活过程中,共同分享快乐和痛苦,爱情就会伴随终身。

(2)摆正爱情与学业、事业的关系:当代青年,正处在风华正茂、意气风发的年龄,应该把学业和事业放在首位。摆正爱情与学业、事业的关系,不能把宝贵的时间都用于谈情说爱而放松了学习、影响了事业。当代青年应该很清楚地知道,自己上学求知的最终目的和任务,为能全面提高自己,努力成才,必须多付出艰辛。激情固然起着作用,但是我们已经具有了明辨是非的能力,孰轻孰重应该分得清。什么才是重头戏,只有学业才是学生价值观的主要支柱。

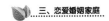

（3）懂得爱情是一种相互理解，是一种相互信任，是一份责任和奉献：理解对方是相互信任的基础，关爱对方，有责任感、无私奉献，则意味着个人道德的修养，它是获得崇高爱情的基础。

怎样区别友情与爱情

友情，它是一份信任、一份关心、一份依赖、一份帮助。正如有人所说：没有朋友的人生，是没有色彩的人生！人可以没有爱情，但必须有友情，友情就像阳光雨露一样必不可少！人有了朋友，才会有人听你倾诉你的烦恼、分享你的快乐，你才能像夏日里的植物一样茁壮成长，不断焕发出清新的生命力，让自己的生命之源长流不息！友情与爱情的相同点和不同点是：

（1）爱情与友情的基础不同：虽然爱情和友情都源于情感之爱，都是人际关系的一种表现，而且都源于性格、气质、志趣、人品的吸引，但是爱情一旦确立，就像契约一样不可以单方面毁约，因为婚姻受着社会、家庭、道德、伦理等多方面的制约；而友情则不同，友情纯因志向、情趣相同而确立，是可以重新评价和选择的。

（2）敬慕的特点指向不同：异性之间的爱情或友谊，都具有人与人之间的尊敬和仰慕。但是朋友间的敬慕多是在志趣、爱好、人品等方面对对方的爱慕与尊重；而爱情除了具有上述内容外，更多的是对异性音容笑貌的倾慕。如果您对异性朋友的长相、神色、动作突然产生了极大的兴趣，那就意味着可能越过友谊的界限。

（3）排他性是区别友谊与爱情的主要标志：人情交际中的亲子爱、同胞爱和友爱都是不排他的。异性朋友之间的交往，既可以个别交谈，也可以有他人在场，不加忌讳，这种关系原则上讲并没有超出友情的圈子。但是，如果异性间有意无意地总想躲开朋友和熟人，单独两人在一起，则说明可能已经从友情偏向了爱情，或是在爱情和友谊之间摇摆。这是检验爱情与友谊的重要尺度。

（4）爱情的冲动性：彼此友情很深的朋友，一段时间里，也会有急盼见面的感情。但这种感情与情人之间的期盼接近、亲切是有本质的区别的。爱情的冲动性是一种不顾一切的、持续不断的接近欲望。如果对异性朋友感到有一种欲求相见而不能的焦虑、不安乃至精神恍惚，而且当与异性见面时,尽管无话讲也宁愿默默厮守在对方身边,这说明已产生爱情。这种感受在正常的友谊关系中是绝对不会有的。

(5)相互的参与性:爱情的另一个特点是彼此的参与性。即一方对另一方产生了爱情,就容易自觉不自觉地干涉对方的风度举止和打扮。故可以说,如果一个人心目中的异性,已经变成了自己的一部分,那就意味着你与他(她)已经离开了友谊的轨道,已经或将要陷入爱的情网。

婚姻

婚姻是社会发展的产物。随着人类社会的发展,家庭逐渐变成社会的基本细胞,为了保障社会和家庭的稳定性,"婚姻"制度便开始确立。在某种意义上可以说,婚姻家庭是社会的缩影,反映了社会学的范畴。自 20 世纪 80 年代以后,随着经济全球化的步伐,人们的婚姻观念也在冲撞中不断地变化,相当一部分人在新旧更替中颇感困惑、彷徨,甚至难以自拔。令人难以理解的是,在离婚率不断上升的同时,复婚的现象也在不断增多,这就是婚姻的复杂性所在。

(1)婚姻就是一份甜蜜:挚深的盼望常常在"执手相看泪眼"中,如涓涓的溪流从山涧中奔涌而出。哪怕只字片言,也足以安慰对方疲惫的心。彼此流露出来的款款深情会给夫妻双方带来巨大的精神慰藉,想到自己的人生,有一颗心始终挂念着自己,便禁不住暖意盈怀。

(2)婚姻就是一种真诚:坦坦荡荡,心底无私地把自己托付给一个最可信赖的人,心底要像泉水那样清澈透明,不含一丝杂质,坦诚地面对社会、面对家庭、面对爱人。

(3)婚姻就是一份信任:不同的人有不同的见解、不同的习俗、不同的爱好、不同的性格。这么多的不同,而要生活在一起,关键是要互相信赖、互相尊重。

(4)婚姻是一种宽容:许多误会、许多哀怨因宽容而冰释。人生弹指一挥间,能彼此同行一程已是一种幸运。我们应当学会忘却对方的过失,而只记取其善良。婚姻的小船并不专为港湾而造就,风里浪里更见本色。既然我们满怀憧憬终于跨越一切进入了婚姻,就应当求大同存小异,正所谓"长相知,莫相疑"。

(5)婚姻就是一份契约:一旦结婚,双方就要彼此负责任,携手并肩、举

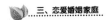

案齐眉,共同经营家庭,共同生儿育女、养育后代。谁不遵守婚姻契约,谁就会受到社会舆论的谴责或者法律的制裁。

(6)婚姻是一种经营:"弱水三千,只取一瓢。"爱上一个人很多情况下靠的是"际遇",但是"持续爱一个人"就要靠努力,靠经营。在婚姻的经营中,其要素就是沟通、体谅、包容与自制。

(7)婚姻是一种理智:现代婚姻是脆弱的,当今社会出现的种种婚外情现象,不是丘比特之箭射错了方向,就是婚姻的小船载不动爱情。每一条走过的路都有它不得不跋涉的理由,而每一条即将要踏上的前程也有它不得不选择的方向。如果双方不再相爱,分手也是一道美丽的风景。

21世纪,需要新的婚姻家庭观。新的婚姻家庭观应是既能融合传统文化的精华,如自我修养、夫妻忠诚、父慈子孝、尊老爱幼等,又能体现新时代的特色,如互爱、民主、平等、交流等。这样,所有的家庭成员就能从婚姻家庭中获得情感的满足和成长的力量。

家庭与家庭职能

对于家庭一词,人们众说纷纭,但大多数人基本认同这样的观点:他们来自共同的祖先、家族,他们由血缘关系、婚姻关系或领养关系而结合在一起,构成家庭这个群体。家庭是社会的细胞,是人类社会最基本的生产和生活单位。家庭与社会紧密相连,家庭的和谐稳定,直接关系到社会的安定和繁荣。

在人口学中,一般将家庭分为五种类型结构:

(1)复合家庭:指两代以上的夫妇及其子女、亲属所组成的家庭,包括已婚的同胞兄弟在内,这类家庭人数最多。这种家庭结构形成于农业社会,由于劳动力的需要和家族的共同利益,这种结构维持了几个世纪。在我国农村,尚存有这样的家庭结构形式。

(2)直系家庭:包括夫妻、父母、子女,甚至第四代。直系家庭是从大家庭中逐渐分化而来的。它的出现保留了我国人民的生活习惯和传统的道德观,体现了儿孙孝敬老人的传统伦理道德思想。

(3)核心家庭:由一对夫妇与未婚子女组成的家庭。核心家庭是现代工业社会的家庭结构。它以夫妻为主,与亲属关系比较疏远,对子女的教育较为宽松。由于家庭结构简单,只要父母尽职尽责,懂得正确的教育方法,子女通常有机会发挥其潜力,成为优秀的下一代。这种家庭在大城市里正以较快的速度增长着。

（4）不完全家庭:指夫妇没有子女或夫妇离异、丧偶后只有一方与子女共同生活的家庭,一般称为丁克家庭或单亲家庭。特别值得注意的是,随着社会经济的发展和社会宽容度加大,丁克家庭、单亲家庭在我国均呈现直线上升趋势。

（5）单身家庭:包括终身不婚或丧偶、离婚后过独居生活的家庭。

在中国历史上,家庭作为社会细胞组织一直受到政府、民众的高度重视,因而有"齐家、治国、平天下"之说。家庭的功能多种多样,并且随着时代的变化而变化。家庭的社会功能主要包括:① 繁衍后代,实现社会人口再生产;② 保持和承袭民族文化;③ 保持和传递社会价值;④ 参与经济生产等。家庭对个人功能主要包括:① 为家庭成员提供衣食住,使个人得以温饱而生存;② 为家庭成员提供情感的支持;③ 抚养子女,让孩子学习文明社会的各种规范,培养其对社会和家庭的责任感;④ 教育功能,向下一代传授生存知识和本领;⑤ 娱乐功能,家庭是其成员玩耍、游戏、娱乐的主要场所。家庭成员间的情感支持、亲昵关系和品德教化,对孩子和每个家庭成员,都有极大的建设性、激励性及约束性。

树立正确的性道德观念

道德是指调整和指导人与人之间、人与社会之间行为关系的准则规范。性道德则是规定每个人性行为的道德规范,主要集中地表现在家庭婚姻道德领域,其基本原则是:

（1）必须对自己的配偶怀有深刻的、超乎于对其他异性的爱。对异性的仰慕、爱恋之心人皆有之,但当选择某个人为自己的妻子或丈夫后,这种爱就应该是惟一的、绝对的。当然,这种爱必须建立在彼此客观了解而相爱的基础上,在主观上应予以肯定,努力达到客观与主观的统一。

（2）必须对自己的配偶尽到性生活上的义务,并享受配偶供给的性愉悦的权利。性活动、性行为的最高表现,是生理享受和心理愉悦的统一。性交应是只有在夫妻关系中才可以进行的性活动,而夫妻之间也均有向配偶提供和享受配偶提供的性愉悦的义务与权利。

（3）必须对由于自己与配偶性活动造成的一切结果负责。这条原则是指男女双方确立夫妻关系以后，就必须赡养双方的老人，抚育共同生育的子女。只对性行为本身负责，不对由于夫妻性行为引起的一系列问题负责，是不道德的。

（4）在感情和肉体上的性内容只能在夫妻二人之间进行，不能滥施于他人。除非经过合法手续办理离婚，否则，任何婚外的性行为都是不道德的。

只在具备了正确的性道德观念，才有可能控制性生理本能表现出的性的要求，理智地处理与异性交往的问题，自觉抑制对异性的渴望，使之不造成对他人的骚扰和对社会的不良影响，避免做出"一失足成千古恨"的憾事。

怎样沟通夫妻感情

家庭是社会的细胞，夫妻间的关系和双方的感情，反映了社会生活的严峻、复杂、曲折，以及道德、政治、经济、文化、亲属因素的变化。维系一个温暖的家庭，使爱的小屋充满甜蜜、和谐与欢快，是一件很不容易的事情。作为家庭当事者，重要的是要创造一个感情融洽、互相体贴、互敬互爱的家庭气氛。夫妻之间还要有谦让、勤俭、能在艰苦的环境下奋斗、生存的高尚美德。爱情中最为重要的准则就是：男、女双方各自的行为要有利于自我价值的升华，有利于自我品格的高尚和心灵的完善。因此，夫妻生活关系有十项注意：

（1）一方生气发火时，另一方要冷静。纠纷骤起，切忌互相抱怨，推及一方，怨言满腹而肝火旺盛，常使小摩擦导致伤害感情。

（2）教子方法各异，不能固执己见。要以理服人，指出遵循之益，违反之害。

（3）说话不要大声嚷嚷，要轻声细语，更不要强词夺理、以势压人。

（4）若批评一方特殊嗜好，要以温柔的声调提出。列举烟酒赌成癖，造成家庭开支过重，应讲其危害，好心劝告，切勿下硬性"命令"，更不能寻死觅活、火上加油。

（5）凡事要宽宏大量，不要无止境地提及对方过去任何错事。作风若有不轨，也不可感情用事，拼个你死我活。更多的是需要涵养，冷静而耐心地劝导。

（6）邻里相处莫传口舌，耳听为虚，眼见为实。任何情况下都要注意听取你爱人的意见。

（7）夫妻双方都应以诚相见，宽厚待人。以赡养照顾双方老人为美德，不可亲一方、疏一方；对双方亲友应一视同仁，切不可厚此薄彼、冷语伤人。

（8）若做错了事，要主动请求对方原谅。常言道："好言一句三冬暖，恶语伤人六月寒"。一方自检，对方则可怒火顿消。

（9）家务劳动，双方应共同承担。

（10）一方心情不舒畅，另一方应关心体谅。

和睦相处婚姻美满

爱慕之情使男女双方结合在一起，组成幸福家庭。夫妻间平等相处、相互尊重，才能使家庭和谐美满。生活中的夫妻双方，应摆正以下关系：

（1）社会分工不同，双方职位高低不一，经济收入亦有差异，既然已组成家庭就不可鄙视对方，双方要相互尊重。

（2）正确处理双方在兴趣和爱好上的差异。对这些差异，双方都要互相尊重，不要轻易限制、干涉对方的兴趣和爱好。否则，就会使对方产生压抑感，失去家庭的温暖。

（3）尊重对方的人格，遇事平等商量。无论在什么情况下，都不能采用奚落、讽刺、打骂的方法解决问题，否则，轻者让人心寒、伤害感情；重者就会导致家庭解体。

（4）夫妻双方必须襟怀坦白、开诚布公，两人之间应该没有任何隐瞒和遮掩，更不应相互猜疑，要在信任的基础上增添爱情。

（5）语言是最直接的沟通工具，在传递感情方面起着十分重要的作用。夫妻间在语言交流时，要保持一种温和、甜蜜的气氛，使对方真实地感到夫妻生活的甜蜜和幸福。

（6）夫妻间应经常进行心灵的沟通。夫妻情是人际间，最深最亲密的感情，相互间的容忍是朋友间无法做到的，也无法拒绝的。夫妻间的交流应不断深化、永无止境，直到尽善尽美，你的生活就会更美好。

（7）处理家庭人际关系时，双方都要通情达理、有礼有节，从而为夫妻感情增色。夫妻之间在相互尊重的同时，也应相互尊重对方的亲属和朋友，不可厚此薄彼。

（8）注意不伤及对方的自尊心。每个人都有自尊心，在平时生活中，夫妻双方都要处处留心对方的自尊心和人格。在众人面前，要多夸奖对方的优点，切不可当着别人面前指责训斥对方。日常生活中不要轻易猜疑对方，在相濡以沫中使夫妻感情不断得到升华。

四、生殖生理与保健

男性外生殖器官

男性外生殖器官主要由阴茎和阴囊组成。

阴茎——是排尿和性交的器官。阴茎悬垂于耻骨联合的前下方,分头、体、根三部分。其前端膨大称阴茎头。头的尖端有矢状位的尿道外口。其后端附于耻骨下支、坐骨支及尿生殖膈,称阴茎根。头、根之间的部分称阴茎体。阴茎由海绵体外覆筋膜和皮肤组成。海绵体有三条,其中两条阴茎海绵体位于阴茎的背侧方,且平行紧连,但后端分开,附着于两侧的坐骨支和耻骨下支上。尿道海绵体

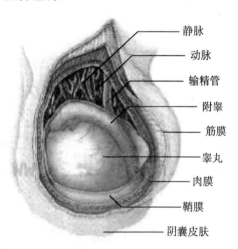

静脉

动脉

输精管

附睾

筋膜

睾丸

肉膜

鞘膜

阴囊皮肤

阴囊示意图

位于阴茎海绵体的腹侧,尿道贯穿其全长;它的前端膨大,称阴茎头;后端膨大称尿道球。三条海绵体的外周共同包有阴茎筋膜和皮肤。阴茎的皮肤菲薄而疏松,在阴茎头的后方离开阴茎表面,向前延伸并返折成双层的皮肤皱襞包绕阴茎头,称阴茎包皮。包皮与阴茎头的腹侧中线处连有的一条皮肤皱襞,称包皮系带。行包皮环切术时,不能伤及包皮系带。

阴囊——是一个从腹前壁下部突出的由松弛的皮肤和浅筋膜构成的下

垂囊袋,位于会阴间正中、阴茎的后下方。其皮肤菲薄,有色素沉着,皱襞多,极富伸缩性。阴囊上的皱褶能收缩和扩张,可以调节睾丸周围的温度(阴囊内温度比体温低1.5~2℃),有利于睾丸产生精子。

男性内生殖器官

男性内生殖器官主要由睾丸、附睾、输精管、精囊腺、前列腺、尿道球腺等组成。

睾丸——藏在阴囊内,左右各一,是"制造"精子和分泌性激素的性腺。当男胎长至7~8周时,睾丸便在体内形成,在出生前不久才下降至阴囊。它由许多细小而弯曲的管道所组成。从发育成熟开始,睾丸即不断"制造"精子和分泌性激素,这种能力可以持续到年老才逐渐减退。

附睾——附在睾丸的后上方,是连接睾丸和输精管的一组管道。精子在附睾内完成成熟的最后阶段。

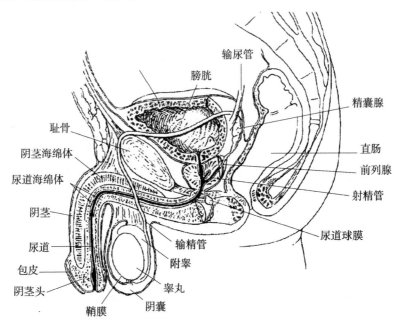

男性生殖器官示意图

成熟的精子贮藏在附睾内,若经过一定时间精子还没被排出的话,精子便会被分解吸收。

输精管——精子自睾丸输往尿道的通道。射精时,精子通过附睾和输精管,从尿道排出体外。每次射精,平均排出 3～5 毫升精液,内含 3 亿～5 亿个精子。

精囊腺——位于膀胱底后,左右各一个,它的主要功能是分泌液体,供给精子所需的营养。

前列腺——位于膀胱下方的腺体,能分泌一种稀薄而呈碱性的液体,与精囊腺的分泌物和睾丸"制造"的精子一起,构成白色黏稠的精液。精液可中和阴道的酸性,利于精子通过,到达子宫。

尿道球腺——在前列腺下端,左右各一个。在性兴奋时便会分泌少量液体,有滑润尿道与中和阴道酸性的作用。

女性外生殖器官

女性外生殖器官主要由阴阜、大阴唇、小阴唇、阴蒂、尿道口、阴道口、处女膜组成。

阴阜——为耻骨联合前面隆起的外阴部分,由皮肤及很厚的脂肪层所构成。阴阜下邻两侧大阴唇。阴阜皮肤上长有阴毛,其分布呈尖端向下的三角形。

大阴唇——为外阴两侧、靠近两股内侧的一对长圆形隆起的皮肤皱襞。大阴唇外侧长有阴毛。大阴唇的个体差异较大,有的又肥又厚,有的又小又薄。

小阴唇——是一对薄的黏膜皱襞,在大阴唇的内侧,表面光滑无毛、湿润。色褐或粉红、鲜红、黑红。由于大、小阴唇中含有丰富的神经纤维,在性刺激和性唤起中具有重要作用,并且在性交时阴茎在阴道内抽动而牵动小阴唇,使阴蒂受到刺激。小阴唇的形态和大小存在很大的个体差异。

阴蒂——阴蒂又称阴核,位于两侧小阴唇之间的顶端,是两侧大阴唇的上端会合点。是一个圆柱状的小器官,被阴蒂包皮包绕,长约 4 厘米。末端为一个圆头,其尖端膨大称阴蒂头。阴蒂,特别是阴蒂头,布满了神经末梢,轻微的刺激便会胀大变硬,引起强烈的性激发和性快感,甚至适当的刺激可使女性达到性高潮,因此也是女性最喜欢手淫的刺激部位。女子的阴蒂相当于男子阴茎,阴蒂头相当于龟头。

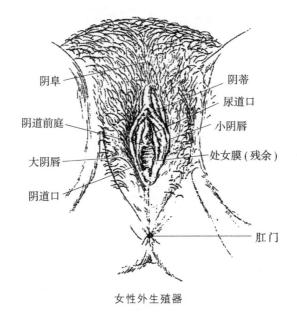

阴阜 —— 阴蒂
尿道口
阴道前庭 —— 小阴唇
大阴唇 —— 处女膜（残余）
阴道口
肛门

女性外生殖器

尿道口——尿道外口介于耻骨联合下缘及阴道口之间，在阴蒂的下方，为一不规则之椭圆小孔，小便由此流出。由于女性尿道短且直，性交时容易引起感染。

阴道口——阴道口在尿道口的正下方，入口处的薄膜就是处女膜。

处女膜——环绕阴道口的中间有孔、不完全封闭的一层薄膜状组织。处女膜多在初次性交时撕裂、疼痛和出血。强度大的劳动或激烈运动也可能造成处女膜破裂。

女性内生殖器官

女性内生殖器官主要由阴道、子宫、输卵管、卵巢等组成。

阴道——是性交、排出月经和胎儿娩出的管道，是连接外阴和子宫之通道，介于膀胱、尿道和直肠之间。阴道极富韧性，又称产道。

子宫——女性的子宫位于骨盆腔中央，呈倒置的梨形，前面扁平，后面稍突出，成年女性的子宫长7～8厘米，宽4～5厘米，厚2～3厘米，子宫腔容量约5毫升。子宫上部较宽，称子宫体，其上端隆起突出的部分，叫子宫底，子宫底两侧为子宫角，与输卵管相通。子宫的下部较窄，呈圆柱状，称子宫颈。子宫为一空腔器官，腔内覆盖有黏膜，称子宫内膜，从青春期到更年期，

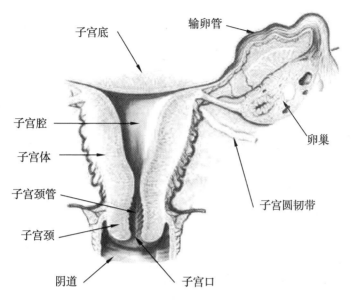

子宫底　　输卵管

子宫腔

子宫体　　　　　　　　　　卵巢

子宫颈管

子宫颈　　　　　　　　子宫圆韧带

阴道　　　子宫口

子宫示意图

子宫内膜受卵巢激素的影响,有周期性的变化并产生月经。性交时,子宫为精子到达输卵管的通道。受孕后,子宫为胚胎发育、成长的场所。分娩时,子宫收缩,使胎儿及其附属物娩出。子宫腔为一上宽下窄的三角形,在子宫体与子宫颈之间形成最狭窄的部分,称子宫颊部,在非孕期,长约1厘米,其下端与子宫颈内腔相连。子宫颈内腔呈菱形,称为子宫颈管,成年妇女长约3厘米,其下端称为子宫颈外口,连接阴道顶端。未产妇的子宫颈外口呈圆形,已产妇的子宫颈外口,由于受分娩的影响,形成大小不等的横裂,而分成前后两唇。正常的子宫有较大的活动性,但一般呈前倾前屈位。这主要依赖于子宫的圆韧带、阔韧带、主韧带和子宫骶骨韧带的依托及骨盆底肌肉和筋膜的支托作用。子宫位置的异常往往会降低女性的受孕率,甚至导致女性不孕。子宫是女性重要的生殖器官,它是产生月经和孕育胎儿的重要场所,这些生理功能主要取决于子宫内膜正常的周期性变化。而这种变化,则受到卵巢分泌的雌激素和孕激素的控制。子宫颈突出于阴道内,内含有腺体,可分泌宫颈黏液,这种黏液的性状和量的多少,与子宫内膜一样,受卵巢功能的影响并呈明显的周期性变化。排卵期,在雌激素作用下,宫颈黏液稀薄,有利于精子通过,与此同时,精子还能从宫颈黏液中摄取养分,增加其活力,促进精子与卵子结合。而排卵后,在孕激素作用下,宫颈黏液减少而黏稠,并可在子宫颈管内形成黏液栓,使宫颈与外界分开,产生保护作用,同时,不利于精子通过子宫颈。

输卵管——是一对长而弯的细管,长约 12 厘米,一端开口于子宫腔,另一端开口于腹腔,其作用是运送卵子到子宫内。卵子的受精通常发生在输卵管的壶腹部。

卵巢——呈椭圆形,是一对产生卵子及分泌女性激素的器官,具有生殖和分泌的功能,成年女性卵巢大小约 4 厘米×3 厘米×1 厘米,重量为 5～6 克。

怀孕前准备

随着优生观念的普及与深入人心,人们普遍重视了优生工作,并开始注意和认识到要真正实行优生应该在怀孕前就要着手进行准备。那么,应该从哪些方面做起呢?

(1) 要弄清楚您或您丈夫的家庭有无遗传病史。如有,您的孩子就有患这种疾病的可能。必要时,医生会介绍您去看遗传病专家,估计胎儿患病的概率有多大,决定您是否能怀孕。

(2) 您是否患有不利于胎儿发育的疾病?假如您患有甲亢、糖尿病或癫痫等疾病,一定要告诉医生,医生可能更换给你治疗的药物(这些药物可能影响您受孕或对胎儿造成影响)。

(3) 通过抽血化验,看您是否有弓形虫和巨细胞病毒感染及风疹病毒感染,如果有,必须治疗好再怀孕。

(4) 为达到优生目的您和您的丈夫必须在孕前 2 个月就要做好准备:不能进行拍片或透视等检查;要停止服用和使用某些药物,比如避孕药、避孕针,治疗阴道炎的斯匹仁诺等;尽量不接触化学品、铅、麻醉剂等。

(5) 要了解自己的体重。如果体重低于标准值,应当增加饮食量,使体重达到标准值,因为这对胎儿正常生长发育至关重要。相反,如果体重超重,那就应当想到怀孕后,由于胎儿发育的需要,母体体重还会继续增加,很易造成肥胖。而肥胖的孕妇,容易发生妊娠并发症,如高血压、糖尿病等。所以,体重超重的妇女在怀孕前,最好先适当减肥,最好能降至标准体重时再怀孕。

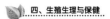

（6）准备怀孕前，要积极为体内贮存平时体内含量偏低的营养素和微量元素，尤其是铁、锌、钙等。这些营养素可从食物中摄取，应多补充牛肉、动物肝脏、新鲜绿色蔬菜、水果及乳制品等。

（7）禁烟酒，少喝咖啡。胚胎对烟酒的刺激十分敏感，所以烟酒是孕前（期）之大忌。如果得知怀孕了再禁烟酒（包括被动吸烟），为时已晚，不如在准备怀孕时就戒绝。至于咖啡，不像烟酒那样属于禁忌之列，但也属于控制之范围。准备怀孕的妇女，每天饮用咖啡不得超过3杯。就我国目前情况来看，烟、酒、咖啡这三种嗜好，吸烟是首位，所以，准备怀孕的夫妻，丈夫戒烟十分重要，当然，妻子更不该吸烟。

（8）保持心情愉快与生活安定，适当参加一些活动，不断增强体质。这样孕前就为生一个健康聪明的孩子，做好了充分准备。

怀孕的奥秘

怀孕是胎儿在母体子宫内生长发育的过程。卵子受精是怀孕的开始，胎儿及胎盘等附属物的排出是整个孕期的结束。怀孕是一个复杂的生理过程，只有掌握这一生理过程的知识才能处理好怀孕及分娩，并且寻找理想的控制人类生育的方法和途径。

怀孕的过程是：在男子的精子射入女子的阴道后，因为宫颈管黏液呈碱性，有利于精子活动，所以精子很快即游向宫颈管。排卵后，由于卵巢雌激素的作用，宫颈口松弛，宫颈黏液稀薄，使精子易于穿透而进入宫腔。精子释放蛋白溶解酶溶解宫颈黏液；由性交引起的子宫收缩及输卵管蠕动加速了精子的运行；输卵管肌层的蠕动、黏膜纤毛的摆动及黏液细胞分泌的输卵管液的流动，导致了精子由宫腔向输卵管壶腹部运行。精子在子宫、输卵管内运行，经过形态、生理、生

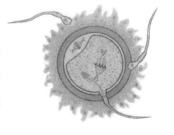

精子穿过卵子的透明带

化的改变，获得了使卵子受精的能力，这个过程称为精子的获能。

卵巢排卵后，卵泡液带着卵子缓慢流出，至腹腔内输卵管伞端附近，借助于输卵管的"拾卵"作用（伞端纤毛的大量摆动），卵子很快被吸入输卵管。由于输卵管峡部—壶腹部连接点的肌肉具有括约作用，卵细胞会在此处停

留;由于壶腹部输卵管液流速慢,卵子在此处遇到精子时则可受精。卵子自卵巢排出后可存活 1～3 天。排出后 24 小时内均可受精,但一般认为以 15～18 小时之内受精最好。

在受孕的第一个月,孕妇不会感觉到新生命的开始,但有一些重要的征兆会提醒她可能怀孕了:一是月经期不来潮。健康妇女的月经一向是按月来潮,如果过了期还不来,首先可以想到自己有怀孕的可能。二是胃口的变化。平常喜欢吃的东西,现在不爱吃了,甚至要呕吐;有些人想吃酸性或辛辣的东西。三是乳房的变化。在怀孕初期,乳房会增大一些,并且会变得坚实和沉重一些。乳房会有一种饱满和刺痛的感觉。四是尿频。许多妇女在怀孕初期有尿频的情形,甚至 1 小时就要排尿 1 次。五是精神疲乏。觉得没有力气,总是想睡觉。这时你就应该去医院检查,是不是你快要做妈妈了。

怀孕早知道

怀孕之初,孕妇普遍会出现头晕、恶心、呕吐等症状。但许多年轻孕妇由于缺乏经验,往往以为自己患了什么病,而终日惶惶不安。还有的不知道自己已经怀孕,仍然参加一些重体力劳动,结果导致自然流产等后果,给孕妇心理造成严重伤害。怎样才能知道自己是否怀孕呢?

一般说来,怀孕初期除了上述症状之外,最关键的一点便是月经过期没来,或虽来了一点,但经量很少。从怀孕第 6 周开始可能出现比较明显的头晕、恶心、呕吐等现象。大概在怀孕 12 周后,这些症状会自动消失。在很多地方,这种似病非病的症状往往被称做"害喜"。

"害喜"的人通常在早晨刚起床时会有一阵阵恶心的感觉,严重者还会伴发呕吐。有的孕妇可表现为整天不舒服,浑身乏力、胃口不好。许多孕妇还嗜吃酸辣等刺激性的食物。另外,在体征上,孕妇乳头和乳晕的颜色会变暗,并伴有尿频、乳房胀痛、白带增多等症状。

如果具有上述症状和体征,就很可能是怀孕了,这时候应及时到医院去检查确诊。若上医院不方便者,亦可自行购买目前市面上常见的验孕试条,以自行测试是否怀孕。

目前应用广泛的早早孕诊断试纸,具体操作步骤是:将被检妇女尿(晨尿更佳)接于小尿杯内,用带有试剂的早早孕诊断试纸条(试纸条上端为对照测试线,下端为诊断反应线),将标有 MAX 的一端插入尿液中,尿的液面不得越过 MAX 线。1～5分钟即可观察结果,10分钟后结果无效。如果在白色显示区上端呈现一条红色线,则为结果阴性,说明你并未怀孕;在白色显示区上下呈现两条红色线则为结果阳性,提示你已经怀孕了。试纸反应线因标本中所含 HCG 浓度多少可呈现出颜色深浅的变化。若是纸条上端无红线出现,表示试纸失效或者测试方法失败。此法可检出尿中 HCG 的最低量为 25U/L。早早孕试纸简便快速,用于对尿液中 HCG 定性分析,操作简便,无需特殊仪器,可由孕妇本人完成,特别适用于自我检测。

怀孕监护

妊娠监护包括医院监护和自我监护两种。

医院监护主要靠产前检查来实现。产前检查的时间应从确诊怀孕早期开始。除行双合诊了解软产道及内生殖器官有无异常外,必须测量血压作为基础血压,检查心肺,测尿蛋白及尿糖,有条件的应增补叶酸,并进行有关遗传病的筛查。对有遗传病家族史或分娩史者,应进行绒毛培养,也可在妊娠中期抽取羊水做染色体核型分析,以降低先天缺陷儿及遗传病儿的出生率。经上述检查未见异常者,应于妊娠20周前进行产前系列检查,于妊娠20～36周期间每4周检查1次,自妊娠36周起每周检查1次,即于妊娠20、24、28、32、36、37、38、39、40周共做产前检查9次。凡属高危孕妇,应酌情增加产前检查次数。对出现妊娠期并发症的,还要进行肝功能、血液化学、电解质测定以及胸透、心电图、乙型肝炎抗原抗体等项检查;对胎位不清、听不清胎心者,应行 B 型超声检查;有死胎死产史、胎儿畸形史和患遗传性疾病病例,应检测孕妇血甲胎蛋白质、羊水细胞培养行染色体核型分析等。

孕妇自我监护主要是胎动计数。胎动是胎儿生命的征象,正常的胎动是胎儿健康良好的表现,因此,孕妇从孕28周开始可自行进行胎动计数。具体方法是:从孕28周(即7个月)每天自行记录胎动1次,时间最好在晚上8～9点为宜。正常胎动每小时3～5次以上,如少于3次,或胎动突然频繁,应继续再数1小时。如仍未好转,应速去医院查明原因。高危妊娠者,每天自行记录胎动3次,每天早、中、晚各1小时,然后将3次的胎动数相加乘4即得12小时胎动总数。正常情况下约40次。

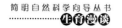

孕期营养

宝宝体魄要健壮,孕妇必需营养足,孕期营养是优生的基础。所以孕妇不要偏食、挑食,要保证充足的营养。妊娠2个月内,胎儿生长缓慢,需要的营养不多,孕妇无需特殊的营养。不过,多数孕妇有早期反应,常恶心、呕吐,影响进食,这时饭菜要做得清淡爽口,富有营养,以补充母体的自身需要。妊娠3~7个月,胎儿增大速度加快,到8~10个月,增长更加迅速,需要的营养也逐渐增多。这个时期给孕妇加强营养甚为重要,尤其是蛋白质、维生素和矿物质。蛋白质是人体组成的最主要成分,胎儿要不断从母体中摄取蛋白质来构成自身组织细胞。逐渐长大的子宫、胎盘及乳房发育都需要蛋白质,乃至分娩时失血,也需要蛋白质来弥补。孕妇还要贮存一定的蛋白质,供产后哺乳的需要。

各种维生素,是孕妇不可缺少的物质,如严重缺乏,可导致流产、死胎以及妊娠晚期发生胎儿宫内窘迫,影响胎儿大脑发育。要多吃新鲜蔬菜、瓜果、鲜枣、木耳、紫菜、核桃仁、动物肝脏等食品,它们含有丰富的多种维生素。蔬菜最好每天吃500克左右,品种可依季节、地区而定。烹调蔬菜不要久煮,不要挤去菜汁,也不要把青菜的叶子扔掉,因为叶子所含的营养成分更高。就矿物质来说,胎儿骨骼、牙齿的发育,需要大量的钙和磷,若供应不足,胎儿发育不好,出生后易患佝偻病。孕妇钙和磷缺乏,则易患软化症以及牙齿脱落、腰腿痛、手足抽搐症等。

另外,孕妇和胎儿还需要大量的铁质,缺铁易患缺铁性贫血,影响胎儿发育和孕妇健康。所以,孕妇要多吃富含蛋白质的豆类制品、蛋类、瘦肉、鱼类,以及含有丰富钙、磷、铁等矿物质的虾皮、芝麻酱、花生仁、海藻、紫菜、发菜、海带、荠菜、香菇、木耳、动物肝脏等等。

孕妇生活起居注意事项

孕期应选择安静、少噪音的生活环境,空气清新无污染,清洁卫生的居室,会让孕妇轻松悠闲地度过孕期。环境选择适宜后,还应注意平时的生活起居,良好的生活习惯,会保证胎儿的正常发育。

(1)休息与睡眠:怀孕后,身体负担逐渐加重,为了适应这一变化,孕妇应注意,要有规律的生活起居,适当增加休息和睡眠的时间。一般夜间睡眠不要少于 8 小时,有条件的应增加午睡,避免过于劳累。睡眠时,孕妇应注意选择舒适的体位,一般认为,左侧卧位可减轻子宫右旋对脐带的压迫,利于胎儿的血液供应。休息时,尽量抬高下肢,有助于减轻孕妇下肢水肿和静脉曲张。

(2)负重与出行:怀孕后要尽量避免冷水的刺激,避免无节制地负重,少去人流拥挤的公共场所。怀孕期间,更不宜独自长时间地旅行。

(3)控制不良嗜好:首先应戒烟。烟中尼古丁等有害物质,可以通过胎盘进入胎儿体内,资料表明,吸烟的孕妇发生流产、早产、胎儿宫内发育迟缓、死胎及新生儿死亡的比率,均高于不吸烟的孕妇。其胎儿畸形,尤其是先天性心脏病的发病率也将增多,直接影响儿童的智力发育。孕妇的被动吸烟,同样会对胎儿产生危害。所以,丈夫也应戒烟,至少吸烟时要远离孕妇,尽量保持孕妇所处环境的空气清新。其次还应戒酒。酗酒会造成慢性酒精中毒,影响受精卵和胚胎的发育,容易引起流产,孩子出生后也常有头、面、四肢、内脏畸形,智力低下、反应迟钝等现象。所以,孕妇及其丈夫均应戒酒。另外,孕期应尽量避免和减少食用含有较多咖啡因的饮料和食物,如咖啡、茶、巧克力及可乐等。

(4)慎洗热水浴与桑拿:因为高温会损伤胎儿的中枢神经系统。

(5)慎用电热毯与微波炉:虽然人们感觉不到电磁波或微波的存在,但它会影响胎儿器官的发育。

(6)远离宠物:特别是猫,因多数猫受到弓形体寄生虫的感染,弓形体可经怀孕的妈妈传给胎儿,导致胎儿流产和畸形。

(7)禁止预防注射:预防注射常会导致机体不适和发热,对孕妇、胎儿不利,一般不宜施行。特殊情况需请教医生。

胎儿的发育过程

妊娠是一个复杂的过程,卵子受精后进入宫腔,胚胎及附属物迅速生长发育直至成熟,每个孕周都会有不同的变化。胎儿在母体子宫内的发育,大体过程如下:

4 周:胎儿只有 0.4 厘米。受精卵刚完成着床,羊膜腔刚形成,体积很小。

8周:胎儿长到2.9厘米左右,胎形已定,可分出胎头、体和四肢,胎头大于躯干。

12周:胎儿可长到7～8厘米,外生殖器初步发育,如有畸形可以发现,头颅钙化更趋完善,颅骨光环清楚,可测双顶径,明显的畸形可以诊断,各脏器趋向完善。

16周:胎儿可长到14～16厘米,体重约100克。骨骼开始坚固起来,从外生殖器可确定胎儿性别。头皮已长出毛发,胎儿已开始出现呼吸运动。

20周:胎儿可长至约25厘米,体重约300克。这时候检查孕妇时用听诊器可听到胎心音。

24周:胎儿可长至30厘米,体重约700克。此时胎儿有了规律的入睡与苏醒时间表。常常会与妈妈的作息时间相反。当妈妈正准备睡觉的时候,胎儿却醒了,他会踢踢妈妈,和妈妈打招呼。

28周:胎儿可长至约35厘米,体重约1 000克。若现在出生易患特发性呼吸窘迫综合征。若能加强护理,可能存活。

32周:胎儿身长约40厘米,体重约1 700克。出生后注意护理,可以存活。

36周:胎儿身长约45厘米,体重约2 500克。出生后能啼哭及吸吮,生活力良好。此时出生基本可以存活。

37周:此时胎儿进一步发育,大约3周后,他就已经完全成熟了。即使他现在就出生,也不需特别地看护。他的手指已完全成熟,脚趾甲也长好了。他的身长 > 45厘米,体重 > 2 500克。出生后哭声响亮,吸吮能力强,能很好存活。

怎样推算预产期

妊娠通常持续9个多月。在这9个多月的时间里,胚胎从一个简单的细胞,变成由数百万个细胞组成的、极复杂的有机体。在整个人生过程中,任何时间都不会像这一小段时间那样生长得如此迅速。

一旦确诊妊娠,便可预计孩子出生的时间,这在医学上称为"预产期"。推测预产期,有下列几种方法:

(1) 按最后一次月经测算:其测算方法是按末次月经第一日算起,月份减3或加9,日数加7。例如:最后月经日期为2005年5月13日,那么,预产期应是 2006 年 2 月 20 日。

（2）按引起妊娠的性交日期测算：从性交日期算起第 266 天，即为分娩之预定日期。

（3）按初觉胎动日期测算：最后一次月经不清楚或月经不规则的人，按前面的方法推算不可靠，就以母体第一次感到胎动的日子加 22 周（第一次分娩的产妇），或加 24 周（已有分娩经历的产妇）。第一次分娩的产妇一般在 18 周后会感到胎动，已有分娩经历的产妇一般在 16 周后会感到胎动，但此法不太可靠。

（4）请医师采用超声估计胎龄方法测算：如你既记不住最后一次月经日期，又记不住引起妊娠的性交日期，也可以在怀孕 8～12 周时到医院做 B 超，对胎儿进行头臀径的测定，由医师计算出预产期。

由于月经周期不同，受精卵着床的时间也有差异，所以计算方法有如下变化：每 3 周来一次月经的妇女，其妊娠期限应为 280 天－1 周＝39 周；每 4 周来一次月经的妇女，其妊娠期限应为 280 天＝40 周；每 5 周来一次月经的妇女，其妊娠期限应为 280 天＋1 周＝41 周。必须注意的是，预产期并不是真正的分娩日期，其实在预产期的前后 2 周分娩都算正常，有计划地做准备对您和胎儿都会有帮助。

分娩与接生

当胎儿发育成熟，适宜于体外生存时，子宫即发生规律而协调的宫缩，促使子宫口开大，将胎儿及其附属物排出体外，此全部过程称为正常分娩。

孕妇临产前有如下先兆者应立即去医院待产：腹部阵痛，每隔 5～6 分钟 1 次；见红，阴道排出带血的黏液；破水，羊水破不要走动，应平卧，马上住院。

开始分娩后共分为三个产程：

第一产程：有规律的阵痛，子宫口的逐渐开大，一般需要 10～12 小时。在宫口开大 5 厘米以内，未破膜的初产妇可下地自由活动。医护人员要鼓励产妇少量多餐进食易消化吸收的流质或半流质高热、低脂饮食，如牛奶、鸡蛋汤、面条、稀饭等，既补充能量，又增加水分。宫缩间歇期，嘱产妇闭目，全身休息放松，保存体力。子宫收缩时做深呼吸或轻轻按摩下腹部及腰骶部，以减轻疼痛。每 2～3 小时排尿 1 次，保证膀胱空虚，有利于先露下降。鼓励产妇对自然分娩树立信心，使产妇在友好、热情、关怀的氛围中结束分娩。

第二产程：子宫口开全到婴儿娩出，一般 1～2 小时。这时产妇有排便感，迫使屏气用力。医护人员指导产妇，宫缩时深吸气，后随宫缩配合腹压，如解大便一样向下屏气。宫缩间歇时，全身放松，安静休息。医护人员要做接产前的准备：外阴消毒，助产人员准备。保护会阴与接产。

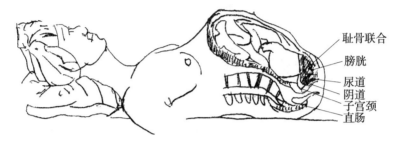

耻骨联合
膀胱
尿道
阴道
子宫颈
直肠

分娩开始前胎儿的位置

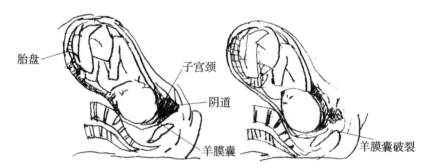

胎盘
子宫颈
阴道
羊膜囊
羊膜囊破裂

子宫颈扩张，羊膜破裂

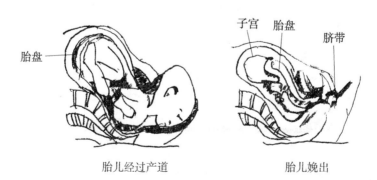

子宫　胎盘　脐带
胎盘

胎儿经过产道　　　胎儿娩出

分娩过程示意图

第三产程：婴儿娩出后，子宫继续收缩，使胎盘剥离娩出，一般需要5～15分钟。

分娩是一种特殊的"劳动"。"十月怀胎一朝分娩"，分娩是人类繁衍后代的自然生理过程。孕妇应在怀孕全过程既要做好体力准备，如适当的运动和加强营养，以增加体力，储存能量；也要做好心理准备，为迎接一个新生命的到来而做出自我奉献的精神准备。应该指出的是，目前有一部分孕妇为保持体形，在无明确指征的情况下，却坚决要求剖宫产，而且大有愈演愈烈之势。剖宫产与自然分娩相比，还是自然分娩好。因为自然分娩是一个瓜熟蒂落的自然过程，不仅出血少，恢复快，影响产妇未来健康和生活质量的并发症少，而且有利于宝宝的生长及智力发育，减少儿童感觉综合失调征发生的可能性。

产褥期保健

产褥期是产妇恢复和新生儿开始独立生活的阶段。产妇分娩时经历了较大的精力和体力消耗，抵抗力有所减弱，如再加上妊娠期疾病和分娩损伤的影响，体质更差。这期间产妇不仅要适应全身各系统所发生的明显变化，还要担负起哺育婴儿的重任，如得不到必需的保健服务，容易发生产后并发症，影响正常康复，甚至危及生命。

产妇产褥期保健要点是：

（1）预防产后出血：产后出血是引起产妇死亡的主要原因，必须加强防治。产后出血时，应迅速查明原因，及时做出处理。

（2）产褥期卫生指导：为了预防感染和有利于康复，产后休养环境要做到安静、舒适，室内保持清洁、空气流通，防止过多的探视。室温亦需合理调节。产妇要注意个人卫生，坚持刷牙、洗手、勤洗澡、勤更换内衣裤，特别要保持外阴部清洁。产后康复操有利于产妇恢复精力和消除疲劳，亦有利于恢复盆底和腹部肌肉的功能。产妇还需注意大、小便通畅。

（3）心理保健：以防治产后心理障碍。据近年的报道，产妇中50％～70％会发生产后郁闷，这是指从开始分娩至产后7天内出现的一次性哭泣或忧郁状态。其特征是：处于轻快心情的产妇，凭一时激动即可泪流不止，病程短暂,一般 24 小时内即可恢复如常。产后抑郁症的发病率在 3.5％～33％之间,常出现在产褥第三周内或其后,抑郁的内容往往以关于婴儿或丈夫的事为主,自责自罪,有自杀企图并有他杀的念头。产褥期产妇的心理障碍,原因是多方面的,与分娩后体内环境发生调整,性激素的比例重新调配以及家庭关系、环境因素等都可能有关,做好产妇产褥早期的心理适应工作非常必要。

(4)母乳喂养指导:现在各医院都在孕期对母亲进行母乳喂养教育。产后半小时即应让婴儿开始早吸吮,并实行产后母婴同室,按需喂哺,为母乳喂养的进行打下了良好的基础。但在产褥期内仍需不断地给产妇以鼓励、支持和指导,使她们能至少坚持纯母乳喂养 4～6 个月。指导的重点:① 注意婴儿与母亲乳头的正确含接,即婴儿将乳晕的大部分含入口中,使乳头乳晕形成一"长奶头",吸吮时婴儿的舌头卷住"奶头",齿龈压迫乳窦;② 注意正确的哺乳体位,即母亲放松、舒适,婴儿头和身体呈直线,面向乳房,鼻子对着乳头,身体紧贴母亲,下颌贴乳房;③ 学会观察和判断婴儿吸吮是否正确;④ 学会挤奶。

(5)产后检查和计划生育指导:产后 42 天,对母婴都应进行一次全面检查。产后检查正常,可恢复夫妇间的性生活。产后排卵功能的恢复,往往难以预料,也可能发生在哺乳期闭经复潮前,因此必须落实避孕措施,避免意外妊娠,这对母婴都有利。

异位妊娠

正常妊娠时,受精卵着床于子宫体腔内膜。当受精卵于子宫体腔以外着床,称为异位妊娠,习称"宫外孕"。异位妊娠是妇产科常见的急腹症之一,若不及时诊断和积极抢救,可危及生命。异位妊娠与宫外孕的含义稍有差别。异位妊娠包括输卵管妊娠、卵巢妊娠、腹腔妊娠、阔韧带妊娠及宫颈妊娠等;宫外孕则仅指子宫以外的妊娠,宫颈妊娠则不包括在内。异位妊娠的发生率近年上升趋势明显。国外(以美国为例)异位妊娠与正常妊娠之比,由 1970 年的 1∶222 上升至 1989 年的 1∶51;国内由 1∶167～1∶322上升至 1∶56～1∶93。近十余年来,国内外报道异位妊娠的发生率又上升了 3～6 倍,且发病人群呈明显年轻化趋势。在异位妊娠中以输卵管妊娠为最常见,占异位妊娠的95%左右。受精卵在输卵管妊娠是难以持久的,在停经后1～2个月内,逐渐长大的受精卵就会撑破输卵管,造成大出血,引起休克,甚至危及孕妇生命。

(1)异位妊娠的主要表现:月经过期数天至数十天;下腹坠痛,有排便感,有时呈剧痛,伴有冷汗淋漓;阴道少量出血;常有恶心、呕吐、尿频;妊娠试验阳性,B超扫描或腹腔镜可协助诊断。异位妊娠的症状常常是不典型的,有的病人因大出血而发生休克,面色苍白,血压下降。这时应考虑是否发生了异位妊娠,以便及时救治。

(2)应急措施:异位妊娠的早期症状隐匿,大多数患者多在突然发生剧烈腹痛时才引起警惕,但此时孕卵包膜多已快破或已经破裂,必须立即上医院进行紧急救治。运送过程中应平躺,尽量避免颠簸。到医院后通常要施行急诊剖腹手术。如果距医院较远,可依据条件酌情应用止血药物。

(3)预防措施:异位妊娠预防较难,但下面一些情况容易发生宫外孕,应高度警惕:有附件炎、盆腔炎病史的妇女;有输卵管手术史的妇女;患不孕症的妇女;有“宫外孕”史的妇女;放置宫内节育器的妇女。另外,烟酒都是异位妊娠的诱因。据回顾性调查,吸烟者患异位妊娠的是非吸烟者的1.5～4.0倍,这是因为烟草中的尼古丁可改变输卵管的纤毛运动,并引起体内免疫功能低下,导致输卵管炎和盆腔炎,容易发生感染。长期饮酒或突然大量喝酒的妇女,其输卵管腔容易发生狭窄,纤毛摆动功能低下,输卵管壁的蠕动性也差,不利于受精卵到子宫去“安家落户”。因此,育龄妇女应坚持不吸烟、不喝酒,以减少异位妊娠的发病几率。

自然流产

怀孕不足28周、胎儿体重不足1 000克而自行终止者称自然流产。临床上将流产发生在孕12周前者称为早期流产;发生在12周后者称为晚期流产。自然流产是妇产科常见的疾病,如果处理不及时,可能导致生殖器官炎症、损伤,或因大出血危及孕妇健康,甚至威胁生命。

导致自然流产的原因很多,可分为胚胎因素和母亲因素。早期流产常见的原因是胚胎染色体异常、孕妇内分泌异常、生殖器官畸形、生殖道感染、生殖道局部或全身免疫异常等;而晚期流产多由宫颈功能不全、母儿血型不合等因素引起。

自然流产主要有三大症状:一是停经,根据停经时间的长短可将流产分为早期流产和晚期流产;二是阴道流血,在妊娠 3 个月内流产者出血量较多,晚期流产者一般出血量不多;三是腹痛,早期流产者在阴道流血后呈持续性下腹痛,晚期流产者则在阴道流血前腹痛。

根据临床发展过程不同,自然流产可以分为七种类型:① 先兆流产;② 难免流产;③ 不全流产;④ 完全流产;⑤ 过期流产;⑥ 习惯性流产;⑦ 感染性流产。

自然流产后应注意保健:

(1)加强营养:流产后或多或少地失血,加上早孕阶段的妊娠反应,流产后一般女性的身体都会变得比较虚弱,有些人还会出现轻度贫血。因此,流产后应多吃一些营养丰富的补养品,如瘦肉、蛋、鸡、乳、海产品、大豆制品以及新鲜蔬菜和水果等。

(2)讲究个人卫生:流产时,子宫颈口开放至完全闭合需要一定时间,故流产后要特别注意讲究个人卫生。要保持阴部清洁,内裤要常洗常换,半个月内不可盆浴。还应提出的是,流产后 1 个月内,子宫尚未完全恢复,要严禁过性生活,以防感染。

(3)休息好,防止劳累过度:流产后须卧床休息 2 周,不可过早地参加体力劳动,严防过度疲劳和受寒受潮。否则,易发生子宫脱垂等病症。

(4)不可急于再次怀孕:流产后子宫内膜需要 4～5 个月的时间才能完全恢复正常,在这期间,应严防再次怀孕,因为子宫内膜未恢复正常就怀孕对胎儿生长和以后生产都有不利影响。

(5)保持心情愉快:不少妇女对流产缺乏科学的认识,流产后情绪消沉,有些人还担心以后再次发生流产而忧心忡忡。这些顾虑是不必要的,因为绝大多数的自然流产都是偶然的,并且自然流产的胎儿 70% 左右都是异常的病态胚胎,主要是染色体异常所致,它们很难发育成为成熟胎儿。自然流产可以被认为是一种有利于优生的自然淘汰,不必为此忧虑。愉快的情绪,会加速流产后身体的康复,有益于健康。

妊娠合并心脏病

妊娠合并风湿性心脏病、先天性心脏病、冠心病、心肌炎、心律失常等凡因妊娠引起的心脏病均称为妊娠合并心脏病。妊娠合并心脏病是严重的妊娠并发症,是孕产妇死亡的主要原因之一。发病率约为1‰,死亡率约为0.7%。在我国孕产妇死因排序中,妊娠合并心脏病高居第2位。

妊娠合并心脏病对母体影响极大。轻度的心脏病,心脏代偿功能尚好,在医生的指导下多能耐受妊娠。孕妇心脏功能不良者,其胎儿发育落后,体重减轻;孕妇因心脏病而长期慢性缺氧者,其胎儿生长发育迟缓;孕妇患有发绀型先天性心脏病或严重的风湿性心脏病者,可引起早产、死胎或临产时死产;先天性心脏病合并妊娠,其子女发生先天性心脏病的可能性较无先天性心脏病妊娠者为高。对于严重的心脏病患者,易并发心力衰竭,会严重危及孕妇和胎儿的生命。

如果出现妊娠合并心脏病症状,可采取以下措施来应对:

(1)早期发现,早期治疗:孕妇活动后咳嗽或夜间咳嗽而白昼好转者,常为心力衰竭的先兆表现,切不可判断为上呼吸道感染而延误治疗。

(2)充分休息、充足睡眠及保持精神愉快:休息时孕妇取半坐位,严重呼吸困难者,暂时取双足下垂体位,以减少回心血量,减少心脏负担,每夜睡眠9~10小时,中午休息1~2小时。应保持愉快的心情,以免引起心脏病发作。

(3)加强营养及纠正贫血:摄取高蛋白饮食,保证每日蛋白质80克,少摄取糖类食品。多食用铁剂或含铁丰富的食品,如猪血、瘦肉及豆制品等。妊娠后期可口服硫酸亚铁,以维持血红蛋白正常水平。整个妊娠期体重增加不应超过10千克,除有明显水肿,不需严格限制钠盐。

(4)及早控制感染:妊娠期的任何小手术和外伤均应及早应用广谱抗生素,防止上呼吸道感染对预防心力衰竭有重要作用。

(5)定期进行产前检查:孕早期最好每2周去医院检查1次,妊娠20周后应每周检查1次。加强对孕妇心脏及胎儿生长发育情况的监护,尽早住院分娩,或听从医生的建议决定是否继续妊娠。

心脏病变较重、心功能Ⅲ级或Ⅲ级以上、既往有心衰史、有肺动脉高压、发绀型先心病、严重心律失常、活动风湿热、心脏病并发细菌性心内膜炎者，孕期极易发生心衰，不宜妊娠。若已妊娠，应在妊娠早期行治疗性人工流产术。

妊娠合并病毒性肝炎

妊娠合并病毒性肝炎是妇产科常见的传染病，因其对母婴影响均较大，所以日益受到重视。特别是近年来国内外有关病毒性肝炎的研究不断深入，从而使该病对母婴的影响，如母婴垂直传播、母婴死亡以及母乳喂养等方面备受关注。

妊娠合并病毒性肝炎的发病率为 $0.025\% \sim 0.08\%$，而妊娠晚期的发病率较高。妊娠合并甲型肝炎产妇在孕中期与孕晚期的妊娠结局，围生儿死亡率分别为 4.23% 和 12.5%，即孕晚期围生儿死亡率明显升高。妊娠合并乙型肝炎产妇的流产、早产、死胎、死产、新生儿窒息率及新生儿死亡率明显增高，此与妊娠晚期患急性黄疸型肝炎特别是重症甚或暴发型肝炎有关。暴发型肝炎的死亡率孕妇较非孕妇为高。妊娠期特别是妊娠后期尤易发生暴发型肝炎。

妊娠合并病毒性肝炎应以预防为主，防止经口传染、血液传染和接触性传染。孕妇应加强营养，摄取高蛋白、高碳水化合物和高维生素食物。注意个人卫生与饮食卫生。如孕妇曾接触甲肝患者，力争能于 2 周内肌肉注射丙种球蛋白；预防乙肝可注射乙型肝炎免疫球蛋白。

妊娠期病毒性肝炎处理原则与非孕期相同。注意休息，加强营养，摄取高维生素、高蛋白、足量碳水化合物、低脂肪饮食。应用中西药物，积极进行保肝治疗。有黄疸者应立即住院，按重症肝炎处理。避免应用可能损害肝的药物（镇静药、麻醉药、雌激素）。注意预防感染，产时严格消毒，并用广谱抗生素，以防止内源性感染诱发肝昏迷。

妊娠合并糖尿病

糖尿病是一种常见的、有一定遗传倾向而病因未完全阐明的内分泌代谢疾病。其基本的病理生理变化为胰岛素相对或绝对不足所导致的糖、蛋白质、脂肪、水及电解质等代谢失调，以"高血糖"为其特点。还有一些疾病中也有高血糖，称为症状性糖尿病或继发性糖尿病，仅占极少数，例如胰腺炎、胰切除术后、肢端肥大症、库欣综合征等。妊娠合并糖尿病属高危妊娠，对母体及胎儿均有较大危害。

患糖尿病的孕妇在妊娠期体重可出现骤增、明显肥胖，或出现"三多一少"（多食、多饮、多尿和体重减轻）症状；亦可出现外阴瘙痒、阴道及外阴念珠菌感染等；重症时可出现酮症酸中毒伴昏迷，甚至危及生命。

患妊娠合并糖尿病的孕妇，应在整个妊娠期对胎儿和母体进行监护。糖尿病控制良好的孕妇，妊娠的并发症，例如先兆子痫、羊水过多和早产的发生率就不会升高。胎儿产前监护包括腹部扪诊及常规超声测胎儿双顶径以了解胎儿生长情况。在孕 16 周胎体用超声检查以排除先天性畸形。孕 36 周起定期应用胎儿监护仪作无应激试验（NST），以及进行 B 超生物物理评分、多普勒测定胎儿脐血流等。计划分娩前 48 小时测定羊水的 L/S 比值。糖尿病经治疗后仍不能有效控制时，或伴有先兆子痫、羊水过多、眼底动脉硬化、肾功能减退时，应考虑终止妊娠。

糖尿病程度较轻，用药后获得控制，情况稳定，胎盘功能良好，胎儿不过大，则可妊娠至足月，经阴道分娩。糖尿病患者决定引产或经阴道分娩者，当产程达 12 小时应结束分娩，除非确定在其后 4 小时内能经阴道分娩。因为产程超过 16 小时，孕妇的糖尿病就难以控制，有发生酮症酸中毒的可能。分娩过程中要密切观察胎儿情况，必要时宜采用剖宫产结束分娩。

糖尿病孕妇新生儿娩出时应有儿科医生在场，因为这些婴儿常常有窒息，需要吸黏液、气管插管和加压用氧。婴儿应尽量少暴露，注意保暖，以预防体温过低。出生后 1 小时喂葡萄糖水 10～30 ml，以后每 4 小时 1 次，连续 24 小时，必要时给 10％葡萄糖溶液每日 60 ml/kg，静脉滴注，预防新生儿发生低血糖。

子痫前期

子痫前期是一种常见的、妊娠期特有的而又严重影响母体和胎儿安全的疾病。该病在我国原称为妊娠高血压综合征，为与国际上相统一，近几年改称为子痫前期。该病发病原因不明，在我国孕产妇死亡总数中，子痫前期及子痫占第三位。搞好产前检查及处理，可使子痫前期引起的孕产妇死亡率明显降低。

　　子痫前期分为轻度、重度及子痫。轻度子痫前期,临床表现为妊娠20周后,出现血压轻度升高并伴有轻度蛋白尿。24小时尿内蛋白质含量超过300毫克,无自觉症状,此阶段可持续数日或数周,或继续发展,或迅速恶化为重度子痫前期。重度子痫前期患者血压可达160/110 mmHg甚至更高,24小时尿蛋白质量超过500毫克甚至5克以上,可有不同程度的水肿,患者感到头痛、眼花、恶心、右上腹疼痛及呕吐。再进一步发展,即出现子痫发作,患者抽搐或昏迷。子痫发作多发生于妊娠晚期或临产前,称产前子痫;少数发生于分娩过程中,称产时子痫;个别发生于产后24小时内,称产后子痫。

　　子痫前期,特别是重度子痫前期,可引发一系列并发症,如急性心衰、胎盘早剥、肺水肿、凝血功能障碍、脑出血、急性肾功能衰竭、HELLP综合征(溶血、肝酶升高、血小板减少)、产后出血及产后血液循环衰竭等,这些并发症大多可导致患者死亡。患子痫前期的孕妇,由于子宫血管痉挛引起的胎盘供血不足、胎盘功能减退,可导致胎儿贫血、胎儿生长受限、死胎、死产或新生儿死亡。

　　由于子痫前期的病因至今未明,故至今仍是根据其好发因素以及病理生理变化特点,采取解痉、镇静、降压、利尿及适时终止妊娠等原则治疗。其预防措施是大力开展产前普查工作,开展子痫前期预测筛查,对容易并发本病的孕妇,如患有心脏病、慢性高血压、慢性肾炎、糖尿病、贫血、双胎、多胎或羊水过多者尤需高度注意,一旦发现早期征象,应及时纳入高危妊娠管理,及时治疗,防止病情发展。

五、性卫生常识

正确认识性生活

结婚是夫妻生活的开始,它包括共同的劳动、社会活动、抚育子女、赡养老人、夫妻性生活等等。夫妻的性生活不是夫妻生活的全部和惟一内容,但却是重要的组成部分。和谐的性生活会给双方的爱情增添光彩,使夫妻关系更加巩固。反之,则可能给家庭蒙上阴影,使夫妻感情出现裂痕。

怎样正确认识性生活呢?

第一,性要求、性行为对于建立家庭的男女之间是十分自然的事情,它是高尚、纯洁的。无论男女哪一方提出都是正常的,双方都有提出性要求、发生性行为的权利。多年来,由于我国受封建社会的影响较深,一直把性行为看成是淫秽的、低级的。特别是女方主动提出性要求更视为大逆不道,甚至怀疑其婚前是否纯洁。一旦出现了性的不和谐,更是羞于启齿、讳疾忌医,这些都是错误的。性行为,只要是在法律、道德允许的范围内,完全是正常的。人类不仅以此来延续种族,繁衍后代,更是夫妻生活中不可或缺的重要组成部分。

第二,性的和谐、美满是在婚后的生活中逐步完善和建立起来的。婚前无论相互怎样了解、怎样钟情,但性生活是从婚后才开始的。男女在性功能、性反应方面有很大差别,互相了解、互相适应需要时间。新婚初期夫妻双方可能会出现一些不适应的问题,不要着急,不能急于求成,更不能互相埋怨。夫妻双方一方面要相互体谅,相互理解,另一方面也要多学些性的知识,使之能尽快地相互适应协调起来。

第三,要树立正确的性道德观念。性行为虽然是成年已婚男女间自然的事情,但它受到法律和道德的约束。我国是社会主义国家,性观念、性道德也有异于其他性质的国家。西方国家的所谓性解放、性自由,随着性病特别是艾滋病的蔓延,现在也逐渐被人们所抛弃。在我国,性行为仅限于夫妻之间,而不应有任何婚外性行为。任何一对夫妇都要为对方、为子女、为社会负责任,绝不能把性生活看成是男女结合的惟一基础,只追求性刺激、滥爱,甚至发生轻率的性行为,这些都是错误的,是法律和道德所不允许的。

正确认识和对待性生活,是夫妻婚后幸福生活的重要基础。希望每对夫妇都能学点性知识,让和谐的性生活伴随夫妻到永远。

性生活适度利于健康

现代医学专家研究证实,适度的性生活可使男性睾酮分泌量增加,不仅使性生活能力加强,而且由于睾酮对全身的作用,可提高骨髓的造血功能,减少体内脂肪的积存,使人体肌肉发达,体重增加;对女性来说,可使卵巢的生理功能增强,推迟更年期的到来。由于适度的性生活能够使人体的骨盆和四肢、肌肉、脊柱更多地活动,促进了血液循环,增强了心脏功能和肺活量,因此对预防心脏病也大有裨益。另外,据来自科研人员的报道,能经常保持与配偶进行满意的性生活,男子患前列腺癌、女子患乳腺癌的可能性,要比没有满意性生活的人患病几率少得多。而离婚、未婚妇女与已婚者相比,患子宫癌的死亡率,前者是后者的 2～3 倍。适度的性生活,还能促进新陈代谢,防止早衰,防止脑老化。专家认为,适度、和谐、美满的性生活其实对身体免疫能力有非常好的支援作用,一次良好的性生活,甚至比一次有效锻炼更能获得好处。

究竟怎样才算性生活适度呢?

2005 年底,美国性学专家在中国组织的一次性学论坛上公布了他们发现的性爱频率公式。即性爱频率＝年龄的首位数×9。例如一个在 20 年龄段(20～29 岁)的人,他(她)的性爱公式为 2×9＝18,18 可以看成是 10 和 8 的组合,也就是说适合他(她)的性爱频率为,10 天内过 8 次性生活;一个在 30 年龄段(30～39 岁)的人,他(她)的性爱公式为 3×9＝27,即他(她)适合在 20 天内过 7 次性生活。国内专家认为,虽然这个公式比较粗糙,也比较绝对,但却是一个很好的参考数量。当然,这个公式对 20 岁以下的人没有意义,说明国际上也不提倡年轻人过早有性生活。

当然,"鞋子是否合脚,只有自己知道"。只要在性生活后,感到心情愉快、精力充沛、夫妻感情融洽,就是适度。如果性生活后,感到疲惫不振,腰酸背痛、头晕气短、食欲不佳等,这就是提示性生活过度,应节制一些。

何时过性生活最为适宜? 这也是人们常议论的话题。一般而言,性生活宜在晚上入睡前进行。因为性生活不仅是夫妻双方生殖器官相互接触、摩擦的动作,而且是由神经系统、内分泌系统乃至全身各系统都参与反应的一个复杂过程。夜间外界干扰少,利于思想集中于性生活的感受上,以提高性快感。另外,入睡前性交,事后可以得到很好的休息,利于体力恢复。当然,如在临睡前已感很疲劳,可以先睡眠,待双方精力恢复时,再过性生活,也是适宜的。

性生活的卫生与健康

性生活是夫妻双方表达真挚爱情的一种方式。同房前,应做好个人清洁卫生,有条件的话,女性还可在前额颈部和腋下洒些香水,最好洗个温水浴,因温水浴能使周身血液流通,对生殖器官可产生一定的良性刺激。女性应注意清洗阴蒂和大小阴唇之间积存的分泌物,以防止尿路感染和妇科炎症;男性应注意清洗生殖器龟头和包皮下面的包皮垢,防止引起阴茎头和包皮发炎。

过性生活,夫妇间要互相关心,多为对方着想,决不能单纯为了满足自己的性欲而强迫对方过性生活,也不要在不适宜的情况下过性生活。以下情况,就不适宜过性生活:

(1)新婚期处女膜破裂后的几天内,要避免过性生活,以等待破裂处的愈合,否则易引起疼痛和感染。

(2)月经期要禁止性生活,因为经期子宫内膜剥脱,子宫腔内有新鲜创面,性交时可能带入细菌,引起感染而引发生殖器官炎症(子宫内膜炎、附件炎、盆腔炎等),既损害健康,又可能影响日后的性生活,甚至有的人可因输卵管发炎堵塞而导致终生不育。

(3)夫妻一方在患病时,即使是感冒之类的疾病,应避免性生活,以免消耗体力、削弱抵抗力、延缓疾病的痊愈，并易引发并发症。

（4）遇到悲伤、痛苦的事或发怒之后，心情不舒畅，不宜房事。

（5）疲劳或大量饮酒以后，不宜过性生活。

另外，婚后还有几个特殊时期要禁止性生活，如妊娠 3 个月内和 7 个月后，以免发生流产、早产或宫腔感染；产褥期 6～8 周内，上环或取环后半个月内，人工流产的 1 个月内，都应避免性生活，以免感染其他妇科疾病。

过好甜蜜的新婚之夜

怎样使新婚之夜过得更甜蜜，是每对新婚夫妇所关心的问题。新婚之夜第一次的性生活，过得满意当然好。但由于新婚夫妇往往缺乏性知识，双方刚刚接触，容易紧张、害羞和恐惧而过得不十分满意也是正常的，这与日后性生活的和谐没有什么关系。以后随着时间的推移、性知识的丰富、性体验的积累，一定会达到性和谐。为了使新婚之夜过得更甜蜜，具体要注意以下几点：

（1）新婚前共同学习些性知识：读一些有关性知识的书籍，通过学习可帮助新婚夫妇了解性解剖、性生理、性心理、性行为等有关知识，这样就可以做到心中有数，避免"草率上阵"。

（2）接受有关性生活指导：按照当地指定的有关医院或计划生育技术服务站接受婚前检查，负责婚检的医生会耐心指导有关性生活知识、新婚保健知识、计划生育知识。假如看了性知识的书有不懂的地方，也可于婚检时向医生请教。

（3）婚前注意劳逸结合：婚前忙于举办婚礼及社会应酬，如不注意劳逸结合，容易导致过度劳累。在新婚之夜过度疲劳，会影响性生活的功能，故婚前应合理安排时间，注意休息，不要过度疲劳。

（4）要结合性反应周期，合理驾驭性行为：性反应周期可分为性的兴奋期、持续期、高潮期及消退期。在准备阶段，双方要通过甜蜜的语言、温存的抚摸，激发和唤起对方性的兴奋，也可以刺激男方的生殖器或女方的阴蒂和乳房等动情敏感区，待到双方都进入性兴奋期，然后开始性交。兴奋期的标志是男子阴茎勃起，女子阴道前庭大腺分泌物增多，阴道润滑。开始进入高潮期后逐渐出现性快感，进入高潮时的标志是男子出现射精，女子阴道出现阵发性收缩,分泌物明显增多,精神高度兴奋,此时双方处于"飘飘欲仙"之感。高潮期时间甚短,几秒钟即消逝,当即转入性反应减退期,此期男方阴茎逐渐变软,双方精神慢慢转向平静,此时新郎应继续爱抚新娘,等待新娘性欲完全消退感到疲倦欲睡时,始能结束性生活,一同休息。在整个性生活过程中值得强调的是双方要互相配合、互相体贴、互相默契。万一在洞房花烛夜出现新郎阳痿或新娘阴道痉挛而影响性生活的进行,此时双方要冷静对待,不能互相埋怨,可双方到医院接受性心理咨询,如实向医生陈述有关经过,在医生指导下一般会获得及时合理的解决。

新婚之夜,夫妻过第一次性生活,女方因处女膜破裂,可能感到疼痛并有少量出血,即所谓的"见红"。社会上有些人,以性生活处女膜有无出血,来判定女方的贞操。这种看法是不科学的。在旧社会,封建意识严重,妇女很少参加剧烈运动,并多系早婚,结婚时生殖器官尚未发育成熟,第一次性生活出血的情况较多。新时代的妇女和男子一样,参加体力劳动或剧烈的体育锻炼,又实行晚婚,结婚时生殖器官都已发育成熟,因此,新婚初次过性生活以"见红"来判定女子贞操是不妥当的。往往缺乏生理知识的丈夫,猜疑妻子的贞操,造成日后夫妻感情隔阂,为部分家庭埋下了不稳定的隐患。

多次人工流产危害大

当前,做人工流产的妇女很多,造成人工流产过多的原因,一方面是有些人没有掌握避孕药具的使用方法或没有坚持使用而造成避孕失败,也有的是避孕方法本身的缺点所引起。另外,还有些妇女怀孕后发现患了某种不宜生育的疾病,因而需要做人工流产。

人工流产是避孕失败后一种迫不得已的补救措施。一般来讲,偶尔做一两次人工流产对妇女的身体健康并没有什么太大的影响,特别是早期妊娠,经负压吸引流产后可以很快恢复健康。但反复人工流产不仅会给妇女带来隐性或显性的损伤,使身体各方面的功能慢慢衰退,遗留妇科疾病,而且再度妊娠时,会影响胎儿的身体健康。

医学研究表明,反复人工流产可引起妇女患盆腔炎、子宫内膜异位症、不孕症、乳腺癌、前置胎盘、胎盘粘连等妇科疾病及妊娠期特有的疾病。以前置胎盘为例:正常妊娠时,胎盘附着于子宫体的前壁、后壁或侧壁。如果胎盘部分或者全部附着于子宫下段或覆盖在子宫颈内口上,医学上称为前置胎盘。该病是晚期妊娠出血的重要原因之一,是围产期危及母体和胎儿生命的严重并发症。反复人工流产由于多次刮宫会损伤子宫内膜的功能层,一旦妊娠,子宫内膜血管形成不全,受精卵植入时血液供应不足,为了摄取足够的营养只有扩大胎盘面积,胎盘面积过大时可伸展至子宫下段,这样就形成了前置胎盘。妊娠晚期无痛性的阴道出血是前置胎盘的典型症状。妊娠晚期或分娩时子宫下段逐渐伸展,而附着于子宫下段或子宫颈内口的胎盘不能相应地随着伸展,于是前置部分的胎盘由其附着处分离,导致胎盘血窦破裂而出血。另外,反复人流特别是短期内多次人工流产,还容易引起输卵管炎、宫颈和宫腔粘连、闭经等,因而造成继发性不孕症。所以,人工流产不宜多做,否则对健康会产生不利影响。

月经期卫生

月经是女性的生理现象,但由于月经期机体发生着各种变化,以致这时妇女的全身和局部抵抗力均有所下降,如不注意就容易生病而影响健康和生育能力。月经期的卫生关系到青春期至绝经期的所有妇女,因此,根据月经期的特点,要做好以下几件事:

(1)避免感染:女性生殖道的外口与肛门很近,而粪便中又含有很多致病菌,所以容易引起生殖器感染。特别是妇女月经期,如果生殖道下部不清洁,更容易造成上行性感染而引起盆腔炎,所以月经期要使用符合国家卫生标准的卫生巾、月经垫等。要保持外阴的清洁,月经期应常用干净的布巾擦洗阴部,但不宜盆浴或下身浸泡水内,更不能游泳,以免脏水进入阴道。月经期一般情况下不做阴道检查。月经期应禁止性交,以免带入细菌引起发炎。

(2)避免过劳:月经期可照常参加一般的劳动,促进盆腔的血液循环,但这时机体容易疲倦,抵抗力降低,因此,在行经期间必须注意避免精神和体力的过度劳累,不宜做剧烈的运动。

(3)避免湿冷:月经期间,由于全身抵抗力减低,容易患感冒,所以要注意身体保暖,避免寒冷刺激,特别要防止下半身受凉,如下水田、趟河、淋雨、用冷水洗脚、洗冷水澡、坐凉地等,这些情况容易引起盆腔脏器的血管收缩,使经血过少,甚至突然中止。

（4）避免情绪波动：月经期与神经精神活动密切相关，情绪容易波动，情绪不稳又可反过来影响月经。中枢神经系统的机能紊乱，月经也会失调，因此，月经期应乐观开朗。

（5）避免食用刺激性食物：月经期要吃新鲜易消化的食物，不宜进食生、冷、酸、辣等刺激性食物。月经期容易发生便秘，而便秘可引起下半身充血，应多喝水，保持大便通畅。

痛经的原因与防治

有些妇女在月经来潮前或月经来潮期间，会出现身体不适现象，如轻度腰酸、下腹坠胀感、乳房发胀、轻度水肿，或情绪不安、注意力不集中、容易疲劳等，但不影响日常生活和工作，都属于正常现象，一般无需治疗。如果每逢行经前或月经期，发生难以忍受的下腹部疼痛、坠胀，伴有腰酸或其他不适，直接影响生活和工作，这种现象就叫做痛经。

临床上将痛经分为原发性痛经和继发性痛经两种。原发性痛经，是指没有盆腔器质疾患的痛经；继发性痛经，是由于生殖器官发生病变引起的，其中最多见的是子宫内膜异位症、盆腔炎症、子宫黏膜下肌瘤以及由于宫颈狭窄或产道的某部位梗阻，致使经血排出不畅而引起的。继发性痛经多发生在月经初潮后，数年才出现症状。大多有月经过多、不孕、盆腔炎症等病史，应去医院做妇科检查确诊后进行相应的治疗。

原发性痛经的发生与月经期子宫内膜释放前列腺素有关，原发性痛经的发生还受精神、神经等因素影响，内在或外来的应激可使痛阈降低，思想焦虑、恐惧以及代谢物质均可通过中枢神经系统刺激盆腔疼痛纤维。原发性痛经，多发生于青春期女孩，经期的前 1～2 天开始出现痛经，有些是在月经前后几天里身体不适、全身酸软无力，提不起精神，食欲欠佳和腹痛。这种痛为痉挛性、持续性，严重时会牵扯到后背及大腿侧，也伴有腹胀、恶心、呕吐等，还有的有肛门坠胀感，甚至有的女孩出现头晕、面色苍白、出冷汗，甚至昏厥。腹痛一般持续数小时或 1～2 天，当经血流畅后慢慢减轻、消失。第一年发生率占 45％，第二年占 13％，以后随着年龄的增长而越来越少，而且月经过后会自然消失。如果疼痛严重并影响学习、生活和工作时，应给予针对性治疗。

痛经的预防和保健方法有以下几点：

（1）自月经初潮起，就应学习、了解一些卫生常识，对月经来潮这一生理现象有一个正确的认识，消除恐惧及紧张心理，可预防原发性痛经产生或提高痛阈以减轻疼痛程度。注意经期及性生活卫生，防止经、产期间上行感染，积极预防和治疗可能引起经血潴留的疾病。

（2）经期应避免剧烈运动和过度劳累，注意保暖，防止寒邪侵袭；注意休息，减少疲劳，加强营养，增强体质；应尽量控制剧烈的情绪波动，避免强烈的精神刺激，保持心情愉快；平时要防止房事过度，经期绝对禁止性生活。

（3）经期要注意饮食调理，经前和经期忌食生冷寒凉之品，以免寒凝血瘀而痛经加重；月经量多者，不宜食用辛辣香燥之物，以免出血更甚。而且注意别滥用药，应根据痛经的原因，对症治疗。

功能性子宫出血

功能性子宫出血，是妇科常见疾病，简称功血。它是由于卵巢功能失调，导致调节生殖的神经—内分泌机制失常，而引起的异常子宫出血，全身及内外生殖器官并无器质性病变存在。临床表现为月经周期失去正常规律，经量过多，经期时间延长，甚至不规则阴道流血、淋漓不净等。

功血可发生于月经初潮至绝经间的任何年龄段妇女，约50%患者发生于更年期，约50%患者发生于绝经前期，育龄期患者占30%，青春期患者占20%。

现代医学认为，机体受内外因素，如精神过度紧张、环境和气候的改变、营养不良或代谢紊乱等影响，可通过大脑皮层干扰下丘脑—垂体—卵巢轴的相互调节和制约。这种关系失常时，突然表现为卵巢功能失调，从而影响子宫内膜，导致功能失调性子宫出血。其主要病因是：

（1）促性腺激素或卵巢激素在释出或平衡方面的暂时性变化，机体内部和外界许多因素诸如精神过度紧张、恐惧、忧伤、环境和气候骤变以及全身性疾病，均可通过大脑皮层和中枢神经系统影响下丘脑—垂体—卵巢轴的相互调节。

（2）营养不良、贫血及代谢紊乱均可影响激素的合成、转运和对靶器官的效应而导致月经失调。

（3）黄体功能紊乱：目前认为黄体功能不足由多种因素所致，最主要是神经内分泌功能紊乱所致。

（4）子宫内膜不规则脱落：由于下丘脑—垂体—卵巢轴调节功能紊乱，引起黄体萎缩不全，内膜持续受孕激素影响，以致不能如期完整脱落。机体内外任何因素影响了下丘脑—垂体—卵巢轴任何部位的调节功能，均可导致月经失调。

本病分为无排卵型功血和有排卵型功血两种，前者是排卵功能发生障碍，好发于青春期及更年期；后者系黄体功能失调，多见于育龄期妇女。诊断要点为妇女不在行经期间，阴道突然大量出血，或淋漓下血不断。中医称此为"崩漏"，认为是由于肾气不足、血热妄行、气滞血瘀等原因造成。中医治疗此病多采用清热凉血、止血补血为治则，效果显著。

子宫内膜异位症

女性子宫内膜生长在子宫腔以外的异常部位，所引起的妇科病变和症状，称为子宫内膜异位症。如子宫内膜生长在卵巢、子宫骶骨韧带、子宫下段后壁浆膜层、子宫直肠陷窝以及乙状结肠的盆腔腹膜等处，亦可在子宫肌层发生，故临床上将子宫内膜异位症分为外在型子宫内膜异位症和内在型子宫内膜异位症。异位的子宫内膜，仍受内分泌支配，经前充血，经期出血，积存于组织中，引起周围组织的明显纤维化，血液的局部刺激可引起痛经。

子宫内膜异位症的临床表现为：

（1）痛经：为继发性和渐进性，月经前2～3日开始，疼痛部位开始在下腹、直肠，也可扩展到腰骶部和大腿。到月经干净后才缓解。病变在阴道或后穹窿，亦可引起性交疼痛或肛门坠痛。

（2）不孕症：因粘连所造成。

（3）月经紊乱。

（4）脐部、腹部疤痕、阴道或子宫颈可出现疼痛的蓝色结节，在月经期明显增大，质地比一般肌瘤硬，盆腔腹膜被侵时，子宫常呈后倾后屈位，周围增厚，子宫活动受限，有时子宫骶骨韧带上可触及有明显压痛之硬结节。卵巢如被侵，在一侧或双侧附近部位可触及有严重粘连的囊性包块，这些包块于月经前增大。

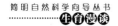

患子宫内膜异位症的妇女,应尽快就医治疗。

如何识别不同的阴道炎

(1) 滴虫性阴道炎:滴虫性阴道炎的主要症状是稀薄的泡沫状白带增多及外阴瘙痒,若有其他细菌混合感染则分泌物呈脓性,可有臭味。其传染途径有:① 经性交直接传播;② 经公共浴池、浴盆、浴巾、游泳池、坐式便器、衣物等间接传播;③ 医源性传播,主要是通过污染的器械及敷料传播。预防滴虫性阴道炎的主要方法是做好卫生宣传,积极开展普查普治工作,消灭传染源;严格管理制度,应禁止滴虫患者或带虫者进入游泳池;浴盆、浴巾等用具应消毒;医疗单位必须做好消毒隔离,防止交叉感染。

(2) 霉菌性阴道炎:念珠菌除寄生阴道外,还可寄生于人的口腔、肠道,这三个部位的念珠菌可互相自身传染,当局部环境条件适合时易发病。此外,少部分患者可通过性交直接传染或接触感染的衣物间接传染。主要表现为外阴瘙痒、灼痛,严重时坐卧不宁,异常痛苦,还可伴有尿频、尿痛及性交痛。白带特征是白色稠厚呈凝乳块或豆渣样。

(3) 细菌性阴道炎:主要表现为阴道分泌物增多,有恶臭味,可伴有轻度外阴瘙痒或烧灼感。

(4) 老年性阴道炎:常见于绝经后的老年妇女。主要症状为阴道分泌物增多及外阴瘙痒、灼热感。阴道分泌物稀薄、呈淡黄色,严重者称血样脓性白带。

提醒女性朋友,预防阴道炎应注意外阴清洁,勤换内裤,内裤洗后要在阳光下暴晒,不要穿过紧和化纤的内裤。若出现白带增多、外阴瘙痒,应及时到医院就诊,不要滥用药物。

患子宫肌瘤莫紧张

子宫肌瘤是女性生殖器最常见的良性肿瘤,也是人体最常见的肿瘤。它好发于生育年龄的妇女,说明子宫肌瘤的发生与女性激素有关。它多无明显症状,在妇科查体时偶被发现;也有的有明显症状,如月经的改变、腹部包块、白带增多、腰痛腰酸,有的会出现尿频、排尿障碍、尿潴留,有的出现排便困难、不孕不育,甚至诱发继发性贫血和心脏功能障碍。

子宫肌瘤可分为三种,即浆膜下肌瘤、肌壁间肌瘤和黏膜下肌瘤。浆膜下肌瘤一般不引起症状,但位于子宫体前、后壁者可相应压迫膀胱、直肠而导致尿频、尿不畅和排便困难;肌壁间肌瘤较小时无症状,当肌瘤长大压迫子宫内膜静脉会导致子宫内膜充血,妨碍子宫收缩,除引起经量增多、经期延长之外,由于腺体分泌增多,平时白带也多,子宫角部肌瘤压迫输卵管可致不孕;黏膜下肌瘤,不仅能引起经量过多、经期延长,而且会妨碍受精卵着床,即使着床也易流产。

子宫肌瘤现在有两大发展趋势:一是病人越来越多;二是呈年轻化趋势。其原因有两个:一是现代生活饮食中含激素食品泛滥;二是女性月经时间发生变化,初潮提前,绝经年龄推后。妇科专家提示,虽然避免子宫肌瘤的发生较为困难,但育龄妇女每年进行一次妇科检查还是有必要的,这样有利于对子宫肌瘤的早发现、早治疗。

患有子宫肌瘤不要紧张,对于肌瘤小的并且无症状者通常不需要治疗。尤其进入绝经年龄的女性,雌激素水平低落,肌瘤可萎缩或自然消失。若发现肌瘤增大或症状明显时,应考虑到正规医院接受药物或手术治疗。

子宫肌瘤患者在日常生活中应注意调节情绪,防止大怒大悲、多思多虑,应尽量做到知足常乐,性格开朗、豁达,避免过度劳累。另外,患者应注意节制房事,保持外阴清洁,以防加重病情。

子宫肌瘤的形成与长期大量雌激素刺激有关,而高脂肪食物促进了某些激素的生成和释放,故肥胖妇女子宫肌瘤的发病率明显升高。培养良好的饮食习惯,对子宫肌瘤有一定的抑制作用。一是饮食要定时定量,不要暴饮暴食;二是要坚持低脂肪饮食,多吃瘦肉、鸡蛋、绿色蔬菜、水果等;三是要多吃五谷杂粮如玉米、豆子等;四是要常吃富有营养的干果类食物,如花生、核桃、瓜子等;五是要忌食辛辣、酒类、冰冻食品。

性传播疾病与预防

性传播疾病是一组主要由性行为接触和类似性行为接触为主要传播途径的、严重危害人们身心健康的传染性疾病,在我国称为性传播疾病,简称为性病,俗称"花柳病"。除了经典性病梅毒、淋病、软下疳和性病性淋巴肉芽肿外,还包括艾滋病、非淋菌性尿道炎、细菌性阴道炎、性病性盆腔炎、尖锐湿疣、生殖器疱疹、阴道念珠菌病、阴虱病、传染性软疣、乙型肝炎等 30 余种。其病种多、发病率高、危害大,已成为世界性的严重社会问题和公共卫生问题,被认为是当今危害人群健康的主要疾病。

性病病人及其病原携带者是性传播疾病的主要传染源。他们通过直接性接触或其他性行为感染他人。性病病人有典型症状、体征,在生殖器损伤部位形成含有病原体的特有病变:黏膜病变出现浅表性炎症,黏膜深部病变形成糜烂和溃疡,表面含有大量病原体的分泌物。但是能够得以及时被发现的病人只是少数,大多数病人或因不去就诊或因被漏诊、漏报、误诊而未被及时发现。尤其是那些症状不典型或无明显临床症状的患者及其病原携带者更易被忽略,或因未被发现,或因不肯就医,或因密而不告性伴侣而未被人所察觉,成为最为危险的传染源。

性传播疾病的高危人群包括卖淫者、性乱者(未婚性乱者、离婚者、无业游民、长途汽车司机、采购推销员、远洋捕捞的渔民、特殊服务人员、归国劳务人员等)、吸毒者、同性恋或双性恋者、供血者等,同时他们也是重要的传染源。

性病的传播途径主要有以下几种:

(1) 性接触传播:性行为的直接接触是性病的主要传染途径。卖淫者几乎每人都患有一种或一种以上的性病,嫖娼者受感染的机会可随着与卖淫者的性交频繁程度而增加。

(2) 非性行为的直接接触传播:主要是通过直接接触病人的病变组织或其分泌物而感染。

(3) 血源性传播:经静脉注射感染的血液、血液成分或血液制品及静脉注射毒品等是传播艾滋病、乙型肝炎或梅毒的主要途径。

(4) 母婴传播:如梅毒、淋病、艾滋病、乙型肝炎、衣原体感染、尖锐湿疣、生殖器疱疹等均可经胎盘、产道等途径由母亲传给胎儿或新生儿。

(5) 医源性传播:如在为病人检查、手术、换药及护理病人,查体温、导尿时防护不严,不穿工作服,不戴帽子,不戴橡皮手套;检查病人用过的器械、注射器、针头等不经过清洗和严格消毒或不及时销毁等。

预防性传播疾病的措施主要有:

(1) 要加强健康教育,提高群众预防意识,普及卫生知识。重视对青少

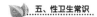

年的性知识教育,使人们认识到性传播疾病对个人、家庭和社会的危害,并掌握预防方法,提高人们的自我保护意识。

(2)要加强现症病人的管理。要及时、准确、正规、系统地治疗现症病人,是消灭传染源、防止性传播疾病慢性化、减少携带状态的有效措施。对孕妇患者亦应尽早治疗,以防止出现垂直传播。

(3)流行病学治疗。如果是性传播疾病感染的危险性很高,即使其性伴被感染的情况尚未证实时,也需要接受必要的治疗。这种主要基于危险性而不是基于诊断的治疗叫做流行病学治疗,它是性传播疾病管理的一个基础。因此,对高危人群和与性病患者有性接触史的人,无论其有无症状,应一律给予治疗,不必等待最终的诊断结果。

走出性病防治的陷阱

性病是人类健康的大敌。染上性病不仅在精神上受到摧残和痛苦,而且在机体上也会造成极大损害。轻者性功能出现障碍,重者机体的脏器发生病变,致终身残疾,还会造成经济上的沉重负担。

性病虽然对人的危害极大,但只要你洁身自好,杜绝婚外性行为,性病就会离你而去。一旦得了性病,也应该勇敢地面对现实,切勿陷入性病防治的陷阱:

(1)讳疾忌医:因性病与性有关,自觉难堪不敢坦言,不敢求医。其实,性病是常见传染病,并非都是由性行为引起的。退一步讲,即使你是因婚外性行为患上了性病,也应以平常心对待它,不害羞,不怕丑,及时求医。否则,不仅你会受到更大的伤害,最终还会累及家人。

(2)恐惧:恐惧是无知的产物,性病不仅是可以预防的,而且大多数也是可以治好的。解放初期,我国就曾基本消灭了性病。在科学技术飞速发展的今天,相信性病更是可以治好的,即使是目前不能完全治愈的,也是可以控制的。相信随着科学技术的发展,性病是会被彻底消灭的。

(3)找黑诊所治疗:目前,许多无照游医瞅准性病患者不愿声张的心理,纷纷开展性病治疗业务,治疗性病的小广告触目皆是,许多患者病急乱投医,结果是赔了钱,耽误了治疗,给自己的身体带来了更大的伤害。

(4)悲观失望,逃避现实:有的人患上性病以后,就悲观失望,往往由此走向极端，一死了之。这是一种对社会、对家庭、对子女极不负责任的态度。

总之，患上性病并不可怕，可怕的是不能正确对待。只要你痛定思痛，勇于改正，相信性病可以治好，社会和家庭也都会欢迎你！

世纪绝症——艾滋病

艾滋病是由人类免疫缺陷病毒引起的一种性病。该病毒主要杀伤人体免疫系统中的辅助 T 淋巴细胞，造成患者免疫功能缺陷。故本病的学术名称做获得性免疫缺陷综合征（Acquired Immume Deficiency Syndrome，简称 AIDS）。"艾滋病"是 AIDS 的中文译名。人体免疫系统的功能是防御疾病对机体的侵袭。故其功能正常时，人体就可以保持健康。艾滋病毒选择性地损伤人体免疫系统，造成免疫缺陷，使患者因此不但不能抵御各种病原体的感染，而且对一些癌症肿瘤抗原也失去了识别、杀伤能力。所以艾滋病的突出特点是：感染范围广，复发频率高，病情进展快且严重，而且极易诱发癌症。

目前，预防艾滋病的疫苗尚在研究与试验阶段，虽然有些药品已被证实对艾滋病有一定的抑制作用，但能有效杀死艾滋病病毒的药物还未研制出来，再加上由本病所引发的其他感染不但复杂多样，而且属严重的全身性感染损伤，临床对此亦无切实有效的抗感染措施。因此本病一旦发生，就难以治愈，故被称之为 21 世纪的"超级癌症"。

艾滋病感染者在感染后 4～6 周里，一部分人出现一些类似流感的症状，如头痛、发烧、肌肉痛、淋巴结肿大等。这些症状持续 1～2 周，然后自行消失。这个时期，HIV 抗体检测可能是阴性。这个时期又称"窗口期"，即实际上感染了病毒，却查不到抗体。6 个月后，99％以上的感染者 HIV 抗体检测的结果呈阳性。

感染者经过几年、十几年甚至二十几年的无症状期后才出现一系列不同的症状，这些症状包括体重急剧下降、发烧、夜间盗汗、皮肤出现紫色斑、剧烈头痛、急性痢疾等。通常这些症状持续数周或数月，不会自行消失，它们会一次次复发，直至病人死亡。

到目前为止，艾滋病是无法治愈的，也没有预防疫苗注射，现在使用的药物只能延长部分患者的生命。但艾滋病是完全可以预防的，有人把艾滋病的预防总结为 ABC 原则，即 Abstinence——禁欲，Be faithful——忠实，Condom——避孕套。如果做不到禁欲，就要做到忠实，忠于自己的爱人。如果前两点都做不到，就要做到 C，即发生性行为时使用避孕套。

总之，洁身自爱、杜绝不洁性交、拒绝毒品（这对青少年尤为重要）、慎用血液和血液制品是最好的预防措施。

经典性病——梅毒

梅毒是由苍白螺旋体即梅毒螺旋体引起的一种慢性性传播疾病。可以侵犯皮肤、黏膜及其他多种组织器官，可有多种多样的临床表现，病程中有时呈无症状的潜伏状态。病原体可以通过胎盘传染给胎儿而发生胎传梅毒。

梅毒螺旋体，1905 年是由法国科学家 Schaudinn 与 Hoffmann 发现并报告的。梅毒螺旋体是一种小而纤细的呈螺旋状的微生物，长度为 5～20 纳米，直径<0.2 纳米。它有 6～12 个螺旋，肉眼看不到，在光镜暗视野下，人们仅能看到梅毒螺旋体的折光性，其活动较强。在其前端有 4～6 根鞭毛样细纤维束，其末端呈卷曲状。在未受外界因素的影响时，螺旋是规则的。因其透明不易着色，又称之为苍白螺旋体。梅毒螺旋体是厌氧菌，在体内可长期生存繁殖，只要条件适宜，便以横断裂方式一分为二地进行繁殖。在体外不易生存，煮沸、干燥、肥皂水和一般的消毒剂（如升汞、石炭酸、酒精等）很容易将它杀死。

梅毒初起时为全身感染，病程缓慢，在发展中向人体各器官组织入侵，也可潜伏多年甚至终身没有临床表

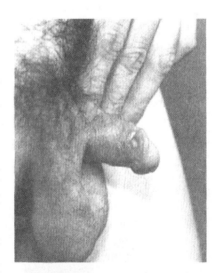

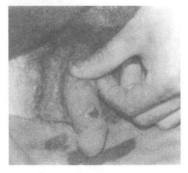

—期梅毒

现。梅毒从传染来源可分为后天梅毒（获得性）和先天梅毒。后天梅毒在长期病程中，由于机体的抵抗力和反应性的改变，症状时显时隐。一般可分为

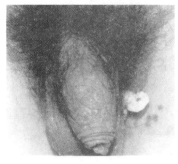

二期梅毒

一、二、三期。第一期为下疳期，第二期为斑疹期，合称早期梅毒，传染性强；第三期为晚期，传染性小。一期梅毒主要症状为硬下疳。典型硬下疳，直径 1～2 厘米大小，圆形或类圆形，略高出于皮面，表面呈肉红色糜烂面，基底清洁呈细颗粒状有少量浆液性分泌物，内含大量梅毒螺旋体，皮损境界边缘清楚，触之有软骨样硬度，无疼痛及触痛，损害绝大多数发生于生殖器。二期梅毒系一期梅毒未治疗或治疗不规范，可侵犯皮肤、黏膜、骨、内脏、心血管及神经系统。早期梅毒未经治疗或治疗不充分，经一定潜伏期，通常为 2～4 年后，约有1/3患者可发展为三期梅毒。除皮肤、黏膜、骨出现梅毒损害外，尚可侵犯内脏，特别是心血管及中枢神经系统等重要器官，危及生命。三期梅毒的共同特点为损害数目少，破坏性大，分布不对称，愈后遗留萎缩性瘢痕；客观症状严重而主观症状轻微；体内梅毒螺旋体很少，传染性小或无；梅毒血清反应阳性率低。

　　由于人类对梅毒无先天性免疫力，无预防性疫苗，最好的预防就是注意性卫生，洁身自好，杜绝性混乱和性放纵。即使完全治愈的病人，如果再与梅毒患者接触，还可导致再次感染。

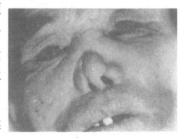

三期梅毒

　　我国 1505 年在广东省首先发现和记述了梅毒病例，此后，梅毒便从沿海到内地在我国广泛传播开来，发病率居高不下，居性病之首。新中国成立后，由于党和政府有效地取缔了妓院，禁止卖淫活动，对性病进行广泛的普查普治，经过 10 年的努力，已于 1959 年基本上消灭了梅毒，1964 年我国向全世界宣布基本消灭了性病，这一举动震惊了世界，轰动了全国。20 世纪 80 年代以来，随着对外开放和社会的发展，性病又在我国死而复生，特别是梅毒发病人数大大增加，发病人数急剧上升。

淋病

淋病俗称"白浊",它是由淋病双球菌引起的泌尿生殖道急性或慢性传播性疾病。主要由不洁性交传染引起,也可通过某些物体间接传染,如接触病人的分泌物或沾有病人分泌物的毛巾、脚布、脚盆、衣被等也可感染。

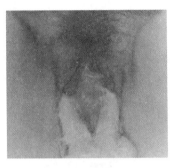

淋菌性外阴阴道炎

淋病的临床表现为:泌尿生殖系统的急性或慢性炎症,特别在急性期伴有大量脓性分泌物,严重时淋病可侵犯全身,引起淋菌性关节炎、淋菌性脑膜炎、淋菌性胸膜炎、淋菌性心膜炎和淋菌性败血症等多种严重并发症。

淋病是当前世界各国发病率最高的性传播疾病,男性淋病以尿道炎最常见,分急性和慢性两种。急性尿道炎一般在感染后2～3天后发病,长者也可达10天左右或更长,视机体情况而定,主要症状是尿道刺痛、灼热感,继之尿急、尿频、尿痛、排尿困难及行动不便。若不及时治疗或治疗不合理以及重复感染,都可使急性尿道炎转变为慢性尿道炎,给治疗带来困难。

女性淋病一般症状比男性轻,故易被忽视而不能得到及时治疗,主要表现为白带增多,出现尿急、尿痛、尿道炎、前庭大腺炎或子宫颈炎等。

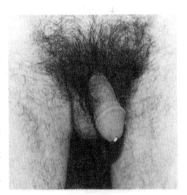

淋菌性尿道炎

淋病的预防除坚持婚内性生活外,还应注意个人卫生,少去公共浴室和卫生条件差的旅店,慎与淋病患者接触。淋病病人在未治愈前应自觉不去公共场所,如公共浴室、公共厕所、餐厅等。被淋病病人污染的物品包括被褥、衣服等生活日常用品应及时消毒处理。淋病患者应禁止与儿童,特别是与幼女同床、共用浴盆和浴巾等。患有淋病孕妇的新生儿,出生后应立即给予硝酸银滴眼预防。

发现淋病病人要积极彻底进行治疗,对已治愈的淋病患者要定期进行追踪复查和必要的复治，以求根治，防止复发。为防止无症状性淋病传播，导致晚期病变，在必要时应进行预防性治疗。

尖锐湿疣

尖锐湿疣又称尖圭湿疣、生殖器疣或性病疣，是由人类乳头瘤病毒（HPV）感染引起的一种性传播疾病。HPV 有多种类型，引起本病的主要类型为 HPV1、2、6、11、16、18、31、33 及 35 型等，其中 HPV16 和 18 型长期感染可能与女性宫颈癌的发生有关。

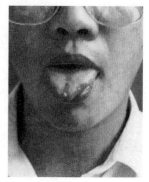

尖锐湿疣舌部病变

尖锐湿疣的 HPV 感染通过性接触传播，但不排除间接传播的可能性。接触部位的小创伤可促进感染，三种鳞状上皮（皮肤、黏膜、化生的）对 HPV 感染都敏感。每一型 HPV 与特殊的临床损害有关，且对皮肤或黏膜鳞状上皮各有其好发部位。当含有比较大量病毒颗粒的脱落表层细胞或角蛋白碎片进入易感上皮裂隙中时，感染就可能产生，它可因直接接触或少见的自动接种或经污染的内裤、浴盆、浴巾、便盆感染。病毒感染人体后，可潜伏在基底角原细胞间，在表皮细胞层复制，HPV 侵入细胞核，引起细胞迅

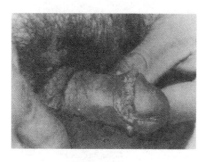

尖锐湿疣生殖器病变

速分裂，同时伴随病毒颗粒的繁殖与播散，形成特征性的乳头瘤。晚期基因表达结构多肽，即出现结构蛋白装配颗粒，病毒主要集中在颗粒层中的细胞核内，在表皮的颗粒层出现凹空细胞增多，组织学上正常的上皮细胞也有 HPV，治疗后残余的 DNA 常可导致疾病的复发。

尖锐湿疣的潜伏期为 3 周到 8 个月，平均约 3 个月，多见于性活跃的青、中年男女，发病高峰年龄为 20～25 岁，病程平均在 3～5 个月的男女患者，在性接触后不久即发病，而病程平均 12 个月的男性患者，其性接触者可不发病。多数患者一般无症状。损害大小及形状不等，可仅为数个，亦可为多数

针头样大的损害;在阴肛部可长成大的肿瘤样物,有压迫感;有恶臭味;有时小的湿疣可出现阴部痛痒不适,病人可出现尿血和排尿困难;直肠内尖锐湿疣可发生疼痛、便血,而直肠内大的湿疣则可引起里急后重感。

男性患者好发于包皮系带、冠状沟、包皮、尿道、阴茎、肛门周围和阴囊。病初为淡红或污红色粟状大小赘生物,性质柔软,顶端稍尖,逐渐长大或增多。可发展成乳头状或囊状,基底稍宽或有带,表面有颗粒。在肛门部常增大,状如菜花,表面湿润或有出血,在颗粒间常积存有脓液,散发恶臭气味,搔抓后可继发感染。位于湿度较低干燥部位的生殖器疣,损害常小而呈扁平疣状。位于湿热湿润部位的疣常表现为丝状或乳头瘤状,易融合成大的团块。有严重肝病的患者湿疣可增大。妊娠可使湿疣复发或生长加快。

由于目前没有特效的抗病毒药物,尖锐湿疣必须采用综合治疗。一是要治疗诱因,如白带过多、包皮过长、淋病等;二是要提高机体免疫力;三是应用抗病毒药物。一般只要坚持规则的综合治疗都可治愈。对于单发、面积小的湿疣,可手术切除;对巨大尖锐湿疣,可用 Mohs 手术切除,手术时可用冷冻切片检查是否切除干净。视病情还可以采取冷冻、激光、电灼、微波、β射线等方法治疗。

杜绝婚外性行为是预防尖锐湿疣的最好方法,避孕套具有预防 HPV 感染的作用,发现患者后同时治疗其性伴侣,目前尚无有效疫苗。

性病性淋巴肉芽肿

性病性淋巴肉芽肿又称第四性病,是通过性交而感染的性传播疾病之一。表现为外生殖器溃疡、腹股沟淋巴结化脓、穿孔和晚期外生殖器象皮肿和直肠狭窄症状。

感染后经 1～4 周潜伏期,男性多在龟头、冠状沟、包皮,女性多在小阴唇、前庭、阴道口及尿道口发生小丘疹、疱疹或溃疡,常为单个,有时数个,无明显自觉症状,常被患者忽略。初疮发生后 2 周左右,腹股沟淋巴结肿大,大部为单侧性、孤立性,以后淋巴结互相融合成团块与周围组织粘连,表面呈红色或紫红色,有明显疼痛及压痛。当股淋巴结、腹股沟淋巴结均被累及时,则肿大的淋巴结位于腹股沟韧带两侧,中间形成沟槽状,具有诊断特征。1～2 周后软化破溃排出黄色脓性分泌物,形成多数瘘管,病程持续数周数月,愈后遗留挛缩性瘢痕。女性很少发生腹股沟淋巴结炎,常向髂部及肛门直肠淋巴结引流,引起髂部及肛门直肠周围淋巴结炎及直肠炎。晚期主要病变为外阴部象皮肿和直肠狭窄,以女性多见。

本病主要是经过性交传染,预防与调护的重点是洁身自好,不发生不洁性交。发现患病后应及时就医。

非淋菌性尿道炎

非淋菌性尿道炎(NGU)是指由性接触传染的,主要由衣原体、支原体感染引起的尿道炎,少数也可由一些其他病原体如阴道滴虫、疱疹病毒、包皮杆菌、白色念珠菌等引起。主要表现为尿道刺痒感和尿急、尿痛,尿道口有浆液性或黏液脓性分泌物、白带增多等症状。部分可并发前列腺炎、附睾炎、输卵管炎,可致不育、异位妊娠、流产、死产等后果。

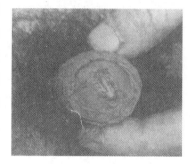

非淋菌性尿道炎

自 20 世纪 60 年代中期以来,非淋菌性尿道炎的发病人数在西方国家已超过淋病,成为最常见的性传播疾病之一。我国近年来病例数也在不断增加。

非淋菌性尿道炎的潜伏期为 1～3 周。男性患者可表现为尿道刺痒感,有些患者可伴有轻重不等的尿急、尿痛和排尿困难,尿道口可见少量黏液样分泌物,症状较淋菌性尿道炎轻,有些患者可同时伴有淋病。还有些非淋菌性尿道炎者可并发附睾炎。初起多为单侧,表现为附睾肿大、触痛,同时也可伴有睾丸疼痛、阴囊肿胀,还有的患者可发生前列腺炎。女性患者症状较轻,继发阴道滴虫和白色念珠菌感染后,可有尿频、排尿困难等症状。无症状的妇女可作为病原携带者而传染给性伴侣。部分患非淋菌性尿道炎的女性会发生宫颈炎、子宫内膜炎及输卵管炎,临床表现为白带增多、下腹疼痛,重者可有高热等症状。可致不孕、早产等。新生儿还可通过产道感染,引起眼结膜炎和亚急性非发热性肺炎。

预防非淋菌性尿道炎最有效的办法是避免婚外性交,一旦发现患上了非淋病尿道炎,应立即与性伴侣同时进行检查治疗。

生殖器疱疹

生殖器疱疹是由单纯疱疹病毒（HSV）Ⅰ型、Ⅱ型所致的性病之一。近年来发病率明显升高。在国内它还属性病中的新一代成员，人们对它的危害性还没有足够的认识。单纯疱疹病毒可引起皮肤、黏膜及多种器官感染。它可以通过性接触感染而发生生殖器疱疹。生殖器疱疹病毒有两个血清型：HSV-Ⅰ和 HSV-Ⅱ。大多数生殖器疱疹由 HSV-Ⅱ引起，本病可呈慢性复发过程，目前尚未有根治的良药。目前 HSV 成为不少国家和地区生殖器溃疡的首要病因，同时还与宫颈癌的发病及新生儿疱疹病的传染有关。

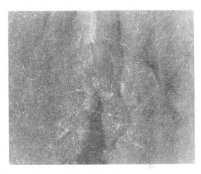

会阴部带状疱疹

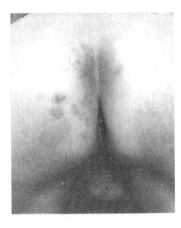

肛周带状疱疹

原发性生殖器疱疹，男性常见于阴茎、包皮、龟头、冠状沟、阴囊及会阴部；女性常见于子宫颈、阴道、尿道、阴唇、外阴皮肤黏膜等。发病前局部微红，有烧灼感和紧张感，随即出现簇集小丘疹并迅速成为粟粒大小水疱，呈圆锥形，壁稍厚，疱液开始澄清，以后混浊，常为一簇，亦有二、三簇者，疱破裂后露出糜烂面，数日后干涸结痂，愈后可遗留暂时色素沉着，易于原处反复发作。有的患者可有倦怠、周身不适、低热及附近淋巴结肿大压痛。若皮疹累及尿道口，可出现尿痛、排尿困难等症状。发生于阴道及子宫颈者，由于该处相对不敏感，可无自觉症状。少数病例可引起播散性感染如 HSV 性脑炎。一般原发感染可持续 1～2 个月后缓慢消退。

复发性生殖器疱疹症状多较轻，病程亦较短，一般无全身症状。HSV-Ⅱ型患者较 HSV-Ⅰ型易于复发。复发前可有前驱症状如局部瘙痒，在初次感染部位不定期出现水疱,并形成糜烂或浅溃疡,皮疹 7～10 天即可消退。其体征是在好发部位见到丘疹、小水疱,3～5 天后可形成脓疱,破溃后形成糜烂、溃疡,最后结痂愈合。

生殖器疱疹有自限性,1～2 周即可自愈。治疗的目的是防止下次复发。本病目前尚无特效药物,治疗原则为缩短病程,防止继发感染,减少复发。

生殖器疱疹的预防主要是避免不洁性交及不正当的性关系;活动性生殖器疱疹患者绝对禁止与任何人发生性关系,治疗期间禁行房事,必要时配偶亦要进行检查;对局部损害的护理,应注意保持清洁和干燥,防止继发感染;治愈后或有复发者,要注意预防感冒、受凉、劳累等诱发因素,以减少复发。

六、遗传优生

染色体

染色体的发现十分偶然。人类大约在 100 年前从植物的花粉细胞中发现了一些丝状和粒状的东西,但当时并没意识到这就是染色体。直到 1879 年德国生物学家弗莱明(Fleming・W 1843～1905)把细胞核中的丝状和粒状的东西,用染料染红并观察它,发现这些东西平时散漫地分布在细胞核中,当细胞分裂时,散漫的染色物体便浓缩,形成一定数目和一定形状的条状物,到分裂完成时,条状物又疏松为散漫状,后来科学家就把这种染色的条状物称为染色体。

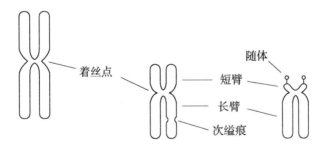

正常人体细胞的三种染色体

中部着丝点染色体;近中部着丝点染色体;近端部着丝点染色体

人体器官虽然非常复杂,但都是由各式各样的细胞所组成的,细胞是生命的基本单位。细胞不断地分裂而形成新的细胞,以续延各器官的生命和功能。染色质是细胞核的主要组成部分,在细胞进行有丝分裂时,松散的染色质,通过螺旋化而形成染色线,到分裂中期时,再进一步螺旋化,从而形成比较粗而短的一条条染色体。奥地利生物学家孟德尔(1822～1884),通过豌豆杂交试验,提出"遗传单位"的概念,并且总结出遗传规律。以后,德国的魏斯曼(1834～1914)和丹麦的约翰逊(1857～1927)分别通过实验研究提出了"染色体—基因"理论,证实了人类生命特征的代代相传,都是通过细胞核中一种称之为染色体的物质来实现的。

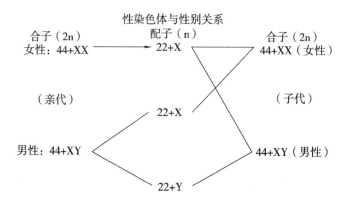

性染色体与性别关系

因各种生物细胞的染色体具有一定的类型和组数,所以一个染色体组包含一个完整个体发育的全部基因。人体细胞中有 23 对(46 条)染色体,其中 22 对(44 条)是常染色体,男女都一样,另一对是性染色体,男性为一条 X 和一条 Y 染色体,女性为两条 X 染色体。通常将制备好的染色体,根据其大小及着丝点(染色体上部和下部相连的部位)的位置,排列为 7 组(A-G 组),编为 1～22 号及 XY,每对染色体都有特征性的带型(花纹)。可以根据上述特征和变异,诊断染色体畸变。

基因

基因也叫顺反子,是 DNA(脱氧核糖核酸)分子上具有遗传效应的特定核苷酸序列的总称。基因位于染色体上,并在染色体上呈线性排列。具有保存和传递遗传信息的功能。基因不仅可以通过复制,把遗传信息传递给下一代,还可以使遗传信息得到表达。不同人种之间头发、肤色、眼睛、鼻子等不同,就是基因差异所致。基因在复制的时候由于各种原因会发生复制错误,也就是我们常说的基因突变。基因突变会导致其控制的蛋白质也发生相应的改变,而且这种变化是不固定的,可能对我们是有益的也可能是有害的,生物的进化就是因为基因的遗传和突变造成的,人类只有一个基因组,一般有 3 万~5 万个基因。人类基因组计划是美国科学家于 1985 年率先提出的,旨在阐明人类基因组 30 亿个碱基对的序列,发现所有人类基因并搞清其在染色体上的位置,破译人类全部遗传信息,使人类第一次在分子水平上全面地认识自我。随着人类基因组逐渐被破译,一张生命之图将被绘就,人们的生活也将发生巨大变化。

一般来说,基因工程是指在基因水平上的遗传工程,它是用人为方法将所需要的某一供体生物的遗传物质——DNA 大分子提取出来,在离体条件下用适当的工具酶进行切割后,把它与作为载体的 DNA 分子连接起来,然后与载体一起导入某一更易生长、繁殖的受体细胞中,以让外源遗传物质在其中"安家落户",进行正常复制和表达,从而获得新物种的一种崭新的育种技术。基因工程具有以下两个重要特征:首先,外源核酸分子在不同的寄主生物中进行繁殖,能够跨越天然物种屏障,把来自任何一种生物的基因放置到新的生物中,而这种生物可以与原来生物毫无亲缘关系,这种能力是基因工程的第一个重要特征。第二个特征是,一种确定的 DNA 小片段在新的寄主细胞中进行扩增,这样可以实现用很少量 DNA 样品"拷贝"出大量的 DNA,而且是大量没有污染任何其他 DNA 序列的、绝对纯净的 DNA 分子群体。

基因工程自 20 世纪 70 年代兴起之后,经过 30 多年的发展历程,取得了惊人的成绩,特别是近 10 年来,基因工程的发展更是突飞猛进。基因转移、基因扩增等技术的应用不仅使生命科学的研究发生了前所未有的变化,而且在实际应用领域——医药卫生、农牧业、食品工业、环境保护等方面也展示出美好的应用前景。

目前,基因药物已经走进人们的生活,利用基因治疗更多的疾病不再是一个奢望。因为随着我们对人类本身的了解迈上新的台阶,很多疾病的病因将被揭开,药物就会设计得更好些,治疗方案就能"对因下药",生活起居、饮食习惯有可能根据基因情况进行调整,人类的整体健康状况将会提高,21世纪的医学基础将由此奠定。

利用基因,人类可能在新世纪里培育出超级物种。通过控制人体的生化特性,人类将能够恢复或修复人体细胞和器官的功能,甚至改变人类的进化过程。

遗传的基本规律

人类遗传性状或遗传病,在上、下代之间的传递一般遵循以下规律:

(1) 分离律:在生殖细胞形成过程中,等位基因彼此分离,分别进入不同的生殖细胞中,这一规律称为分离律。分离律是由奥地利著名生物学家、遗传学家孟德尔于1865年通过豌豆杂交实验所发现,又称孟德尔第一定律。100多年来,这一规律被用来解释许多人类遗传病和性状的遗传规律。

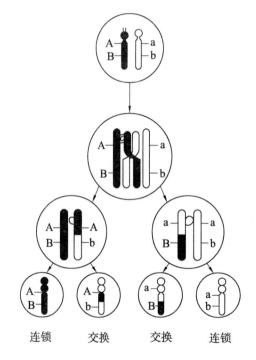

染色体基因的连锁与交换

(2) 自由组合律:孟德尔在总结一对相对性状遗传规律的基础上,通过进一步研究两对以上相对性状的遗传,发现了自由组合律。即:两对或两对以上的等位基因,位于非同源染色体的不同位点时,在生殖细胞形成过程中,非等位基因独立行动,可分可合,有均等机会组合到同一个生殖细胞中。这是由于在形成配子的减数分裂过程中,同源染色体要相互分离,非同源染色体随机组合进入不同的配子中。自由组合律又称孟德尔第二定律。

（3）连锁与互换规律：自由组合律,主要针对非同源染色体上的非等位基因的遗传规律。但许多基因位于同一染色体上,这一现象称为基因连锁。1909年美国遗传学家摩尔根及其学生,在孟德尔定律基础上利用果蝇进行的杂交实验,揭示了位于同源染色体上,不同座位的两对以上等位基因的遗传规律,即著名的连锁与互换规律。其基本内容是：生殖细胞形成过程中,位于同一染色体上的基因是连锁在一起的,作为一个单位进行传递,称为连锁律。在生殖细胞形成时,一对同源染色体上的不同对等位基因之间,可以发生交换,称为交换律或互换律。

连锁和互换是生物界的普遍现象,也是造成生物多样性的重要原因之一。一般而言,两对等位基因相距越远,发生交换的机会越大,即交换率越高；反之,相距越近,交换率越低。因此,交换率可用来反映同一染色体上两个基因之间的相对距离。以基因重组率为1‰时两个基因间的距离记作1厘摩。

遗传与优生

什么是遗传？简单地说,遗传就是通过遗传基因的作用,把父母亲具有的各种特征传给孩子。优生与遗传关系十分密切,优生的主要目标是尽可能地防止先天性畸形和遗传病儿出生,以减少遗传病的发病率。

大家知道,人体最基本的单位是细胞,一个人体大约是由500兆个各式各样的细胞组成的。优生与遗传的密切关系主要是由细胞核里的遗传物质决定的。细胞核里最主要的遗传物质是染色体,它是遗传的物质基础。染色体DNA分子是螺旋的成对核苷酸链,遗传信息就包含在核苷酸的各种排列组合中。而能够完整表示一个遗传信号的核苷酸排列就被称为一个基因。在这些遗传基因中,有的是健康的,有的是有缺陷或带疾病的,父母一般就是通过染色体把遗传基因传给下一代。遗传性疾病种类很多,遗传的方式也不一样。有的病可以在下一代就出现,有的病则要等到第二、三代以后才发病。有的人虽然自己身体里已经接受了某种含有遗传性疾病的基因,但并不发生疾病,这种人叫做携带者。当父母都是同一种疾病的携带者时,这种病就很可能在他们的下一代身上出现。除了疾病遗传基因外,如果染色体数目改变,或染色体本身出现断裂或残缺不全,也会对后代造成巨大影响,出现种种不正常的情况。

大量研究证明,遗传性疾病是影响出生人口质量的重要因素之一。目前世界上已知的单基因遗传病有 6 500 多种,多基因遗传病 100 多种。在正常人群中,遗传病发生率为 0.1‰～3‰,目前已列为一种常见病。提倡优生可以防止不健康或不正常的孩子出生,避免个人、家庭的不幸,减轻国家和社会的负担。

遗传病预防措施主要有以下几种方法:

(1) 加强遗传咨询,做好产前诊断。

(2) 对遗传病的群体进行普查与普防,对普查中确诊的病例,尽早进行预防治疗。

(3) 检出致病基因和染色体易位的携带者,并对其进行生育指导。

(4) 延迟遗传上有缺陷的个体临床发病。

(5) 做好婚育的分类指导,尽量扩大通婚圈,并杜绝近亲结婚。

(6) 积极治疗遗传病患者,减轻其痛苦。

(7) 搞好环境保护。

当然,除了遗传因素以外,引起胎儿发育不正常的因素还有很多。其外界因素有嗜烟酒、滥用药物、不当饮食、意外撞击等;其内部因素有患急慢性疾病、不良情绪等。这些都是应该加以预防的。

生个聪明健康的孩子,既会给美满幸福的家庭带来欢乐,又有利于国家民族的兴旺繁荣。而先天性痴呆孩子的出生,将会给双亲造成极大的痛苦,成为家庭的累赘和社会的负担。他的存活对家庭和社会没有任何意义。因此,预防和尽早发现胎儿异常,阻断遗传病和先天性缺陷的延续,是家庭幸福、国家兴旺的重要前提。

寿命与遗传

人为什么会衰老?机体衰老时为什么容易生病呢?科学家们在探索衰老之谜时发现,寿命与许多因素有关,包括内在的遗传因素和外在的环境因素,其中最主要的还是与遗传因素有关。

细胞是生物体的基本组成单位,因此,在寿命问题的研究上也必须从细胞的寿命着手。实验证实,细胞的分裂和保持分裂能力,与寿命和衰老很有关系。大量现象表明,寿命与遗传有密切的关系,每种动物所特有的寿命期限必定是以某种方式处于遗传控制之下。微生物学家海费利克根据10多年来积累的证据,提出遗传钟学说。他认为每种动物细胞分裂的次数和分裂周期都是事前安排好的,而且细胞分裂次数及分裂周期与物体寿命是有相关性的。例如,他在1971年把从流产胎儿身上取得的成纤维细胞,做离体组织培养,细胞进行有丝分裂50次前后才丧失活力。在老年人身上取得的细胞,只能进行20次的分裂,就死亡了。如果不能为死去的细胞补充新细胞,人体的功能水平就降低,出现衰老。可见,细胞分裂的次数与寿命成正相关,人的衰老与细胞数量的减少有关。所以,增加细胞分裂次数或延长细胞分裂周期是达到长寿的重要途径之一。

遗传是由基因决定的,遗传基因的物质主要是 DNA,DNA 是由多种核苷酸排列而成的,特定的核苷酸排列顺序组成了遗传信息——密码。通过这些密码,DNA 能够自我复制,产生和亲代一样的子代 DNA。这些密码还可转录合成 RNA,使 DNA 的遗传信息传给 RNA,由 RNA 再转译成蛋白质,然后由蛋白质(包括酶)实现生物代谢的类型以及生命活动。在生物体内遗传特征到生命活动特征的过程中,在复制或转录阶段,可能发生碱基替换和移码突变,以致造成子代 DNA 或新形成的 mRNA 异常。在转译过程中,也可能发生某一氨基酸的排列错误而导致蛋白质异常。这些有缺损的核酸或蛋白质,在正常的机体中有专门修理加工的机构予以修理使其恢复正常。但随着年龄的增长,这些有缺损的核酸或蛋白质积累增多,遗传信息逐渐变异,而修理加工的功能又逐渐降低,以致组织细胞损伤,直至细胞衰老、死亡。

据研究,在遗传上不同的生物,其衰老与 DNA 修复能力,以及培养细胞的分裂能力,都有相关作用。长命动物的 DNA 修复能力比短命动物强,患早衰疾病的人,其 DNA 修复的能力比健康人的低。一个 19 岁患早衰病病人的纤维组织在培养中仅能分裂 2 次,而对照的健康人则可达 30 次。当 DNA 受细胞内外环境因素影响而损伤时,细胞内有一种系统,能切除受损的 DNA 片断,其缺陷处再由新合成的 DNA 补上。完好的细胞每分钟能修复 300 个单链缺损,患早衰病病人的 DNA 修复能力减低。

另外,许多事例也表明人的寿命长短与遗传有关。其中最有说服力的是对双生子(同卵双生)的调查。有人统计 60～75 岁死去的双胞胎,男性双胞胎死亡的时间平均相差 4 年;女性双胞胎平均死亡时间仅相差 2 年。而普通同胞因年老而死亡者平均相差 9 年之多。有一例有趣报道,同卵双胞胎姐妹,一个嫁于大农场主为妻,生有众多孩子;另一个当裁缝勉强糊口,孑然一身。可是,姐妹俩相继在 26 天内同样死于脑出血。这说明遗传因素在寿命中的重要作用。

当然,寿命受环境因素的影响也很大,特别是人类的经济文化生活和社会政治生活。寿命是人口质量的主要方面,延年益寿是人们的共同愿望。按照科学家的推算,人的寿命应该在 150 岁以上,事实上现在人类的平均寿命确实在不断延长。我国人口的平均寿命也正在逐渐跻入世界的长寿队伍之中。

身高与遗传

现在的年轻人找对象,多把身高作为重要条件之一。这样做有没有道理呢? 大量的事实告诉我们,父母的身高对孩子的身高有着重要的影响,甚至是决定性影响,这是由遗传决定的。

一般说来,父母双方都是高个子,其子女也会高一些;父母都是矮个子,其子女一般来说也是矮个子。总的来说,高与高的结合生高,矮与矮的结合生矮,这就是身高遗传的规律。但是遗传对身高的影响不超过 80%,据统计,孩子的身高,从父亲那里遗传 35%,从母亲那里遗传 35%,剩下的 30% 决定于环境。与这个数字相对应,高个子的父母生下的孩子 70% 的概率是高个,相反,矮个子的父母生下的孩子 70% 是矮个。还有一种说法是孩子长得高还是矮,比较而言与母亲的身高关系更密切一些。

研究发现,身高的遗传受多对基因控制,基因数量越多,后代变异的程度越大。饮食习惯、营养条件、气候、水质、生活方式、工作性质、身体锻炼等环境因素,对人的身高也有很大的影响。遗传因素和环境因素哪个是主要因素,用双生子法研究,把一卵双生儿从小分开,由不同的养父母去抚养,长大后身高的变化,与在一起抚养大的身高相比,没有显著的差异。因此,可以认为遗传因素是主要的,环境因素是次要的。

有人根据身高遗传这个规律,依照父母的身高,建立了一个数字模式来推算孩子的身高,即:男孩子的身高(以厘米为单位)=(父亲身高+母亲身高)/2×1.08;女孩子的身高(以厘米为单位)=(父亲身高×0.923+母亲身高)/2。当然这仅仅是一个数字模式,对大多数人有一定的参考价值,对少数人则不一样。

英国著名生物学家葛尔顿在研究父母身高与子女身高的关系中,发现了这样一个有趣的现象:身材特别高的父母,其子女虽然比一般人的后代高一些,但不是特别高。而那些特别高的孩子,往往是身材中等稍偏高的父母生的。同样身材矮的父母,他们生下的孩子一般要矮一些,但不是最矮。而身材最矮的孩子,往往是中等偏矮的父母生的。葛尔顿把这种现象称为"身高数值从一个极端向另一个极端回归"。意思是父母均为高身材,其子女不一定特别高,而是向矮的方向回归;父母均是矮个子,其子女不一定很矮,而是向高的方向回归。葛尔顿的发现,向我们做了这样的提示:高高相配,子女不会无限高;矮矮结合,子女不会无限矮。这个提示是有道理的,否则一个民族的后代很可能向最高或最矮的方向发展。当然,并不否认正常身高人的后代所构成的庞大的正常身高人口的数字,他们在一定程度上也限制了人类的后代向两个极端身高快速发展的可能。

奥地利著名遗传学家孟德尔,通过他长期的大量试验表明:母方在身高的遗传中起着重要的作用。一般说,母亲高,父亲矮,其子女往往是高个子,至少不是矮身材。而父亲高,母亲矮,其子女只能是中等身材,甚至会有矮个头子女。假若父亲身材中等,母亲个头矮,其子女几乎全是矮个子。从我国广为流传的"爹矮矮一个,娘矮矮一窝"来看,是基本符合遗传规律的。

对于一个民族来说,应该是以中等身材为主体,身材过高过矮都不好。为了实现民族人口身材高矮均衡化,医学家和遗传学家建议:在选择配偶时,高个子的男子或女子,可以找一个稍矮的对象,特别是身高一米七八的姑娘,即便找一个身材矮一些的对象,其子女仍会是高个子。而身材偏矮的男子,最好找一个稍高一些的女子作配偶,这样,其子女会是中等偏上的身材,如果人人都这样选择配偶,整个民族人口的身材必然向均衡方向发展,当然,尽管遗传因素是重要的,但后天因素也不能忽视,例如环境条件、体育锻炼、营养因素等,这些对孩子的身高发育也有很重要的影响。

智力遗传与后天教育

俗话说:"什么妈妈什么孩"。智力能遗传,这是十分肯定的。一个人的体质、智力等多方面都与遗传因素具有十分密切的关系。我们在日常生活中也可以发现,一般说来,父母智商高的,他们的子女智力也好;父母智商低的,子女智力也比较差。单卵双胞胎的孩子,他们的智商常比较接近。德国科学家曾对1万名儿童的智力进行调查,结果发现,父母智力为优秀者,其子女约70%的智力为优秀;父母智力偏低者,70%的子女智力也是偏低的。有人对1 500名平均智商在140以上的成人进行追踪观察,结果发现,他们所生的孩子平均智商也在120以上。

人的智力与脑细胞数量、神经系统结构、神经递质、记忆分子等都有密切联系,而这些都决定于遗传的物质基础——脱氧核糖核酸即DNA。当然智力在遗传过程中并不是一成不变的,一般子女的智商与其父母相比,更接近于普通人群的平均值,即高智商的父母所生的子女,其智商要比正常人高,但比其父母要低,而低智商的父母所生的子女,其智商要比正常人低,但比其父母要高。另外,智力在遗传过程中,同样存在着变异,所以有的父母智力都很好,但生下的孩子却是白痴,而有不少智力一般的父母,其子女的智商却比较高。

有人认为智力是天生的,后天的教育只能增加知识,而不能提高智力。例如,中国科技大学少年预备班里的学生,有些孩子在2岁时其智商就高达240,他们的智力在进行早期教育之前就是超常的。而有人则认为智力取决于后天的教育、环境的影响和必要的教育。其有力的证据就是印度"狼孩"的故事,"狼孩"卡玛拉在回到人世间9年之后,才学会了45个单词,其智力水平甚至无法与1岁的孩子相比,原因就是他在出生后没有得到及时的教育。

以上两种观点都是不全面的,应该说智力的发育,遗传是基础,后天的教育及环境是条件,二者都不可忽视。孩子出生后,来自于先天的智力因素已经固定,而这种先天的智力因素能否成为现实,还受到文化背景、周围环境、家庭和学校的教育等许多因素的影响。有人做过调查,发现智商比较高的孩子,

60%～70%出身于有良好家庭教育的知识分子家庭。因此,有人将智力超常的儿童划分为三种情况,第一种是他们本身具备优秀的遗传因素,第二种是智力遗传因素一般而受到了良好的教育,第三种是具有优秀的遗传因素再加上良好的后天教育。所以不难发现,后天教育同样可提高孩子的智力。

一个人所具备的能力、智力和性格等,有的是受遗传影响,生来就有的,有的是在出生后从周围环境中学习而掌握的。如孩子的心理素质方面,是急躁还是稳定,是开朗还是抑郁,是怯懦还是勇敢,主要来自于父母的遗传,后天教育很难改变。而孩子的思考力、判断力、创造力、想像力等心理活动,受后天环境与教育的影响非常大,并且通过环境熏陶和教育可掌握智慧性的心理活动,从而使其智力得到充分的发挥。所以每个家长都应该抓住时机,对孩子进行适当的早期教育,提高他们的智力。

人体生物节律与优生

人体生物节律理论自 20 世纪 80 年代初从国外引入我国后,其在优生优育领域的不俗表现,引起了人口学家的高度关注。大家普遍认为,除了环境、疾病及遗传等因素直接影响着优生工作外,还有人体生物节律在制约着下一代的素质。要实现优生,除了要考虑其他优生条件外,还应该选择父母双方的生物节律高潮期受孕,才能达到真正优生的目的。

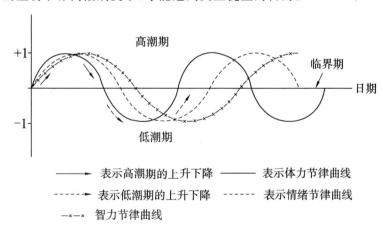

人体生物节律图

那么,究竟什么是人体生物节律呢?众所周知,在我们日常生活中,有人会觉得自己的体力、情绪或智力一时很好,一时又很坏,这是什么原因呢?科学家研究发现:人从他出生之日起,直至生命终结,其自身的体力、情绪和智力都存在着由强至弱、由弱至强的周期性起伏变化。人们把这种现象称作生物节律或生物节奏、生命节律等。产生这种现象的原因是生物体内存在着生物钟,它自动地调节和控制着人的行为和活动。

我们这里所谈的体力、情绪和智力"三节律",其实只是人体上生物节律的一个重要部分,其他如人在一天24小时内感官敏锐程度、温度、血压等有规律的周期性变化,也是人体生物节律的一部分。

在测算自己的生物节律时,首先计算从出生那天到现在想测算这天的总天数(必须使用公历,注意不要遗忘4年1次的闰年天数、农历转换公历及哪年是闰年,可查阅《新编万年历》等书)。然后以体力周期23天,情绪周期28天,智力周期33天,分别计算出三者的正弦曲线,这样就组成了一首协调、优美而又神秘的三重奏。

怎样确定高潮期、低潮期和临界期这三条曲线呢? 具体方法是:从出生日算起,起点在中线(=0),先进入高潮期(>0),再经历临界期(=0),而后转入低潮期(<0),如此周而复始。曲线处于中线以上的日子是高潮期,相反,处于中线以下的日子是低潮期(高潮期和低潮期的天数是相等的),而与中线相交的那天(严格讲包括其前后1天)则是临界期。在体力高潮期,人的精力旺盛,体力充沛,而在低潮期,则疲劳乏力、无精打采;在情绪高潮期,人的心情舒畅、情绪高昂,而在低潮期,则心情烦躁、情绪低落;在智力高潮期,人的头脑灵敏、记忆力强,而在低潮期,则迟钝健忘、理解力差。在生物节律的临界期,身体处在不稳定的过渡状态,此时人的有关能力和机体协调性较差,做事易出错,身体易患病。

过去,人们仅注意孩子后天的培养教育,往往忽视了先天因素在孩子成长中的作用。某研究机构跟踪研究了1 306个孩子在母体内受精卵形成时的情况,其结果表明:他们父母处在高潮期者6人;处于低潮期者45人;处于中等水平者1 255人。惊人的是,处在高潮期怀孕的孩子都聪明健康,处在低潮期怀孕的孩子体质和智力均差。这说明优生与怀孕的时机是密切相关的。

对于优生来说,最重要的是智力节律和体力节律。若夫妻双方的智力钟同步或基本同步，就可能使下一代有较高智商；若夫妻双方的体力钟同步或基本同步，则可能怀上先天体质好的胎儿；若夫妻双方的智力钟和体力钟双同步或基本同步受孕，则可能生下聪明而又健康的小宝宝；如果生物节律基本同步的夫妻，碰上生物节律低潮期或临界日受孕，则极可能怀上低能、体弱或有疾病的胎儿。要实行生物钟优生可按以下三个步骤进行：

（1）推算母体排卵日：一般情况下（28 天），从下次月经来潮的第一天算起，往前倒数 15 天是排卵日。月经正常者，28 天以上超过 1 天加 1；28 天以下少 1 天减 1。

（2）计算夫妻生物节律高潮期：由于生物节律的计算及绘图较繁琐，家庭优生者最好采用新世纪生物钟（人体生物节律显示盘）来检测。该盘只需几秒钟（无需计算），100 周岁内任意年龄全年的生物三节律（体力、情绪、智力的高潮期、低潮期和临界日）可同时用正弦曲线图形显现出来。快速、准确、直观，比电脑检测还方便。

（3）生物钟优生的实行：根据夫妻生物钟不同匹配情况实行优生，对于体力和智力节律基本同步的夫妻，实行优生比较容易，只要取双方的高潮期受孕就行。而如果夫妻生物节律不同步，则应遵循以下原则进行：因夫妻双方各有三条生物节律（共六条）一般情况下只要有四条处在高潮期即可受孕，当然有五条或六条更好，但一般很难达到，有时可能需要几年才能碰上。这样只要取夫妻任一方的强项即可，如父亲智商高，身体健康；母亲漂亮，性格温和，可选择父亲的智力和体力高潮期，母亲的体力和情绪高潮期即可。

少生优生，是我们的基本国策，只要综合考虑各项优生条件，选择生物钟的高潮期受孕，不但能起到提高人口素质的作用，而且可达到延缓人口增长之目的。

婚前检查的益处

婚前检查是热恋中的青年男女步入婚姻殿堂的重要一环。应该知道，结婚使你的生活掀开了新的一页。婚后夫妻要朝夕相处，生儿育女，过上幸福的家庭生活，但这需要一定的身体条件。婚前健康检查是指对男女双方包括内、外生殖器官在内的全面体格检查。通过检查，了解双方身体是否健康，是否患有不宜结婚或必须延缓结婚的疾病和缺陷，避免婚后身体健康互受影响,或使病情恶化,或性生活发生困难,或不孕,或使下一代出现先天性遗传病等不良后果,造成终身不幸。

婚前检查有以下三大意义:

(1)有利于双方和下一代的健康:通过婚前全面的体检,可以发现一些异常情况和疾病,从而达到及早诊断、积极矫治的目的,如在体检中发现有对结婚或生育会产生暂时或永久影响的疾病,可在医生指导下作出对双方和下一代健康都有利的决定和安排。

(2)有利于优生,提高民族素质:通过家族史的询问,家系的调查,家谱的分析,结合体检所得,医生可对某些遗传缺陷作出明确诊断,并根据其传递规律,推算出"影响下一代优生"的风险程度,从而帮助结婚双方制定婚育决策,以减少或避免不适当的婚配和遗传病儿的出生。

(3)有利于主动有效地掌握好受孕的时机和避孕方法:医生根据双方的健康状况、生理条件和生育计划,为他们选择最佳受孕时机或避孕方法,并指导他们实行有效的措施,掌握科学的技巧。对要求生育者,可帮助其提高计划受孕的成功率。对准备避孕者,可使之减少计划外怀孕和人工流产,为保护妇女儿童健康提供保证。

时下,某些即将结婚的青年男女忌讳婚前检查,也害怕面临婚前检查的尴尬局面,甚至不做婚前检查就结婚,是对婚前检查的重要性认识不足。为了保证新婚夫妇双方的身体健康、家庭幸福、后代健康,在结婚之前切莫忘记婚前检查。

婚前检查的内容

婚前检查的内容,主要包括询问病史和体格检查两大项。

病史询问的内容主要包括:

(1)了解双方是否有血缘关系:是近亲者,应禁止婚姻。

(2)了解双方现在和过去的病史:重点询问与婚育密切相关的性病、麻风病、精神病、各种传染病、遗传病、重要脏器和泌尿生殖系统疾病及智力发育障碍等,如患先天性缺陷,则应追问本人出生前后的经过,包括母亲孕期有无异常情况、分娩方式及出生时体重等。

(3)双方个人史:询问可能影响生育功能的工作和居住环境、烟酒嗜好、饮食习惯等。

（4）月经史：询问初潮年龄、月经周期、经期、经量、伴随症状、末次月经等。有助于发现某些能影响婚育的妇科疾病。

（5）双方家族史：以父母、祖（外祖）父母及兄弟姐妹为主，重点询问与遗传有关的病史、近亲婚配史及其他与家系内传播有关的疾病。

（6）若系再婚，应询问以往婚育史。

体格检查，包括内科体检、生殖器检查和实验室检查。内科体检，主要是常规体格检查。生殖器检查的重点，在于发现影响婚育的生殖器疾病。女性应做腹部肛门双合诊。若肛查发现内生殖器有可疑病变而必须做阴道检查时，得向受检者本人和家属说明理由，在征得同意后方可进行。婚检时要注意有无处女膜闭锁、阴道阙如或闭锁、子宫阙如或发育不良或畸形、子宫肌瘤、子宫内膜异位症等。还应注意外阴皮肤和黏膜有无炎症、破损或溃疡，以免将性病漏诊。

检查男性生殖器时，应注意有无包茎、阴茎硬结、阴茎短小、尿道下裂、隐睾、睾丸过小、精索静脉曲张和鞘膜积液等。

实验室检查，除了血、尿常规，胸透、肝功能、血型等外，必要时还得做染色体核型分析。此外，女性还应做阴道分泌物找滴虫、霉菌检查，必要时做淋菌涂片检查，男性应做精液常规化验。必要时还得做智商测定。

哪些情况不能结婚或生育

我国《婚姻法》规定，下列两种情况者不能结婚：

（1）直系血亲或三代以内旁系血亲之间不能通婚。直系血亲是指与本人具有直接血缘关系的亲属，即生育自己和自己所生育的上下各代的亲属。《婚姻法》关于禁止结婚的规定，直系血亲没有代数限制，均在禁止之列。三代以内旁系血亲是指出自同一祖父母、外祖父母的旁系血亲，如兄弟姐妹（包括同父异母或同母异父），叔伯舅姨姑与侄、侄女、甥、甥女；堂、表兄弟姐妹等。

（2）男女双方均罹患无法治愈的精神病或重度低能者。

下列三种情况者应暂缓结婚：

（1）性病、麻风病未治愈者。

（2）精神病处于发病期间者。

（3）患某些传染病，如霍乱、伤寒、鼠疫、白喉、乙型脑炎、脊髓灰质炎、狂犬病、病毒性肝炎等，按规定仍处在隔离期内者。

下列三种情况可以结婚，但不能生育：

（1）一方患有严重的常染色体显性遗传病，如强直性肌营养不良、软骨发育不全、成骨发育不全、双侧视网膜母细胞瘤、先天性无虹膜、显性遗传型视网膜色素变性、显性遗传型双侧先天性小眼球等。

（2）婚配双方均患有相同严重的常染色体隐性遗传病，例如先天性聋哑、白化病等。

（3）男女任何一方患有严重的多基因遗传病，如先天性心脏病、有高发家系的精神病（指除患者本人外，其父母或兄弟姐妹中有 1 人或更多人患精神病者）。

下列两种情况，应劝阻婚育：

（1）影响性功能的生殖器缺陷，如属可以矫治者，应先治疗后再结婚。对无法矫治的严重缺陷又不能性交或生育者，应劝阻其结婚。

（2）患有严重的脏器疾病或恶性肿瘤者。

最佳的婚龄和育龄

我国《婚姻法》明确规定："结婚年龄男方不得早于 22 岁，女方不得早于 20 岁。"这个法定婚龄是指结婚的最低年龄，而不是最佳年龄。

从医学的观点来看，婚育过早，男女青年全身各器官还处于发育阶段，骨骼钙化尚未最终完成，尤其是女性生殖器官与骨盆尚未完全成熟，性机能还很幼稚，如果婚后很快怀孕与分娩，必然会增加难产的机会或带来一些并发症、后遗症，对母子健康十分不利。但是，过晚地结婚和生育也不合理，女青年的婚龄最好不要超过 30 岁，最迟也不宜超过 35 岁，因为女子到了 35 岁以后，卵巢功能就要开始衰退，卵子中染色体的畸变率增高，容易造成流产、死胎或胎儿畸形，特别是生出先天愚型儿的几率将大幅度增高。年龄过大怀孕与分娩，还会使妊娠并发症与难产的发生率增加，如宫缩乏力、产程延长、产后出血等。

那么，最佳的结婚年龄究竟是多大呢？由 500 多位专家和医护人员组成的全国新生儿生长发育科研协作组通力协作,前后历时 8 年,调查分析了中国南北方 15 个城市 24 150 例新生儿体格发育六项指标(体重、身长、头围、胸围、顶臀长和上臂围),以探讨母亲较佳分娩年龄,为制定优生与晚育政策提供科学依据。结果表明,母亲分娩年龄≤20 岁时,其新生儿体格发育六项指标均落后于其他年龄组,足月产的百分率也低于其他各组。相反,母亲分娩年龄在 24～34 岁之间者,其新生儿体格发育最好,早产和过期产的百分率最低,其中尤以 24～29 岁组为优。

由此也可以看出,我国政府倡导的晚婚晚育年龄正好处于最佳结婚年龄和最佳生育年龄期间,而且是全优最佳婚育年龄段。殷切希望广大青少年和育龄群众,要尊重科学,相信科学,应用科学来指导自己的婚姻、生育行为,为了中华民族的伟大复兴和子孙后代的幸福,抛弃旧的婚育观念。

夫妻感情与优生

夫妻感情融洽是家庭幸福的重要条件之一,同时也是优生的重要因素。在美满幸福的家庭中,胎儿会安然舒畅地在母腹内顺利成长,生下的孩子往往聪明健美。倘若夫妻感情不和睦,彼此间经常争吵,长期的精神不愉快,过度的忧伤抑郁,会导致孕妇大脑皮层的高级神经中枢活动障碍。可引起内分泌、代谢过程等发生紊乱,并直接影响到胎儿。

如果在夫妻感情不和的情况下受孕,可能影响受精卵的生长发育,影响下一代的健康。如果在怀孕早期,夫妻之间经常争吵,孕妇情绪波动太大,可导致胎儿发生兔唇等畸形,并能影响出生后婴儿情绪的稳定;如果在怀孕中晚期夫妻不和而致孕妇精神状态不佳,则会改变胎动次数,影响胎儿的身心发育,并且出生后往往烦躁不安、易受惊吓、哭闹不止、不爱睡觉、经常吐奶、频繁排便、明显消瘦等等。

国外某研究机构的观察试验,发现孕妇在争吵后,3 周以内仍情绪不宁,此间的胎动次数也较前增加 1 倍。有一孕妇的丈夫突然去世,由于她处在极度悲痛之中,胎儿常在腹中做剧烈运动,出生后每次吃奶都发生呕吐,因而瘦弱不堪。有些妇女在怀孕时丈夫脾气不好或精神病发作,所生的婴儿也多有消化功能不良等现象。据统计,这类感情不和睦的父母孕育的胎儿在身心缺陷方面的概率比那些美满和谐、感情融洽的父母所生的孩子要高 1.5

倍,出生后婴儿因恐惧心理而出现神经质的机会也比后者高 4 倍,这类儿童往往发育缓慢,怯弱胆小。

研究发现,在激烈争吵时,孕妇内分泌可发生变化,会影响到胎儿;并且,母亲的盛怒可致血管收缩,血流加快,也会祸及胎儿;还有,争吵时父母的高声怒气,对胎儿来说无异于噪音,也在危害着胎儿。可见,父母的频繁争吵,就是腹中胎儿的灾难。因此,男女双方从婚后到受孕,到整个怀孕期间,都要互相尊重,互相理解,注重培养双方的感情,不要为一点小事就争吵不休,互不相让。同房前半个月的心理状态对卵子有一定影响。所以,性生活应安排在感情最融洽的时候,使受孕于双方的爱情达到最高峰之时;孕期,双方要心平气和地对待彼此的分歧,夫妻之间相互爱慕,并以极大的爱心共同关注着那爱情的结晶,使整个家庭在孕期充满温馨,充满爱。愿你们的宝宝能在和谐、愉快的家庭氛围中安然成长。

自然环境与优生

自然环境可分为原生环境和次生环境,原生环境指自然形成的生存环境;次生环境是指人为因素导致生存条件的改变,如人口密度、工业发展、能源利用和废物排放所造成的环境。

自然环境对于胎儿的影响有以下几个方面:

(1)重金属污染:可造成先天性出生缺陷,其中铅和汞对胎儿的危害最大。它可造成孕妇中毒、胎儿死亡、早产和"油症儿"。

(2)微量元素缺乏:如孕妇缺碘,可造成胎儿甲状腺功能低下、影响大脑发育,以致先天性畸形、聋哑、智力低下和甲状腺肿大。

(3)大气污染:可造成胎儿、婴儿的死亡,并影响后代的身体健康。

(4)化学因素:化学因素包括很多方面,如汽车尾气、工厂排出的有害气体、污水等,还有农药、涂料、洗涤剂中的有毒成分,这些有害物质会影响胎儿的生长发育,引起孕妇流产、早产、死胎或胎儿发育不良等现象。

(5)放射性物质污染:可造成胎儿畸形,如小头畸形、无脑儿、脊柱裂、生殖器畸形等。

(6)农药污染:农药通过各种途径进入孕妇体内,可损害胎儿,使胎儿畸形,还可通过乳汁影响婴儿的发育。

应该说,影响孕妇优生的环境因素很多,但绝大多数是可以预防的,关键在于采取有效的预防措施。我们要提高全民的优生意识,在指导孕妇保健过程中,应注意把环境优生知识教育贯穿在婚前、孕前、孕期、哺乳期等每一个环节中,如最佳孕前准备、孕期最佳环境的建立、孕期不利环境的预防等。

生活环境与优生

从新生命的孕育到胎儿出生这段时间,是孩子一生中很重要的阶段。抓住这个时机,通过控制母体的生活环境,可使新生命各方面的潜在能力得到最大限度的发挥。生活环境对胎儿的影响主要表现在以下几个方面:

(1)生物因素:孕妇患感染性疾病时,体内的病原体可经血液通过胎盘传给胎儿,引起胎儿宫内感染,造成孕妇流产、死胎,甚至造成胎儿畸形。

(2)动物传染:孕妇不要接触猫、狗等动物,也不要吃未煮熟的肉类和生蔬菜,以预防新生儿感染巨细胞病毒和弓形虫病。据上海市统计每出生9万新生儿,就有2 500名新生儿被感染,所以妇女孕前应做巨细胞病毒检测。先天性巨细胞病毒感染对小儿危害很大,是我国小儿致畸致残的重要原因之一。对婴儿的体格、智力发育影响很大,可引起婴儿脑室增大、发生可疑钙化点、智力发育迟缓、失聪等神经系统后遗症。

(3)物理因素:孕妇怀孕的前3个月要避免发烧,不要用过热的水洗澡,尽量远离手机和电脑,少看电视;B超和X射线检查对胎儿均有一定的影响,必须慎用;噪声对准妈妈也有不小的影响。

(4)药物因素:药物对胎儿的不良影响主要取决于用药时的孕龄、药物的毒性及剂量、用药时间的长短等因素,某些可用可不用的药物孕妇应尽量不用;长期服药的妇女不要急于怀孕。值得注意的是,丈夫若服了含有环磷酰胺等化学物质,精子就会出现异常,从而影响胎儿质量。

(5)不良生活方式:如酗酒后男子的精子一旦与卵子相遇,形成的胎儿常有先天异常,医学上称"胎儿酒精综合征",头颅小,智力低下或痴呆,并有四肢及内脏畸形和功能障碍;如孕妇酗酒,可造成胎儿颜面缺陷、心血管异常和肢体畸形。孕妇吸烟可影响胎儿的正常发育,尤其是大脑的发育,烟叶中有害的物质可造成流产、早产、胎儿宫内发育迟缓,甚至胎死宫内。另外喝浓茶、饮咖啡等，也都会导致胎儿宫内发育迟缓，引起流产、胎儿出生缺陷等异常现象。

（6）母体健康：怀孕妇女患病会直接给胎儿带来危害，如孕妇在妊娠12周内得了风疹（俗称"三日麻疹"），可导致胎儿心脏畸形、小头症、精神薄弱、白内障、耳聋及畸形。

因此，应该为孕妇创造一个良好的生活环境，在怀孕期间应该禁止接种麻疹、风疹、小儿麻痹等疫苗，避免因生活环境低下给胎儿的发育带来不良影响。

什么季节怀孕好

生育是每对育龄夫妇生活中的一件大事。除了要选择最佳生育年龄外，从优生优育的角度考虑，什么季节怀孕也有一定的讲究。虽然说一年四季均能怀孕，但相比而言，冬、春季怀孕没有夏、秋季好。这是因为冬季室内外空气污染比较严重，春季容易患病毒性疾病，这两种情况均对母体和早期胚胎不利。

根据我国33个单位协作参加的重点攻关课题《环境质量与出生缺陷关系流行病学研究》表明，室内外空气污染与早期胚胎致畸有明显关系。空气中的二氧化硫可以使人体细胞内的遗传基因、染色体发生异常，从而导致胎儿畸形。冬季空气中二氧化硫的浓度高于其他季节，特别是工业城市，所以冬季怀孕的胎儿出生缺陷明显高于其他季节。另外，家庭生活中用的燃料（煤、煤气、液化气等）所造成的室内污染，对胎儿发育也有一定影响，再加上冬季天气寒冷，不经常开门窗，室内的有害气体不断增多，因而冬季怀孕的胎儿畸形率要高于其他季节。

春季空气中湿度大，温度逐渐升高，有利于各类病毒的繁殖和生长，使病毒性疾病明显增加并常常造成流行。另外，春季天气多变，温度波动较大，容易受凉感冒，故使孕妇感染病毒的机会增多。现在已知风疹病毒、巨细胞病毒、脊髓灰质炎病毒、流感病毒、流行性腮腺炎病毒、水痘病毒、疱疹病毒等均可通过胎盘引起胎儿畸形。

夏、秋季怀孕到3个月时，正值秋末冬初，这时，天气凉爽，身体舒适，同时孕妇已经过了妊娠反应期，食欲增加，加上这个季节的新鲜蔬菜、水果供应充裕,这对保证孕妇营养和胎儿大脑发育十分有利。到了临产期,又正好是春末夏初,天气温和,副食品供应丰富,这又为产妇增加营养,顺利地度过产褥期,使身体尽快得到康复提供了必要条件。夏天孩子不受包被和衣服的束缚,又能得到充分的阳光照射,有利于肌肉发育和骨骼钙化。待孩子长到半岁以上,需要添加辅食时,已经进入冬季,可避免夏天肠道传染病流行高峰,可使孩子的肠胃能较好地适应和吸收营养物质。当第二年春夏季来临时,孩子到了断奶时,已是春暖花开,丰富的新鲜蔬菜又不断上市,有利于孩子的身体健康和智力发育。医学界普遍认为,春末夏初出生的婴儿体质好,不易患病。

综上所述,为了达到优生、优育目的,选择在 4～5 月份受孕较好。当然由于我国国土辽阔,南北方四季气候及蔬菜、瓜果、粮食的收获季节都有差别,选择受孕季节时不要过于拘泥,应根据本地实际情况作相应调整。

孕妇用药要慎重

据国内外研究报道,孕妇如果用药不当,往往会引起流产或使胎儿患有功能性疾患,甚至造成先天性畸形。因为药物不但作用于孕妇自身,还可以通过胎盘直接进入胎儿体内,也可以通过母体代谢间接地影响胎儿。药物的种类很多,有些药品虽然对母体的危害性不大,但对胎儿却有损害作用。

由药物引起的胎儿损害或畸形,一般都发生在妊娠的头 3 个月内,特别是前 8 周内最为突出。因为着床后的受精卵,每个细胞都有各自的特殊功能,并开始进行分化,逐渐形成不同的组织和器官的雏形。在这个重要阶段,如果孕妇用了某些药物,一些组织和器官的细胞就会停止生长发育,导致畸形儿的出生。

药物对胎儿的影响程度,主要取决于药物的性质、剂量、疗程长短与毒性的强弱,以及胎盘的通透性和胎儿遗传素质对药物的敏感性等因素。尤其在妊娠的头 3 个月内,对胎儿有损害或致畸的药物要尽量避免使用。必须应用时,一定要严格掌握药物的剂量与应用时间,以及避免联合用药。特别对于胎儿作用不甚明确的新药更要禁用。未经医生同意,患者不应随便用药。

现已知孕妇应禁用或慎用对胎儿有致畸作用的药物有:抗肿瘤药物、性激素类药物对胎儿可产生生殖器官女性男性化或男性女性化；孕妇用己烯雌酚可使她的女孩年长后发生阴道腺癌；抗癫痫药苯妥英钠、苯巴比妥钠不仅可使胎儿畸形，还会影响新生儿的凝血功能；催眠镇静药如安定、利眠宁、眠尔通等早期妊娠时持续用药，可有引起小儿唇腭裂的危险；肾上腺皮质激素如氢化可的松也可引起腭裂及骨骼畸形；孕期服用四环素会引起孕妇急性脂肪肝，胎儿骨骼、牙齿等受影响；链霉素、庆大霉素、卡那霉素都对胎儿、新生儿听力及肾脏有影响；长期服用阿司匹林可影响新生儿血小板功能，引起新生儿出血；长期服用止痛药可引起胎儿贫血、低体重儿；呋喃咀啶、磺胺类药易引起新生儿黄疸；氯霉素易引起新生儿"灰色综合征"；抗甲状腺药可引起新生儿甲状腺肿大；抗凝药可致畸及新生儿出血。

一般孕妇生病喜欢吃中药，认为中药比西药安全，副作用小，对胎儿无影响。事实上中药也有"妊娠禁忌"。孕妇禁用的中药主要是毒性大、药性猛烈的巴豆、铅粉、水银、大戟、麝香、三棱、莪术、水蛭、蛇虫、蜈蚣、土牛膝等。慎用的中药有大黄、附子、红花、桃仁、肉桂、半夏等。禁服的中成药有牛黄解毒丸，大、小活络丹、跌打丸、紫金丹、开胸顺气丸、十滴水、失笑散、苏合香丸、复方当归注射液、风湿跌打酒和舒筋活络丸等。慎用的中成药有牛黄上清丸、藿香正气丸、防风通经丸等。

根据药物对胎儿的危害程度，涉及孕妇用药安全问题，国际上许多国家实行了妊娠用药分级制度，将药物分为 5 级：A、B、C、D、X，危害程度从 A 到 X 依次增加。A 级最安全；X 级最危险，孕妇禁用。B 级比较安全，C 级不能排除风险，D 级有风险证据，但用药也有可能利大于弊。

总之，尽量避免孕早期用药，即使用药，也要采取最低有效剂量、最短有效疗程。能局部用药，就不全身用药，尽量不用"孕妇慎用"药，坚决不用"孕妇禁用"药。

谨防电磁辐射伤害胎儿

涉及各行各业的电磁辐射已经成为继大气污染、水污染和噪音污染后的第四大污染。而且随着经济发展，电磁辐射加剧。如何减轻电磁辐射对人们，特别是对孕妇和胎儿的危害，已成为一个重大的环保和优生课题。

国内外大量的动物试验和调查表明，电磁辐射对人体的危害是多方面的,而胎儿特别容易受到其伤害。具体地说,1～3个月为胚胎期,受过强电磁辐射可能造成肢体缺损或畸形;4～5个月为胎儿形成期,电磁辐射可能引起智能损坏,甚至造成痴呆;6～10个月为胎儿成长期,其主要后果则是免疫功能低下,出生后体质弱,抵抗力差。因此,对这一新的污染问题,如不予以高度重视,可能会危及下一代人的健康成长,对国家和家庭造成无可弥补的损失。

现代科学研究表明,电子计算机和电视机的视屏显示终端(VDT)可产生多种低强度电磁辐射,其中包括电离辐射(如 X、α、β、γ 射线等)和非电离辐射(如紫外线、射频辐射、红外线和可见光)。虽说电子产品发出的辐射强度极微,但是如果妇女或孕妇经常从事计算机操作,就有可能对胎儿造成一定的影响,易导致流产和畸胎。在大多数人的意识中,只有显示器才会产生辐射。其实不然,主机、键盘及周围的相关设备,都可以产生辐射。相关的测量显示,这些设备辐射量并不比显示器低。科学家专门检测了电脑的辐射量:键盘为 1 000 伏/米、鼠标为 450 伏/米、屏幕为 218 伏/米、主机为 170 伏/米、笔记本为 2 500 伏/米。从检测结果可以看出,对人体伤害最大的是鼠标和键盘,因为它们与人体是零距离接触。虽然现在有了防护服和防护眼镜,但手还是要与鼠标和键盘接触,因此,如何消除电脑辐射显得尤为重要。为此,专家们建议让孕妇暂时离开电脑操作等视屏岗位。有条件者,最好在怀孕期内暂时调离。仍在这一岗位工作的,必须穿着特殊保护服装。在监视屏幕前工作的未婚、新婚女性,也应该坚持穿着防护服。

家电产生的电磁波是一种危害孕妇的无形污染。如果妊娠早期使用电热毯可导致流产和胎儿畸变;微波炉使用不当或质量不好造成的污染,可引起流产、死胎等;长时间看彩电或在彩电荧屏前长时间工作的孕妇易受荧屏表面所产生的静电荷及放出的 X 线的影响,损害孕妇本身及胎儿,故建议新婚妇女和孕妇远离微波炉、电视机和电脑等。另外,孕妇更应避免触电。对一般人来说,轻微的触电没有多大关系,而对孕妇来说却非同寻常,即使轻微触电,亦可导致胎儿发育迟缓、羊水过少症,甚至死胎。

总之,家用电器使用不当会影响优生,电磁辐射对生殖健康的影响以及对胎儿的伤害,应引起我们每个人的重视。当然,在当今社会不可能完全不接触电视、计算机、DVD 机等电子产品,但认真加以防范仍不失为上策。为

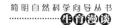

此,请孕妇们注意:

(1) 不要长时间近距离看电视,一般应距荧屏 2 米以上,并注意开启门窗,通风透气,看完电视应洗脸。

(2) 孕妇卧室里家电不宜摆设太多,尤其彩电和电冰箱不要放在孕妇的卧室。

(3) 家用电器要定期检查,严防漏电,孕妇使用时要格外小心,严防触电。

(4) 孕妇禁用电热毯,最好不要接触微波,从事电脑工作的育龄妇女,最好在孕期调换工种,以确保胎儿健康。

(5) 家中有电脑的孕妇,不可沉溺于使用电脑看 VCD,更不可长时间上网。

遗传病的特征

遗传病,主要是由遗传物质即 DNA 构成的基因和染色体异常引起的疾病。基因异常称基因突变,染色体异常称染色体畸变,因此,遗传病也可定义为主要由基因突变或染色体畸变引起的疾病。可遗传病未必都是代代相传的疾病,它有先天性、家族性、罕见性、终生性四大特征。

"先天性"是指遗传病大多数"与生俱来",但并非全部。因此,要特别注意划分"先天"、"后天"的界线。遗传学上只把存在于精子、卵子和受精卵中的因素看作"先天性"因素。包括整个胚胎期间的各种宫内因素和胎儿出生后的各种环境因素,都是"后天性"因素,由这些因素引起的疾病,都是"后天性疾病"。例如,在妊娠期间,孕妇受到某些病毒感染、接受 X 线照射或服用某些能引起胎儿畸形的药物,都有导致胎儿异常的危险,习惯上把这类胎儿异常全都划入"先天性异常"之列。但根据遗传学标准,这些疾病不属于遗传性疾病,甚至不能算是严格意义上的"先天性疾病"。只有由精子、卵子或受精卵的缺陷所引起的疾病称之为"先天性疾病",这个意义上的"先天性",是大多数遗传病的一大特征。

"家族性"是指某种病在患者家族中的发病率比群体中的平均发病率高。"家族性"是大多数遗传病的另一特征。例如,某些视网膜母细胞瘤是遗传性的,还有遗传性甲状腺肿和家族性结肠息肉等。但是,同一家族中出现几个甚至多个同种疾病的患者,未必能说明该病具有遗传性。例如,结核和肝炎有可能累及数名家族成员,但这是传染而不是遗传,发病者是受到同种有害环境因素的伤害所致。

绝大多数直接由遗传决定的典型的遗传病,都是罕见甚至极罕见的疾病,故"罕见性"是典型遗传病的又一特征。即使在遗传病中属于发病率最高之列的"先天愚型",在新生儿中的发病率也仅占六百分之一左右。至于由遗传基因缺陷引起的先天性代谢缺陷病,发病率常低到数十万分之一。但是,这里说的"罕见性",是就某种单独的遗传病而言,若就所有遗传病的总体而言,就绝非"罕见"了。已知的人类遗传病多达 6 600 余种,所以遗传病的总发病率相当可观。这就是当前世界医学界对遗传性疾病予以特别关注的原因之一。

遗传性疾病的"终生性"指它至今还无法根治,基本上"一病定终身"。因为遗传病的根本病因在于遗传物质的缺陷,而至今尚无纠正有缺陷的致病基因或染色体的有效办法。但随着"遗传工程"技术的发展,根治遗传病不再是可望而不可即的幻想,不久的将来它将变为现实。

遗传病的种类与受累人数

遗传病一般可以分为三大类:单基因遗传病、多基因遗传病和染色体异常遗传病。目前也有分为五大类的,即在上述三大类的基础上再加上线粒体基因病和体细胞遗传病。

(1)单基因遗传病:单基因遗传病起因于突变基因。在一对同源染色体上,可能其中一条含有突变基因,也可能同源染色体对应点都含有突变基因。单基因遗传病通常呈现特征性的家系传递格局。单基因病被发现的病种越来越多,目前已知的有显性遗传(如原发性青光眼等)、隐性遗传(如先天性聋哑、高度近视、白化病等)、性链锁遗传(又称伴性遗传,如血友病、红绿色盲等)三大类共6 500多种。其中某些病种的发病率并不低,如红绿色盲男性发病率约为 7%。因此,单基因病在人群中并不罕见。总的估计,人群中有 3%~5%的人受累。

(2)多基因遗传病:多基因病起源于遗传素质和环境因素,包括一些先天性发育异常和一些常见病,如有唇裂、腭裂、哮喘病、精神分裂症等。多基因病有家族聚集现象,但无单基因病那样明确的家系传递格局。多基因病与单基因病比较,在同胞(兄弟姐妹)中的发病率比较低,为 1%~10%(单基因病在同胞中的发病率一般为 1/2～1/4)，但在群体中的发病率却比较高，如原发性高血压约为 6%，冠心病约为 2.5%。所以总的估计，人群中 15%～25% 的人受累。

（3）染色体异常遗传病：人类正常体细胞具有二倍体数目染色体。如果在生殖细胞发生和受精卵早期的发育过程中，染色体发生了不分离或断裂与不正常的重接，就会产生整条染色体或染色体节段超过或少于二倍体数目的个体，即染色体数目异常或结构异常，表现为各种综合征，如先天愚型等。目前已经发现的人类染色体数目或结构异常的遗传病有 400 余种。

把上述三类遗传病汇总估计，人群中有 20%～25% 的人患有不同的遗传病。

（4）线粒体基因病：线粒体 DNA 是呼吸链部分肽链及线粒体蛋白质合成系统 rRNA 和 tRNA 的编码。这些线粒体基因突变可以导致线粒体基因遗传病，随同线粒体传递，呈细胞质遗传。

（5）体细胞遗传病：已知癌肿起因于遗传物质的突变。癌家族有家族性癌肿遗传易感性。体细胞癌肿的产生是以体细胞遗传物质突变为直接原因的，所以癌肿属于体细胞遗传病。有些先天畸形也属于这类遗传病。

应该指出，由于对人类遗传病的研究日益深入，有些以前认为与遗传无关的一些传染病，现在发现是受遗传因素影响的。例如，控制脊髓灰质炎病毒敏感性的基因（pvs）位于人类 19 号染色体上；有白细胞抗原 HLA-Bs 的人，是由于 6 号染色体上有相应的基因，这样的人易患慢性活动性肝炎。

肿瘤能够遗传

许多人都有这样的疑问：肿瘤会遗传吗？这也难怪，在我们周围可以见到这样的情况，在某个人的几代亲戚中，有不少人都被癌症夺去了生命。那么，癌症到底会不会遗传呢？其实，早在 300 多年前就有人认为肿瘤具有遗传倾向，本世纪以来，随着科学的飞速发展，这种认识已经有了越来越多的科学依据。

虽然多数肿瘤的发生与环境因素有关，但在相同环境下生活的人中，有人罹患癌症，有人却安然无恙，而且，有些肿瘤在某些家族中相传有一定规律性。这些现象如果单用环境因素的作用去解答，是难以说明的。多年来，在肿瘤病因学的研究中,已经积累了大量的资料,说明遗传因素在肿瘤的发生中起着不可忽视的重要作用,肿瘤的发生和形成,实质上联合了环境因素与遗传因素的共同作用。

这里有几个很好的例子,大家都知道,肺癌与吸烟有明确的关系,有人做过这样的比较:选择两组人,第一组人为肺癌病人的家属,第二组人的亲戚中没有人患肺癌,两组人不吸烟,比较两组中因患肺癌而死亡的人数。结果发现,在第一组中,因患肺癌而死亡的人数是第二组的4倍。这充分说明,即使有明确的环境因素,遗传因素对癌症的发生也在起作用。另外又有资料说明,亲戚中有人患乳腺癌的比亲戚中没人患乳腺癌的患病比例高。据调查,癌症患者的近亲发生相同癌症的可能性比亲戚中无人患癌的人大3倍。视网膜母细胞瘤也是肿瘤具有遗传因素影响的引人注目的例证。约40%的视网膜母细胞瘤具有遗传性,如果父母中有任何一方患病或共有此病,子女发病的机会为1/2。此外,视网膜母细胞瘤基因的携带者发生视网膜母细胞瘤的危险将增加1万倍。家族性结肠息肉病也是一种遗传病,虽然它不是癌症,但在出生时如已遗传有这种疾病的突变基因,到50岁时将大部分发生结肠癌。

在世界范围内,在不同的地域不同的种族中,某些肿瘤的发病率与死亡率有着明显的差别。例如,日本人的胃癌死亡率比美国人高7倍,美国人的肺癌残废率又比日本人高2倍多,而苏格兰人又比美国人高2倍,对上述情况,一般认为地理上的差异代表了环境因素的影响,但种族的差异也是非常重要的。所谓种族的差异,实质上就证实了遗传因素在起作用。美国黑人前列腺癌的残废率高于美国人2倍多,这也是种族遗传差异的又一例证。据国内资料报道,广东人移居上海10年以后,鼻咽癌的发生率仍高于上海本地居民2.6倍。食管癌高发区的河南省林县居民,移居山西省黎城后80~100年,移民的食管癌死亡率仍高于当地居民5.7~8.6倍。

根据以上的例子可以得出结论:肿瘤是具有遗传性的,但在确认肿瘤的遗传因素时,不可将遗传因素与环境因素完全对立起来。遗传因素和环境因素相当于肿瘤发生的内在因素和外在因素,肿瘤的发生是两者共同作用的结果。同时也要认识到,在不同的肿瘤中,遗传因素或环境因素所起的作用是不同的,有些肿瘤在遗传的影响下注定会发生,而绝大多数肿瘤则须在遗传和环境共同影响下才会发生,有时以环境为主,有时以遗传为主。

临床报告证实,目前已经明确的遗传性肿瘤有几十种,如视网膜母细胞瘤、肾母细胞瘤、神经母细胞瘤、基底细胞瘤、结肠癌、皮肤鳞癌、子宫内膜癌、多发性神经纤维瘤等,均具有常染色体显性遗传特点。其肿瘤基因是显性的,如果夫妇有一人是患者,生育的孩子有二分之一可能是患者,生育的子女越多,患者越多。还有一些肿瘤以遗传因素为主,但也受到某些环境因素的影响。如乳腺癌、胃癌、肺癌、前列腺癌、子宫颈癌等,患者的一级亲属发病率明显高于一般群体。

先天畸形与遗传

先天畸形,是指出生时可见的身体结构及功能缺陷。这些缺陷不是分娩时损伤引起的,而是在胚胎时期形成的。严重结构缺陷的胚胎,多数早期夭折,出生时所见先天畸形,仅是其中的一部分。有些先天畸形,出生时不易察觉。目前,我国先天畸形儿出生约占总出生数 8.3‰。已知的先天畸形,约 10% 是单基因遗传和染色体异常所致,10% 是因环境因素造成的,80% 是由遗传因素和环境因素共同作用的结果。

常染色体显性遗传的先天畸形有:软骨、锁骨、颅骨、面骨发育不全,并指、多指、短指、唇裂、眼睑下垂、白内障、多发性结肠息肉、结节性脑硬化、肌强直、多发性黏膜神经瘤等。

常染色体隐性遗传的先天畸形有:先天性肾上腺增生症、软骨发育不良、小头畸形、鱼鳞癣、鸟头侏儒、窒息性胸部发育不良、骨硬化病、早老症等。

伴性遗传的先天畸形有:色素失调症、抗维生素 D 佝偻症、眼—脑—肾综合征、肌营养不良等。

多基因遗传的主要疾病有:无脑儿、脊柱裂、唇裂、腭裂、先天性髋关节脱位、先天性巨结肠、先天性幽门狭窄、翻足、先天性心脏病等。以上各种先天畸形患者,有的早年夭折,有的可活到成年,婚后生育后代有一定发病比例。

遗传因素是引起先天畸形的重要因素。因此,采用遗传学方法预防遗传性畸形是畸形预防中的一个重要方面。遗传工程和基因工程的兴起为遗传性畸形的根治展示了美好前景,但目前防治遗传性畸形的主要措施是预防,遗传咨询是达到这一目的的重要措施。

做好孕期保健是防止环境致畸的根本措施。在怀孕期间,特别是妊娠前 8 周,要尽量预防感染,特别是要防止风疹病毒、弓形体、单纯疱疹病毒。据测定,我国育龄期妇女风疹病毒的感染率高达 50％左右,预防感染的最好方法是接种风疹疫苗。弓形体在人群和动物中的感染率都很高,应在孕前做血清学检查。如果检查结果显示未感染过弓形体,应该进行免疫注射后再怀孕。如果孕期感染了弓形体,就应中止妊娠。单纯疱疹病毒的传播主要是通过皮肤和黏膜的直接接触,故比较容易预防。巨细胞病毒的致畸率高,传播途径多,感染率高,较难预防,免疫注射是最好的预防方法。

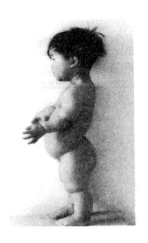

软骨发育不全患儿

孕期谨慎用药是防止药物致畸的根本途径。孕期特别是孕早期决不可滥用药物,如果必须应用致畸性药物,应中止妊娠。

戒烟戒酒是预防胎儿畸形的一个重要方面。孕期大量吸烟,轻者可致胎儿发育迟缓,重者可引起严重畸形,甚至死亡、流产。被动吸烟的危害并不亚于主动吸烟,应引起重视。孕期酗酒,酒精可通过胎盘迅速进入胎儿体内,胎儿血液中的酒精浓度与母血中的浓度相近,胎儿肝又缺少酒精脱氢酶,故滞留时间长,危害甚大。

孕期特别是孕早期应避免和减少射线的照射,包括 X 射线和 α、β、γ 射线。细胞对射线的敏感程度与细胞的增殖力成正比,与细胞的分化程度成反比。因此,胚体细胞对射线的敏感度比成体细胞高得多,对母体无害剂量的照射就可能危及胎儿。

聋哑与遗传

聋哑俗称"哑巴",多指小孩自幼严重耳聋,不能听到语声,无从学习说话,因聋致哑,成为既听不见又不会说话的聋哑人。

聋哑分先天性聋哑与后天性聋哑,后天性聋哑,占聋哑患者的 67％～86％,先天聋哑占 14％～33％。后天聋哑,多发生在出生以后 5 岁以前的儿童。造成这种聋哑的原因很多,不遗传。先天性聋哑,形成的原因比后天性聋哑复杂,主要原因有两种。一是妊娠期没有做好保健工作,如妊娠头 3 个月,感染病毒性疾病(特别是风疹病毒)、用过某种药物、腹部受过 X 线照射等;妊娠期患慢性疾病,如糖尿病、肾炎等,这些致病因素妨碍胎儿耳的结构发育,易引起耳聋。另外,分娩时胎儿头颅受伤,也能引起耳聋,这类耳聋不遗传。二是遗传因素,但不常见,有些是由遗传基因和染色体异常造成的。

聋哑的主要症状是耳聋。婴儿到了 1 岁左右学习说话的年龄仍不会说话时,便要考虑此病的可能性。聋哑患者哭、笑声正常,有的也可听到敲锣、雷鸣或爆竹声。为了确定诊断,查清聋哑的原因、性质和程度,首先应查清病史。除耳聋史外,尚需了解患者父母、祖父母是否为近亲结婚或聋哑配偶,以及母亲怀孕史、患者出生史和家族史有无异常。患者鼓膜多正常,听力检查时对年幼小儿可于其背后用拍手、摇铃等做突发声音测验,如能听到声音,就会表现惊动、眨眼、啼哭或转动头部等反应;对较大的儿童,除可用背后呼其名、击掌等方法外,还可做语言、闹钟、秒表、音叉、电测听计等测试。近年来常用脑干电位测听来了解其客观听力。

聋哑的治疗至今仍是一个难题。聋哑儿童宜及早上聋哑学校进行专门教育,包括听觉语言的训练。本病的关键是预防。从目前导致聋哑的诸多病因来看,耳毒性药物占首位,有庆大霉素、卡那霉素、链霉素等抗生素药物。其次是孕妇疾病、家庭遗传、新生儿窒息等,因此要尽快停止对孕妇、婴幼儿滥用耳毒性药物,大力宣传优生、优育知识,做好孕期保健、遗传咨询,禁止近亲结婚。2~3 岁是儿童言语发展的最佳期,倘若延误则语言训练难度更大。因而佩戴合适的助听器进入康复机构进行语言康复训练是让聋儿学会说话的惟一有效的方法,也是聋儿早期干预的工作重点。

近视与遗传

近视有两种类型,一种是单纯近视,另一种是高度近视,它们的发生与遗传因素有一定的关系。

单纯近视又称普通近视,指 600 度以下的低中度近视,极为常见,可从儿童期发病,戴眼镜后多可矫正到正常。主要症状为远视力减退,近视力仍正常。其发生与遗传因素和环境因素均有关系,一般认为系多基因遗传。单纯性近视的发生与照明欠佳、不良的阅读和生活习惯等环境因素有着明显的关系。但在相同的条件下,也不是所有的人都发生近视,因此可以认为单纯近视的发生是遗传和环境因素共同作用的结果。单纯性近视的防治,应注意用眼卫生,可用眼镜或接触镜来矫正视力。

高度近视又称进行性近视,指 600 度以上的近视,同时伴有眼底明显变性。随着年龄的增长,近视度数也进行性加深,而且戴眼镜后也难以使视力矫正到正常,甚至发生严重视力障碍。

近视是否与遗传有关?通过对近视患者的家系调查,发现有近视家族史的发病率高,说明近视是有遗传的。大量事实证明,近视与环境因素有密切关系。母亲妊娠期患病、服药、X 线照射等,都可引起子女近视。儿童缺乏营养、生病,特别是不注意用眼卫生,均可引起近视。一般认为,高度近视是常染色体隐性遗传病。父母双方高度近视,子女发病率可能为 100%;父母一方高度近视,另一方是致病基因携带者,子女发病率可能是 50%;父母都不是高度近视,只是致病基因携带者,子女发病率可能是 25%;一方高度近视,另一方正常,子女不会出现高度近视。高度近视,往往也是遗传和环境共同作用的结果,如果注意环境的影响,注意用眼卫生,加强对眼的保护,可以减少近视眼的发生。

预防近视的发生应注意以下两点:

(1) 要注意用眼卫生,以减少环境因素在近视发病中的作用。

(2) 如是高度近视的人,在寻找恋爱对象时应避免"同病相恋",以确保下一代的健康。

染色体异常

近 20 年来,遗传学家对大量自然流产儿进行了与遗传有关的细胞核内染色体的研究。发现 50%～60% 的流产儿具有异常染色体。这种染色体异常,包括数目异常和结构异常。正是由于这些染色体异常,才导致了胚胎发育的障碍,造成妊娠中断。

染色体异常,可形成许多临床综合征。主要有唐氏综合征(21-三体综合征;先天愚型)、18-三染色体(Edwards 综合征)、13-三染色体(Patau 综合征)、缺失综合征、性染色体异常、特纳综合征(Turner 综合征;Bonnevie-Ulrich 综合征)、X-三体综合征(47,XXX),少见的 X 染色体异常、先天性睾丸发育不全综合征(Klinefelter 综合征;47,XXY),两性畸形等。

致胎儿染色体异常的原因主要有两种:一种是环境中的致畸因素,如放射线、病毒和某些药物等。各种致畸因素,作用于生殖细胞和处于早期发育的胚胎,导致胎儿染色体异常。另一种是胎儿父母,一方或双方染色体异常,这些染色体异常的父母,往往从外表上看是正常的,并没有发育上的缺陷,而细胞内的遗传物质,却发生了明显变化,他们孕育的胚胎,很大一部分为染色体异常的胎儿。染色体异常的携带者相当多,大约每250对夫妇中就有1个。在习惯性流产的病人中,夫妇一方或双方存在染色体异常的约占10%。

现代医学有多种检查方法,可了解宫内胎儿状态,以确定流产的原因,其中遗传学检查是最重要的检查手段。检查染色体,应包括流产的夫妇双方,以确定他们是否属于染色体异常者。在妊娠早期有明显致畸胎因素接触的夫妇、曾生育过先天愚型(白痴)儿的夫妇,均应在妊娠16~20周时作产前宫内诊断。

一些畸形胎儿往往引发习惯性流产,故对保胎治疗,应持谨慎、科学的态度。盲目保胎,结果可能导致染色体异常胎儿、病态畸形胎儿的出生。从某种意义上说,自然流产也是对孕育的新生命进行选择,去除疾病胎儿,保留健康胎儿,有利于优生。

白化病

白化病(俗称白公)是一种皮肤及其附属物色素缺乏的遗传病。白化病可分全身性白化病和局部性白化病两种,以前者最为常见。全身性白化病患者皮肤呈白色,毛发银白或淡黄色;虹膜呈淡红色或淡灰色,半透明,瞳孔淡红,视网膜无色素、羞光,眼球震颤,视力下降;病人对阳光很敏感,日晒后,皮肤可增厚并发生鳞状上皮癌。局部性白化病,仅仅是表现在全身任何部位的皮肤上,有大小不等的白斑,而无其他的改变。

白化病的发病是由于黑色素代谢障碍所致。正常人体内的黑色素由黑色素细胞合成,黑色素细胞内有黑素小体,它含有酪氨酸酶,这种酶能将酪氨酸转变成黑色素。白化病患者体内黑色素细胞数目正常,细胞内也有黑素小体,但由于控制酪氨酸酶的基因发生突变,不能合成酪氨酸酶,于是黑素小体中酪氨酸酶缺乏，不能使酪氨酸转变成黑色素，从而导致皮肤、黏膜、毛发、眼等白化。

白化病有多种遗传方式。全身性白化病属常染色体隐性遗传方式。局部白化病为常染色体显性遗传，眼白化病（皮肤、毛发均正常）可为 X 伴性隐性或常染色体隐性遗传。如果只有母亲一方有这种病的遗传基因，父亲是正常的，孩子就不会出现这种病症，但他是发病基因的携带者。当他同一个同病基因携带者结婚后，他们的孩子就会患病。近亲结婚这种病就会代代相传。

白化病遍及全世界，总发病率为 1/10 000～1/20 000。白化病患儿是很痛苦的，也给家庭和社会带来了很大的经济负担。对白化病目前尚无有效的治疗方法，因此应以预防为主。禁止近亲结婚是重要的预防措施之一。对此病也可作产前诊断。在妊娠 4～5 个月时，通过胎儿镜取胎儿一小块皮肤，在电子显微镜下检查胎儿是否为白化病，以避免患儿的出生，达到优生的目的。

遗传咨询

遗传咨询，是通过咨询医生与咨询者共同商讨咨询者提出的各种遗传学问题和在医生指导帮助下合理解决这些问题的全过程。在这一过程中，需要解答遗传病患者或其亲属提出的有关遗传病病因、遗传方式、诊断、预防、治疗、预后等问题，估计亲属或再生育时该病的再发风险（率）或患病风险，提出可以选择的各种处理方案，供咨询者作出决策的参考。

遗传咨询是在一个家庭范围内预防严重遗传病患儿出生最有效的程序。通过广泛开展遗传咨询，配合有效的产前诊断和选择性流产的措施，就能降低遗传发病率，从而减轻家庭和社会的精神负担和经济负担，从根本上改善社会人口素质，因而是我国目前一项十分重要而急需开展的工作。

（1）遗传咨询过程：遗传咨询的全过程是复杂的。一般不是一次咨询就可以解决全部问题，而往往需要通过多次反复的咨询，才能回答咨询者提出的有关遗传病诊断、再发风险、预后和治疗等各种问题，并对处理方法作出抉择。有时还需要对咨询者进行随访（随访咨询），以了解咨询效果，改进工作。为了扩大遗传病的治疗效果，甚至需要对其更多的家庭成员和亲属进行了解和防治该种遗传病的宣传教育，以达到在更大范围内防治该病的目的。这种遗传咨询又称为扩大的家庭遗传咨询。在某些遗传病的高发地区，结合遗传病及其携带者的筛查，将能接受更为广泛的咨询，这也是一种扩大了的遗传咨询。

（2）遗传咨询门诊（优生咨询室）：遗传咨询一般是在计划生育技术服务站的优生咨询室或医院的遗传咨询门诊进行。建立优生咨询室或遗传咨询门诊的先决条件是：

1）要有合格的遗传咨询医师：遗传咨询医师应具有良好的道德素质，对咨询者要热心，回答问题要有耐心，对患者要有同情心，对工作要有责任心；应对医学遗传学理论有全面和较深入的了解，对辅助诊断手段及实验室检测结果要能正确地判断，并能对各种遗传的风险作出恰当的估计。

2）要有一定条件的实验室及辅助性检查手段：实验室除一般医院常规化验外，还应有细胞遗传学、生化遗传学及分子遗传学等方面的检测。辅助性检查手段包括 X 线、超声诊断、心电图、脑电图、肌电图、各种内窥镜、造影技术、断层扫描等。

3）要有各种辅助工作基础例如病案的登记：主要是婚姻史、生育史、家族史（包括绘制系谱图）的记录和管理；产前诊断必要的绒毛、羊水、胎血采集技术的配合；以及处理阶段所需的避孕、流产、绝育等手段。

（3）遗传咨询程序：咨询者除一般性咨询外，主要提出的问题是：所患疾病是否为遗传病？这种病有无治疗方法，预后如何？对后代有无影响？这类问题的解决可循下列程序：

1）认真填写详细的按遗传病历需要而印制的咨询病历，并妥善保存，以备后续咨询使用。

2）对患者做必要的体检，根据患者的症状和体征，建议患者做进一步的辅助性检查及必要的实验室检查（包括染色体、生化学以及基因分析），必要时这类检查还需扩展到其一级亲属，特别是其父母。一般需要在第二次甚至第三次咨询时才能根据病史、家族史、临床表现及实验室和辅助性检查结果作出初步诊断。

3）对再发风险作出估计。

4）与咨询者商讨对策包括劝阻结婚、避孕、绝育、人工流产、人工授精、产前诊断、积极治疗、改善症状等措施。

5）有时需要对咨询者进行随访，随访和扩大咨询的目的是为了确定咨询者提供信息的可靠性，观察遗传咨询的效果和总结经验教训，以便改进工作。

产前筛查

产前筛查是一种经济、简便、对胎儿无损伤的安全检测方法，是国家计划生育优质服务/出生缺陷干预工程的重要内容。定量测定母亲血液中与妊娠有关的标记物浓度，结合孕妇年龄等参数，开展胎儿先天异常风险的检查评估。在欧美等经济发达国家和我国东部沿海绝大部分地区，产前筛查已经作为孕妇常规检测项目。

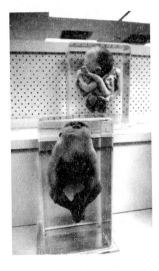

无脑畸形儿标本

目前开展的产前筛查，主要针对三种严重遗传病和出生缺陷：唐氏综合征、18-三体综合征和开放性神经管缺陷。

唐氏综合征又称为先天愚型或21-三体综合征，是一种常见的染色体数目异常疾病，其最重要的损害是导致患儿先天性智力低下和心血管畸形。患儿智商(IQ)多为 20～60，只有同龄正常人的 1/4～1/2；大约 50％患儿伴有先天性心脏病。唐氏综合征患儿具有独特的面容，如眼距宽、睑裂小、鼻梁扁平、四肢短小、横贯掌等。目前尚无该病的治疗方法。生育唐氏综合征患儿，具有偶然性和随机性，原因尚不完全清楚。但发生率随着孕妇年龄增高而升高。统计资料表明，85％以上的先天愚型患儿是由 35 岁以下的年轻妈妈所生的。因此每一对健康夫妇，都有生出先天愚型患儿的潜在危险。这种病在我国的自然发生率约为1/750，即全国每年的活产婴儿中约有 26 600 个唐氏综合征患儿。

18-三体综合征，是一种临床后果十分严重的常染色体数目异常疾病，患儿的细胞内具有 3 条第 18 号染色体，比常人多 1 条。此病患儿具有比唐氏综合征更严重的智力低下、心血管畸形和体表畸形。

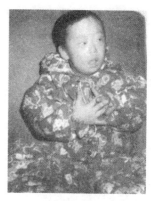

21-三体综合征患儿

神经管缺陷，也是我国最常见的先天畸形，包括无脑儿、开放性脊柱裂、闭合性畸形脊柱裂、脑膨出等。神经管缺陷胎儿常在围产期死亡，即使存活下来，也都有严重功能障碍，不能正常生活。我国是神经管缺陷的高发国，2002年全国平均发生率约为 10.6/万。

现在已经清楚，通过检测孕妇 HCG 和 MSAFP 血清标记物的水平，就可以对唐氏综合征进行产前筛查。习惯上把这种筛查方法称作二联产前筛查。孕中期(14～19 孕周)产前筛查唐氏综合征是以 80 微升孕妇微量空腹静脉血清中 HCG 和 MSAFP 作为标记物的。当 MSAFP≤0.77MoM 的同时 HCG≥2.5MoM，则诊断为唐氏综合征高危。

孕中期(14～19 孕周)产前开放性神经管畸形是以 80 微升孕妇微量空腹静脉血清中 MSAFP 作为标记物的。根据国家卫生行业标准[WS/T247－2005]当 MSAFP≥2.5MoM 时，则诊断为开放性神经管畸形高危。

目前，进入国家人口与计划生育委员会的《计划生育/生殖健康技术装备目录》的这类诊断试剂有太原市中科恒业数码有限公司生产的"胎儿缺陷早知道"——产前筛查试剂引导卡。胎儿缺陷早知道是"唐氏综合征的 21－三体染色体先天性愚型"和"开放性神经管畸形"的专用诊断试剂，经过长时间的临床应用，效果比较可靠。

注："MoM"称作"中倍数"，是一个没有单位的相对量。

羊膜腔穿刺

羊膜腔穿刺，是指抽取羊水进行胎儿细胞学检查、染色体分析、酶的生化测定、判明胎儿性别，作性连锁遗传病的诊断。

羊膜腔穿刺，可以早期诊断某些遗传病或畸胎(尤其是神经管缺损胎儿)，了解胎儿的成熟度及母儿血型不合时胎儿的受累程度等；还可注入显影剂诊断胎儿软组织畸形。当前，这一技术在世界范围内已得到广泛应用，

在国内也是最常使用的产前检查方法之一。纽约产前诊断实验室接诊的
7 000 例患者中,发现染色体异常共 149 例(2.13％),这就使就诊者日趋增
加。其中 40％ 是明确诊断为非嵌合体常染色体三体(21、18 或 13-三体),性
染色体异常 21％,染色体结构异常 32％。

　　羊膜腔穿刺的适应者为:年龄满 34 岁以上大龄孕妇;本身或一等亲属曾
生育先天缺陷儿者;习惯性流产者;本人或配偶有遗传性疾病者;本人或配
偶有染色体异常者;家族中有遗传性疾病者;本次怀孕疑似有染色体异常
者;母血筛检唐氏综合征异常者。

　　当然,该技术的应用仍有局限性。一是有些疾病还不能检出。如代谢
性疾病的诊断,国外目前只能检出 90 余种,包括血友病 A、X 连锁高氨血症
及 β-地中海贫血等。我国仅能检出其中几种疾病,如黑蒙性痴呆、先天性肾
上腺皮质增生症、丙酮酸尿症、粘多糖病(某些类型)等。此项技术常在妊娠
24 周以后进行。采用水溶颜料做羊膜腔造影,可确定胎盘种植位置和形态,
能诊断胎儿胃肠道畸形,也可用作胎儿宫腔内输血的标记;采用油溶颜料做
胎儿造影,可诊断胎儿体表某些软组织畸形。二是可能导致胎儿死亡、胎儿
刺伤、呼吸窘迫以及孕母破水、阴道出血等并发症。但导致胎儿死亡的几率
非常低,据最新的研究报告显示,若是单胞胎接受羊膜腔穿刺,胎儿死亡几
率为 0.6％;若是双胞胎接受羊膜腔穿刺,则几率提高到 2.7％;胎儿出生后
呼吸窘迫的发生率为 1.1％,未接受过羊膜腔穿刺的胎儿则为 0.5％;胎儿刺
伤、孕母破水和阴道出血等并发症一般都能自行愈合或好转。

孕妇血清 AFP 检查的意义

　　甲胎蛋白(AFP)是主要由人的肝脏和卵黄囊(胎儿具有的)产生的一种
胚胎性蛋白,只有胎儿才有,当胎儿出生后不久,血中就检查不出或者含量
很低了。当人体发生肝癌、小儿睾丸肿瘤或女性卵巢畸胎瘤时,又开始产生
AFP 并出现在人的血液中。AFP 在原发性肝癌或胚胎性癌时增加,所以检
查 AFP 在血液中的含量,对这类疾病的发现、诊断有重要意义。测定孕妇血
清及羊水中 AFP 含量,对观察胎儿发育和早期发现胎儿畸形,也有一定
帮助。

　　AFP 是胎儿肝细胞产生的一种特殊蛋白——糖蛋白,它是胎儿血清的

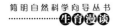

正常成分,检测羊水中 AFP 含量,诊断先天性疾病的意义,已引起注意,Rendle 用放射免疫法检测,发现无脑儿羊水中含量显著升高。正常妊娠 12～16 周羊水 AFP 含量为 21.1±1.2 毫克/升,以后逐月下降,足月时为 0.5±0.2 毫克/升。无脑儿患者在妊娠 26～31 周为 95.7±19.3 毫克/升,32～38 周为 25.7±5.9 毫克/升。先天性肾病和脊柱裂也有类似报道。因此用放免法检测羊水中 AFP 含量,有助于某些先天性疾病的出生前诊断。血清 AFP 升高,还可出现于畸胎瘤、睾丸和卵巢肿瘤等。母体血中 AFP 升高还可见于异常妊娠,如胎儿脊柱裂、无脑儿、脑积水、十二指肠和食管闭锁、肾变性、胎儿宫内窒息、先兆流产和双胎等。

临床上发现肝癌细胞能合成甲胎蛋白,因此,在原发性肝癌病人血清中,甲胎蛋白明显升高,近期常用放射免疫法(RIA)定量测定甲胎蛋白,肝癌阳性率达 90% 左右。甲胎蛋白升高的临床意义为:① 原发性肝癌(肝胆管细胞癌除外),定量试验常大于 400 纳克/毫升;② 慢性肝炎、肝硬化多在 300 纳克/毫升以下;③ 其他肿瘤肝转移;④ 正常妊娠孕妇 12～38 周可升高,多在 40～540 纳克/毫升之内;⑤ 急性失血后偶可升高。

检测 AFP 的含量是诊断原发性肝癌的重要手段之一,较目前常用的诊断肝癌的 B 型超声波、同位素扫描和血液生化测定等方法敏感。其他消化道肿瘤,如胃癌、胰腺癌、结肠癌、胆管细胞癌等也可导致 AFP 升高,但肝转移癌却极少增高。

B 型超声扫描

B 超检查无痛、无创伤、对人体无害、价格适宜,所以在疾病的诊断上被广泛应用。子宫、卵巢在 B 超检查中能很好显示,在病变增殖、肿大时,多含有液体或有包膜,很容易从 B 超中观察出来。B 超检查还可用以判断盆腔内有无肿瘤,肿瘤的位置、性质、良性还是恶性。在妇科疾病中,常用于诊断以下疾病:子宫肿瘤、子宫畸形、卵巢囊性肿物、卵巢实性肿瘤、盆腔内炎性肿块或脓肿、早期妊娠、流产和死胎、葡萄胎、异位妊娠(宫外孕)等。

妇科 B 超检查的方法有两种,应根据不同的检查方法做好检查时的配合,以取得最好的检查结果。

(1)常规超声或经腹超声检查:此种方法应用最多,即将 B 超探头放在下腹部来观察盆腔内情况。此种方法简单易行。此种方法检查需使膀胱充盈,即俗称的憋尿,因为只有膀胱充盈到一定程度,才能将子宫从盆腔深处挤到下腹部,从而用腹部 B 超观察到子宫及卵巢,所以,在做此检查前需多喝水。在检查前半小时至 1 小时需饮水 1 000 毫升左右,并且要憋尿憋到最大的限度,否则,将会影响 B 超检查结果。

(2)经阴道 B 超检查:在标准的经腹超声机上,再设置一个合适的探头,探头须套上薄膜,可由检查者或病人自己将探头伸入阴道来进行检查,探查盆腔内情况。这种方法不需要憋尿,且由于接近子宫和卵巢,图像清晰分辨率高,因此,检查结果较准确。但此种方法不适宜月经期、阴道不规则出血、阴道炎、性病,其他患宫颈疾病、阴道疾病及一些外阴疾病者,以防止感染、交叉传染和引起出血等不良后果。

FISH 技术(荧光原位染交技术)

FISH 技术(荧光原位染交技术)是用荧光标记的 DNA 探针与细胞核内或染色体中特定的 DNA 序列反应,用荧光显微镜可观察到诊断结果。FISH 主要用于染色体疾病的诊断。目前可以用 FISH 对常见的非整倍体异常如 X、Y、13、16、18、21 号染色体作出诊断。而国内 IVF 助孕的患者中50% 以上年龄超过 35 岁,因此应用 FISH 技术,对卵细胞极体和卵裂球细胞植入前遗传学诊断具有重要意义。因为此年龄组的妇女容易产生染色体异常的胎儿。FISH 与 PCR 相比较有不会产生污染、能够检测染色体数目变异的优点。但也存在一定的局限性,如对 45XO 或 YO,18 单体核型的胚胎细胞,FISH 诊断可能存在错误,出现这一结果时有两种可能:一是被检测的单个细胞就是单体核型的细胞;也可能是技术方法问题,未能显示另一个杂交信号。

PGD(植入前遗传学诊断)

植入前遗传学诊断(PGD)是辅助生育技术与分子生物学技术相结合而发展的产前诊断技术。它与传统的产前诊断技术具有相同的目的,但与传统的产前诊断方法不同的是,PGD 是对体外受精的胚胎进行遗传学诊断,在确定正常后再将胚胎植入子宫,这样可避免选择性流产,并减轻终止异常胎儿妊娠而给妇女带来的心理压力。PGD 技术的应用,同时给基因治疗技术也带来希望,因此,PGD 技术是现代医学的重大进展。

20 世纪 60 年代,Edwards 就提出了胚胎植入前遗传学诊断的设想。经历了 20 余年发展后,Handyside 相继成功地建立了卵裂期胚胎活检的动物模型,并对 1 例性连锁遗传病夫妇的胚胎成功地进行了 PGD,并获得妊娠。在 1990 年诞生了世界上首例 PGD 后的健康女婴。

目前世界上有 40 多个生殖医学中心可进行 PGD。至今世界上有超过 200 多名经 PGD 出生的正常婴儿。我国首例经 PGD 的女婴,于 1998 年在中山医科大学,由庄广伦教授领导的生殖医学中心诞生。到 2005 年为止,我国共有 7 家 PGD 中心,进行了超过 150 个 PGD 周期,分娩了 30 余个健康胎儿。

目前有两个主要因素影响 PGD 的临床发展:首先,只有那些在生殖医学和分子生物学密切结合,并已有对单个细胞进行基因分析的专业设备,又有一定财力的生殖医学中心,才有能力进行临床 PGD。第二,染色体的变异及单基因缺陷病,需要各研究中心协作研究,以及对荧光原位杂交(FISH)及 PCR 技术的实验条件进行设计的检测。

尽管 PGD 应用还仅仅局限在极少数遗传性疾病方面,但随着分子生物技术的发展和更多遗传病基因被确定,相信一些准确、安全的遗传诊断技术会不断出现,PGD 技术将日趋完善,成为提高人口素质、预防遗传病儿出生的真正最有效的手段,在人类疾病预防及治疗上发挥重要的作用。

七、优育常识

新生儿分类

新生儿是指自胎儿娩出脐带结扎开始到出生后28天的婴儿。正常足月新生儿应是妊娠满37～42周娩出。因此新生儿期是一生中发病率和死亡率最高的阶段,所以对新生儿的护理和喂养,越来越受到人们的重视。

新生儿的分类方法有许多种,最常用的是依据胎龄分类和依据体重分类。

(1)根据胎龄分类:① 足月儿:胎龄满37～42周的新生儿。足月儿各器官、系统发育基本成熟,对外界环境适应能力较强。② 早产儿:胎龄满28周、不足37周的新生儿。早产儿尚能存活,但由于各器官系统未完全发育成熟,对外界环境适应能力差,各种并发症多,因此要给予特别的护理。③ 过期产儿:胎龄满42周以上的新生儿。过期产儿并不意味着他们比足月儿发育更成熟,相反一部分过期产儿是由于母亲或胎儿患某种疾病造成的,生后危险性更大,不能掉以轻心。

(2)根据体重分类:① 低出生体重儿:出生体重小于2 500克的新生儿。② 正常体重儿:出生体重在2 500～4 000克之间的新生儿。③ 巨大儿:出生体重超过4 000克的新生儿。低出生体重儿大部分为早产儿,部分为过期产儿。随着人民生活水平的提高,孕妇注意加强营养,巨大儿呈增多趋势,但是,部分巨大儿是由于母亲或胎儿患某些疾病所致,如母亲患糖尿病,胎儿患 Rh 溶血病等,所以不能盲目认为新生儿越胖越好。

高危儿,包括高危胎儿和高危新生儿,指孕妇有高危因素严重威胁胎儿(或者新生儿)或者指胎儿本身有生理缺陷或者病理改变。孕妇有下列危险因素容易出现高危胎儿:① 妊娠高血压综合征;② 心脏病;③ 糖尿病;④ 母婴血型不合;⑤ 患有肾病、心血管疾病以及结缔组织病等一些慢性疾病;⑥ 孕妇营养不良或者贫血、出血等;⑦ 孕妇使用一些药物或者放射线照射等;⑧ 妊娠期感染特别是早期感染病毒时容易出现某些婴儿畸形。

新生儿生理反射与疾病

许多新做母亲者对新生儿生理反射不了解,心存畏惧。实际上新生儿期存在许多特殊反射,这是新生儿大脑皮层未发育成熟的暂时表现,会随着年龄增长逐渐消失。尽管反射消失的时间有个体差异,但长期缺失、不对称或持续存在都应视为异常。以下是新生儿期的比较常见的生理反射:

(1)吸吮反射:当新生儿口唇触及乳头时,便张口且出现口唇、舌的吸吮动作称吸吮反射。该反射 1 岁后消失。若新生儿期吸吮反射消失或明显减弱,提示脑内病变;若亢进则为饥饿表现。1 岁后仍存在提示大脑皮层功能障碍。

(2)寻觅反射:新生儿面颊部触及母亲乳房时头即转向乳房,找乳头;用手指或其他物体触之,亦有类似反应。其意义同吸吮反射。

(3)握持反射:用手指或木棍触新生儿手掌、足底或指(趾)引起指(趾)屈曲活动。手的握持反射 4～6 个月逐渐消失,为随意动作取代。新生儿期该反射缺失或两侧不对称均为病态,6 个月后仍存在也提示大脑疾病。足底握持反射 6～12 个月消失,提前消失多为脊髓发育不良。

(4)拥抱反射:新生儿仰卧,检查者一手托其肩,一手将其头抬高 15°,然后迅速将手从头上撤出,头即垂落,这时四肢外展伸直,除拇指末节屈曲外,其余各指伸直且呈扇形张开。脊柱与躯干亦伸直,数秒钟后四肢又内收屈曲,犹如拥抱动作。随后新生儿面部紧张,在双臂放松时发出哭声。拥抱反射 3～4 个月消失,出生后暂时消失提示大脑损伤;若一侧阙如考虑为臂丛神经损伤或锁骨、肱骨骨折;若长期存在则为大脑疾患。

(5)踏步反射:检查者两手置于新生儿腋下,托住新生儿使之站立,足底接触床面,胸部前倾,此时新生儿可以做自发的踏步运动。踏步反射 3 个月消失。生后即无该反射为双侧瘫,持久性不对称为神经损伤,长期存在为大脑疾病。

(6)强直性颈反射:新生儿仰卧,检查者将其头向一侧旋转,该侧上下肢

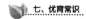

伸展,对侧上下肢屈曲。该反射 3～4 个月消失,6 个月仍存在为大脑疾患,一侧阙如或两侧不对称多为神经损伤。

新生儿护理

新生儿的日常护理是新生儿生长过程中一个重要的步骤,如护理不当,则可给新生儿的生长发育带来诸多不利的影响。通常需注意以下几方面:

(1) 脐带:新生儿脐带一般在产后 2～7 天自行脱落,应保持局部干燥清洁。在脱落前检查包扎的纱布有无渗血或黏性分泌物。脐带脱落以后检查脐窝是否有流脓或者血水,如果存在可用 0.75% 的碘酊涂擦,若仍不好应找医生处理。

(2) 注意保暖:新生儿体温调节功能差,容易因为受冷引起感冒或者肺炎等病症,因此调节理想的室温非常重要。室温一般以 22～24℃ 为宜,早产儿体重越低,越应该注意保暖。

(3) 预防感染:新生儿口腔黏膜比较柔嫩,血管丰富,比较干燥,容易感染。除新生儿环境卫生要清洁外,孩子接触的乳头、奶瓶、奶嘴,也一定要注意清洁。抱孩子和喂奶前要洗手,如妈妈感冒生病应暂时隔离。小儿的衣服、被褥、尿布要保持清洁。

(4) 呼吸道的护理:新生儿呼吸的特点是浅而快,呼吸节律有变化。因此,必须保持新生儿呼吸道通畅,如果鼻腔内有黏液,可以使用消毒的棉花轻轻擦去。感冒常常引起严重的鼻塞,影响吃奶,可以在吃奶前使用 0.5% 的麻黄素溶液,每次 1 滴,严禁使用成人的滴鼻净药水,以免中毒。

(5) 皮肤护理:出生不久的儿童皮肤表面有一层黏液样薄膜,称为胎脂,胎脂有保护皮肤的作用,出生后数小时可以逐渐吸收,不要清洗。新生儿皮肤柔嫩,容易擦伤引起感染,特别是颈下、腋下、大腿部或者臀部,应该每天清洗,防止感染。

(6) 洗澡:新生儿新陈代谢旺盛,经常洗澡可以使皮肤清洁,改善血液循环。洗澡先洗头面部,然后洗全身。注意耳后、颈、腋下、肘部、腹股沟等皱褶处的清洁卫生。女婴外阴部的冲洗应该由前到后,防止肛门周围的粪便污染阴道以及尿道。洗澡后要用干毛巾擦干身体,并在皮肤皱褶处扑上婴儿粉。

(7) 睡眠:新生儿期,除了吃奶、换洗以外,几乎都在睡眠中,睡眠时应该避免光线直接刺激眼睛。睡眠姿势对婴儿的健康和体型的发育影响很大。有研究证实,长期处于仰卧睡眠的婴儿,长大以后大多五官端正、面容秀丽。

(8)衣服:新生儿皮肤又细又嫩,所以要给新生儿柔软、宽松的衣服,旧衣服可能会更好一点,但一定要洗干净。衣服不宜扎得过紧,以防损伤皮肤。

(9)哺乳:新生儿娩出后如母体状况良好,应尽可能在产后半小时内给予母子皮肤接触并让新生儿及早吸吮,这不仅使得出生后的宝宝较早地获得营养的供给,同时也可促进母亲乳汁的分泌。

(10)注意异常情况:新生儿如哭泣的方式异常,大便的颜色、次数有变化,面部表情反常等,应特别注意观察,以便早发现、早纠正、早治疗。对生理性黄疸、"马牙"、乳房增大、女婴阴道流血都不必处理,是正常生理现象,会自然消失。

新生儿为什么会出现黄疸

新生儿黄疸是指新生儿期由于胆红素代谢异常而引起的血中胆红素升高,出现皮肤、巩膜及黏膜黄染的临床现象。黄疸先见于面、颈部,然后遍及躯干和四肢,巩膜亦可有黄染。部分新生儿的口腔黏膜也可能轻度发黄。黄疸多为浅黄色。如按肉眼观察,足月儿50%左右、早产儿80%左右均有此症状;如测定血中胆红素浓度,则不论是足月儿还是早产儿,在生后数天内均可发现胆红素浓度超过34微摩尔/升(μmol/L)。

新生儿黄疸分生理性黄疸和病理性黄疸两大类。

(1)生理性黄疸:主要是由于新生儿红细胞破坏过多及肝脏微粒体内葡萄糖醛酰转移酶含量极低,使胆红素产生增加、肝细胞结合胆红素能力不足所致。生理性黄疸,大都在出生后第2～3天出现,4～5天达高峰,以后逐渐减轻,一般可在14天内消退。

(2)病理性黄疸:病理性黄疸发病原因复杂,一般来讲,因感染性原因导致的有新生儿肝炎(以胎儿在宫内感染巨细胞病毒最常见,其他为乙型肝炎、风疹、单纯疱疹、柯萨奇及 EB 病毒、李斯特菌、梅毒螺旋体、弓形体等感染)、新生儿败血症;非感染性原因有新生儿溶血症、胆管闭锁(多在出生后2周始显黄疸并呈进行性加重,3个月后可逐渐发展为肝硬化)、母乳性黄疸、遗传性疾病(如红细胞6-磷酸葡萄糖脱氢酶缺陷、红细胞丙酮酸激酶缺陷病、球形红细胞增多症、半乳糖血症、α_1-抗胰蛋白酶缺乏症、囊性纤维病等)、药物性黄疸(如由维生素 K_3、K_4 及新生霉素等药物引起)等。

如出现下列情况,则应立即上医院治疗:① 生后 24 小时内出现黄疸;② 足月儿皮肤发黄时间超过 2 周,早产儿皮肤发黄时间超过 3～4 周;③ 皮肤或巩膜黄染较深,或呈黄绿色,或连同足底皮肤也明显黄染;④ 生理性黄染消退后,又重新出现皮肤黄染;⑤ 在皮肤黄染期间,婴儿伴有拒奶、少哭、多睡、呕吐、腹泻、两眼凝视、尖声哭叫以及抽搐等异常情况。

婴儿患"奶癣"怎么办

婴儿湿疹即为"奶癣",奶癣是婴儿时期常见的一种皮肤病,属于变态反应性(或称为过敏性)疾病。导致奶癣的确切病因有时很难找到。几乎每个处于哺乳期的婴儿都有轻重不等的湿疹。婴儿湿疹最早见于 2～3 个月的婴儿,大多发生在面颊、额部、眉间和头部,严重时躯干及四肢也有。初期为红斑,以后为小点状丘疹、疱疹,很痒,疱疹破损,渗出液流出,干后形成痂皮。皮损常常对称性分布。湿疹有时为干燥型,即在小丘疹上有少量灰白色糠皮带脱屑;也可为脂溢型,在小斑丘疹上渗出淡黄色脂性液体,以后结成痂皮,以头顶及眉际、鼻旁、耳后多见,但痒感不太明显。

在照料有湿疹的婴儿时要注意以下几点:

(1) 尽量寻找过敏原,但往往有困难。

(2) 避免有刺激性的物质接触皮肤,不要用碱性肥皂洗患处,也不要用过烫的水洗患处,不要涂化妆品或任何油脂。

(3) 室温不宜过高,否则会使湿疹痒感加重。衣服要穿得宽松些,以全棉织品为好。

(4) 面积不大的湿疹可涂氟轻松软膏,不宜涂得太厚;有较多湿疹患者,需去皮肤科诊治。对脂溢型湿疹千万不能用肥皂水洗,只需经常涂一些植物油,使痂皮逐渐软化,然后用梳子轻轻地梳理掉。

(5) 母乳喂养可以防止由牛奶喂养而引起异性蛋白过敏所致的湿疹。

婴幼儿贫血的原因

血液中血红蛋白(血色素)减少称作贫血。引发婴幼儿贫血的原因很多,最常见也是最主要的原因就是缺铁性贫血。婴幼儿之所以容易发生缺铁性贫血,其主要原因是小儿在出生的第一年体重增长非常迅速,正常的婴儿 6 个月时体重一般相当于出生体重的 2 倍,1 岁时的体重约为出生体重的 3 倍以上,此阶段婴儿身体对铁的需要量超过成人。妈妈在怀孕时将自己体内的铁通过胎盘给了胎儿,足月分娩的小儿在出生时身体里有较多的铁,可以在出生以后的 4～6 个月内满足身体快速生长的需要,也就是能够满足体重增长 1 倍的需要量。6 个月以后,婴儿在胎内从妈妈那里得来的铁就不够用了,此时就必须从食物中吸收铁,但这个时期的婴儿饮食仍以奶类为主,母乳所含的铁已不能够满足婴儿身体发育的需要,添加其他含铁的食品是为婴儿提供铁的最好方法。6 个月以上的婴儿如不及时地循序渐进地添加辅食,就很容易出现缺铁现象。婴儿的辅食是指除奶以外的其他食物,主要是半固体及固体食物。其中动物类食品含铁丰富且容易被孩子吸收,如猪肝、瘦肉、蛋类、动物血等。植物类食品以豆类、芝麻、黑木耳、海带、紫菜等含铁丰富且较容易吸收。另外,早产儿或低出生体重儿(出生时体重低于正常标准)出生时身体里含的铁相对较少,很多孩子就会出现不同程度的缺铁性贫血。

小儿处于生长发育阶段,不同年龄小儿血红蛋白的正常值不同,因而小儿贫血的诊断标准也因年龄的不同而不同。目前我国小儿贫血的诊断标准采用世界卫生组织提出的标准,即 6 个月至 6 岁之间血红蛋白低于 110 克/升,6～14 岁之间血红蛋白低于 120 克/升,就是发生了缺铁性贫血。

由于小儿对于贫血的耐受性远远超过成人,并且年龄较小的孩子多数不会自己诉说贫血症状,多由家长发现或者因其他疾病就诊时被医生发觉。小儿贫血最常见的表现是皮肤苍白、口唇黏膜及甲床苍白。如果通过观察家长还不能确定是否为贫血时,可到医院做血常规化验。

小儿常见的贫血类型除缺铁性贫血外,还有以下几种:

(1) 巨幼细胞性贫血:这是体内缺少叶酸或维生素 B_{12} 引起的贫血。

(2) 再生障碍性贫血:除表现贫血症状外,还有皮肤出血点等出血表现,这是因为血液中的血小板同时也减少;有的病人还发烧,这是因为血液中的白细胞(中性粒细胞)减少,引起身体的抵抗力下降所造成的。

(3) 溶血性贫血:如遗传性溶血性贫血(地中海贫血等)、自身免疫性溶血性贫血等。

（4）失血性贫血：主要是由外伤引起的。

贫血是很多血液病的表现之一，这其中最主要的有急性白血病、恶性淋巴瘤。感染其他一些慢性疾病也可以引起贫血。

综合以上各种原因，我们可以看到，婴幼儿缺铁性贫血常见于以下几种情况：早产儿、低出生体重儿、没有及时添加辅食的婴儿。此外，偏食、饮食习惯不良或饮食含铁量太少也是造成缺铁的原因。缺铁性贫血的治疗方法是口服铁剂，但最重要的是预防。

大力提倡母乳喂养

母乳是婴儿最理想的天然食品。任何一个学识渊博的营养学家都不可能创造出比母乳更适合于婴儿需要的代乳品。母乳不但有利于婴儿的健康成长，更有利于保护婴儿使他们少得疾病。这是由于母乳中含有许多免疫成分，是预防婴儿呼吸道和消化道感染的重要物质。母乳中含有婴儿生长发育所需的营养素，如蛋白质、脂肪、碳水化合物、矿物质和维生素等，含量适中，比例恰当，质地优良，易于消化吸收，最符合婴儿的营养需要。母乳喂养既是母亲应尽的义务，也是婴儿的最基本的权利。实行母乳喂养是一件利国、利己又有利于婴儿的好事。

首先，母乳喂养有利于婴儿。① 母乳营养成分丰富。母乳含热量高，不仅有大量的糖和脂肪，还含有容易消化的蛋白质，最适宜婴儿的消化，并可以随时供给婴儿。母乳内含有婴儿骨骼生长必需的钙，还含有丰富的人体必需的微量元素，其中锌及铜的含量都比牛奶中的含量高，因此母乳喂养的婴儿很少发生低钙、低锌、低铜的情况。6 个月后逐渐添加辅食婴儿将继续生长良好。② 母乳能增强身体抵抗力。母乳内含有大量的抗体。抗体是人体中可以抵抗疾病的物质。新生儿从母乳中得到"抗体"以后，能增强身体抵抗力，可以预防过敏性疾病及新生儿流行性腹泻，还可以减少婴儿患坏死性结肠炎、婴儿猝死综合征的危险。③ 母乳清洁卫生。因为新生儿是直接从母亲乳房中吸取乳汁的，所以母乳新鲜，不易被细菌污染，母乳温度适中，不用加热消毒，喂起来省时省事。④ 可促使婴儿面部和牙齿的正常发育。吸吮肌肉运动有助于面部正常发育，且可预防由奶瓶喂养引起的龋齿。

⑤ 有益于婴儿大脑发育。母乳中含有婴儿大脑发育所必需的氨基酸。此外，哺乳过程中，母亲的声音、心音、气味和肌肤的接触能刺激婴儿的大脑，促进婴儿早期智力开发。母乳喂养中婴儿频繁地与母亲皮肤接触、受照料，也有利于促进婴儿心理与社会适应性的发育。

第二，母乳喂养有利于母亲。① 母乳喂养能给予母亲一种母亲的敏感性，并使之从孕期状态向非孕期状态成功地过渡。伴随吸吮而产生的催产素，促进子宫收缩。② 可减少产后出血，促使子宫复旧。母亲体内的蛋白质、铁和其他所需之营养物质，能通过产后闭经得以贮存，有利于产后的康复，亦有利于延长生育间隔。③ 母乳喂养还可以减少患乳腺癌和卵巢癌的危险。

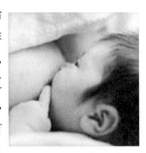

大力提倡母乳喂养

第三，母乳喂养有利于家庭和社会。母乳喂养可以节约消毒、配制人工喂养品所需的奶瓶、奶粉及人力；用于母亲营养的消费比用于婴儿营养的消费也便宜得多；由于婴儿较少得病，因此可以减少医疗咨询、药物、化验和住院消费。这些都可以大大节约社会成本，减轻家庭和社会的经济负担。

为倡导所有产妇都实行母乳喂养，世界卫生组织将每年 8 月的第一周定为"世界母乳喂养周"，并向全球倡议，最初 6 个月纯母乳喂养并坚持哺乳 24 个月以上；我国政府也将每年的 5 月 20 日定为"全国母乳喂养宣传日"。广大产妇应积极响应政府号召，为民族的兴旺、家庭的幸福，把母乳献给自己亲爱的宝宝！

怎样给婴儿进行人工喂养

6 个月以内的婴儿，由于各种原因母亲不能亲自哺育时可采用其他动物乳（牛奶、羊奶）或其他代乳品哺喂婴儿，称之为人工喂养。

常用代乳品种类不断增多，质量也不断提高，随着科技发展，人乳化奶粉配方越来越贴近人乳，只要选择得当、调配正确、注意消毒，还是可以满足婴儿营养需要的，也能保证婴儿生长发育良好。但任何一种代乳品的喂养，从抗感染和情感交流的角度来讲都无法与母乳喂养相比，所以只有在迫不得已时才可采用人工喂养。代乳品常选用人乳化奶粉、鲜牛奶、鲜羊奶、全脂奶粉和其他不含奶的代乳品。

在经济条件允许时，人乳化配方奶粉应为最佳选择。这种奶粉去掉了牛奶中过多的蛋白质和矿物质（尤其是磷），更适于婴儿的消化和吸收（特别是利于钙吸收）；提高了脂肪中不饱和脂肪酸的比例，更适合婴儿需要；增加了糖含量，保证了热能的提供；补充了多种维生素如 β-胡萝卜素、维生素、DHA、AA 和微量元素如铁、锌等，弥补了牛奶的不足。配方奶不像鲜牛奶那样质量易受多种因素影响，同时免去了婴儿吃鲜牛奶需稀释、加糖、制作的许多麻烦。对小于 4～6 个月的人工喂养的小儿来说，人乳化奶粉最为适合。

鲜牛奶价格低廉且容易获得，是应用最为普遍的代乳品。与人乳相比，牛奶的蛋白质和矿物质均高 2～3 倍，对于肾脏发育不够完善的新生儿来说，排泄蛋白质代谢废物和矿物质能力较差，必须将鲜牛奶稀释以矫正以上缺点，并加糖来提高稀释后奶的热卡，同时还须煮沸消毒后才可喂养婴儿。鲜羊奶所含蛋白质、矿物质略高于牛奶，因此也需加水、加糖、煮沸才可喂养婴儿。另外羊奶缺少叶酸、维生素 B_{12}，长期食用可导致巨幼细胞性贫血。全脂奶粉便于携带和保存，较鲜奶好消化，配制时按容量计算 1：4，按重量计算 1：7，即可配成纯奶比例，喂养婴儿时还需再次稀释并加糖。其他不含奶的代乳品多为米粉、麦粉、藕粉等，一般含蛋白质较少，长期食用会导致营养不良。为矫正之，常需加入其他蛋白质，如鸡蛋、鱼肉或碾碎的黄豆、花生、芝麻等，同时应补充钙、磷等矿物质和多种维生素。

人工喂养宜选用大口直立式玻璃奶瓶，以便于清涮消毒。1 个月内新生儿应选用 100～200 毫升的小奶瓶，以后都用 200～240 毫升的大奶瓶。奶瓶应准备 7～8 个，每日集中煮沸消毒 1 次，每次喂养时用 1 个。橡皮奶头也应准备 7～8 个，用烧红的针头在奶头顶端开口 2～3 个，大小以倒置时液体快速滴出为宜。奶瓶孔小婴儿吸吮费力，孔大则易引起婴儿呛咳，故以适中为好。

人工喂养前应先将奶瓶倒置，母亲可用手背测试奶温，以不烫手为宜。喂乳时奶瓶要保持倾斜，使奶头中充满乳汁，避免婴儿吸入空气而吐奶。喂乳时间一般以 20～30 分钟为宜。

怎样给婴幼儿添加辅食

随着婴儿的月龄增长，对热量及营养的要求也在不断增加，单靠母乳已不能满足婴儿生长发育的需要,这时候就应该为孩子添加辅食。对于婴幼儿来说,断奶过渡期是一个重要的学习阶段,因为这是他从婴儿时期的单一饮食向成人膳食踏出的第一步。

世界卫生组织以及大部分营养及儿科专家都认为,在婴儿4～6个月时添加辅食最为理想。因为此阶段的婴儿,无论胃肠道、神经系统及肌肉控制等发育已较为成熟,而且舌头的排外反应消失,有正常的吞咽动作。过早(4个月以前)添加固体食物,由于此时婴儿的消化器官还没有完全成熟,消化能力有限,会对幼嫩的胃肠道和肾脏造成不必要的负荷,既影响对母乳的吸收,也会影响到婴儿的健康成长。

辅食添加应遵循"从少到多,从细到粗,从稀到稠"的原则,随着婴儿消化吸收的能力日渐提高,循序渐进。断奶过渡期首先给婴儿喂米糊,米在谷类中较少引起婴儿的过敏反应,妈妈可以从每日1～2匙米糊开始,如果没有呕吐、腹泻及食欲不振等不良反应,可逐渐增量到每餐小半杯左右。在婴儿习惯吃米糊1周后才可添加其他食物,譬如可尝试喂果泥和菜泥等,待孩子习惯一种食物后再试喂另一种。如果婴幼儿连续2天拒绝同一种食物,就不宜勉强他进食,可待日后再做尝试。辅食应选用新鲜的材料及简单的调味烹调,避免一些难以消化的食物,在1岁以前不宜用盐和味素作调料。

断奶过渡时期是婴幼儿快速成长的一个阶段,均衡的营养依然对婴幼儿的健康发育非常重要。虽然孩子已能吃固体食物,但仍需选择优质的奶类食品给孩子作为补充。这些奶类食品应该富含优质蛋白质,容易被孩子消化和吸收,以利于孩子成长发育;也应含有丰富的钙质及维生素D,这样可以保证孩子的骨髓及牙齿更健康地发育;还应含有充分的铁质,以预防缺铁性贫血。目前的科学研究表明,科学地给婴幼儿添加辅食,帮助孩子增强身体抵抗力,对于孩子的健康成长非常重要。

儿童体格发育的特点与规律

儿童生长发育包括身体发育和心理发育两个方面,广义的身体发育包括形态、生理和运动能力等多个方面。

儿童体格发育的一般规律主要包括近侧发展规律、头尾规律和向心律。在婴幼儿期,其体格发育表现形式之一为躯干的生长先于四肢,四肢的近端生长先于远端,称之为近侧发展规律;在青春发育期之前,儿童头部生长快于躯干和四肢,出生时婴儿的头长为身长的1/4,2个月胎儿的头长为身长的1/2,而成人的头长则为身长的1/8,这种发育规律称之为头尾发展规律;在青春期,青少年身高发育遵循由足至小腿、大腿再到躯干的发育规律,称之为向心律。

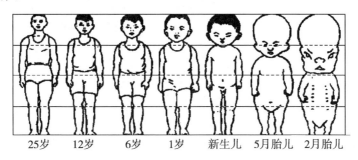

| 25岁 | 12岁 | 6岁 | 1岁 | 新生儿 | 5月胎儿 | 2月胎儿 |

儿童发育规律

儿童的生长发育是一个从量变到质变的长期过程,儿童的生长发育时刻在进行着,但是在不同时期(年龄阶段)各器官组织生长的快慢不同。脑细胞的发育主要是在6岁以前,特别是3岁以前,但这并不是说我们的脑细胞在6岁以后就不发育了,6岁后甚至一生我们的脑细胞都在不断地发育成熟,只是其发育的速度逐渐减慢。生后体重和身高有两个突增时期即婴儿期和青春期,这也并不是说在儿童期的其他时期我们的身高体重就不再增加,只是其他时期较之这两个突增时期增长缓慢而已。

儿童的各个器官系统的发育也不是以同一样的速度和同一情况进行,神经系统发育最早,在6岁以前发育最快,特别是3岁以前。生殖系统发育最晚,在青春发育期以前,生殖系统一直处于幼稚期,到了青春发育期生殖系统开始加速发展,在短短的10年左右我们的生殖系统便发育成熟。我们的淋巴系统到12岁左右发育到人一生的最高峰,随后淋巴组织开始缩小,所以,在12岁时我们可以触及儿童颌下淋巴结节和腹股沟淋巴结,这是一种正常现象。但在8岁之前或20岁以后如能触及淋巴结则是一种异常情况。

在儿童的整个生长期内,个体的生长速度是不均衡的,有的时期快,有的时期慢。因此生长发育速度呈曲线波浪式。从胎儿到成人,我们的全身大多数器官有两次生长突增的高峰,第一次在胎儿期,第二次在青春初期。

由于受机体内、外因素如遗传、环境、营养、教养、性别等的影响,儿童的

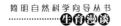
生长发育可产生相当范围的个体差异。

怎样保护儿童视力

随着社会的不断进步,儿童已越来越早地开始进行阅读和接触计算机,这是我国教育水平不断提高的标志,然而也是导致儿童视力下降、近视患儿增多、儿童近视发生提前化的重要因素之一。我国目前斜视、弱视的发病率为 3‰～4‰,我国有 2 亿儿童,其中有 600 万～800 万儿童患斜视、弱视,更有许多的孩子患有近视、远视、散光等屈光疾病。那么如何早期发现孩子的眼睛问题呢?

(1)0～3 岁宝宝眼睛的观察:要观察婴儿眼睛追光和追物体的情况,看看其黑眼球中间是否发白,眼睛是否快速颤动,是否有偏斜、怕光、流泪、眯眼、揉眼等等。

(2)3～7 岁儿童眼睛的观察:这个时期小儿的眼睛发育很快,而且是斜视、弱视发病最多的阶段,父母需注意孩子看书写字时两眼是否离书本太近,看人、物时是否两只眼睛一齐注视,有无一眼注视,另一眼偏斜的情况;看人时是否总歪着脑袋,如有以上情况,应立即到医院或视光诊所进行详细的眼科检查。人类的视觉发育过程一般在 6 岁以前完成,发现越早、矫治越及时,效果越满意,在视觉发育完成以后发现的弱视,则很难达到良好的矫正效果。弱视的儿童如不及早地发现和治疗,都将会导致单眼或双眼视力低下,严重影响其视功能,终生成为立体盲。因此,即使无以上情况,也应每半年左右到医院进行一次全面的眼科检查,做到早期发现、早期治疗,以免错过治疗的最佳时机,造成终身遗憾。在配戴眼镜进行矫治时一定要进行医学验光并配合其他的眼科治疗。

(3)7～14 岁儿童眼睛的观察:这个时期小儿的眼睛已能达到正视,如果不注意用眼卫生则很有可能发展成近视眼。应以预防为主,做好用眼卫生的宣传教育工作,每半年查 1 次视力,做 1 次全面眼科检查,包括医学验光、眼压测量、超声波眼轴测量、角膜地形图等。需要戴眼镜时,一定要在医生的指导下选择最适合的矫治方法(如角膜矫形镜),争取最大限度地控制近视的发展。

只要做到早期发现、早期治疗,做好儿童的眼视觉保健工作,相信会使更多的人远离近视的烦恼。

儿童患锌缺乏症的症状及其防治

锌是人体重要的必需微量元素之一。小儿缺锌时主要表现为食欲差、生长发育减慢、免疫机能降低,青春期缺锌可导致性成熟障碍。

(1) 儿童缺锌的原因:

① 摄入不足。动物性食物不仅含锌丰富而且易于吸收,植物性食物含锌少,故素食者容易缺锌。

② 吸收障碍。各种原因所致的腹泻皆可妨碍锌的吸收。谷类食物含多量植酸和粗纤维,均可与锌结合从而妨碍其吸收。牛乳中含锌量与母乳类似,一般为 45.9～53.5 微摩尔/升(300～350 μg/dl),但牛乳锌的吸收率(39%)远低于母乳锌(65%)。肠病性肢端皮炎是一种染色体隐性遗传病,因小肠缺乏吸收锌的载体,故表现为严重缺锌。

③ 需要量增加。在生长发育迅速阶段的婴儿,或组织修复过程中,或营养不良恢复期等,皆可发生锌需要量增多。

④ 丢失过多。如反复出汗、长期多汗、溶血、大面积灼伤、蛋白尿以及应用金属螯合剂(如青霉胺)等均可导致锌缺乏。

(2) 儿童缺锌的表现:

① 消化功能减退。缺锌影响味蕾细胞更新和唾液磷酸酶的活性,使舌黏膜增生、角化不全,以致味觉敏感度下降,发生食欲不振、厌食、异食癖等症状。

② 生长发育落后。缺锌直接影响核酸和蛋白质合成及细胞分裂,并妨碍生长激素轴功能以及性腺轴的成熟,故易导致生长发育停滞、体格矮小、性发育延迟。

③ 免疫功能降低。缺锌会严重损害细胞免疫功能而容易发生感染。

④ 智能发育延迟。缺锌可使脑 DNA 和蛋白质合成障碍,谷氨酸浓度降低,从而引起智能发育迟缓。

⑤ 其他。如地图舌、反复口腔溃疡、创伤愈合迟缓、视黄醛结合蛋白质减少儿出现夜盲症等。

(3) 儿童缺锌的处理:

① 针对病因治疗原发病。

② 饮食治疗。鼓励多进食富含锌的动物性食物如肝、鱼、瘦肉、禽蛋、牡蛎等。初乳含锌丰富。新生儿应提倡母乳喂养。

③ 补充锌剂。常用葡萄糖酸锌,相当于葡萄每日剂量为锌元素 0.5～1.0 毫克/千克,酸锌 3.5～7 毫克/千克,疗程一般为2～3个月。其他制剂如硫酸锌、甘草酸锌、醋酸锌均较少应用。长期静脉输入高能量者,每日锌用量:早产儿为 0.3 毫克/千克;足月儿至 5 岁为 0.1 毫克/千克;＞5 岁为 2.5～4 毫克。提倡母乳喂养。平时应提倡平衡膳食,戒除挑食、偏食、吃零食的习惯。对可能发生缺锌的情况如早产儿、人工喂养者、营养不良儿、长期腹泻、大面积烧伤等,均应适当补锌。

儿童佝偻病的防治

儿童佝偻病在婴儿期较为常见,是由于维生素 D 缺乏引起体内钙、磷代谢紊乱,而使骨骼钙化不良的一种疾病。佝偻病发病缓慢,不容易引起重视。佝偻病使小儿抵抗力降低,容易合并肺炎及腹泻等疾病,影响小儿生长发育。因此,必须积极防治。

佝偻病的病因是日光照射不足,尤其在冬、春季紫外线不足,又因冬季寒冷户外活动较少,故易发生佝偻病;另一个原因是小儿喂养不当,食物中钙、磷含量较少,或比例不当,也会影响钙、磷的吸收。另外,单纯用谷类食物喂养时,因其中含有大量植酸,容易与小肠中钙、磷结合成为不溶解的植酸钙,而影响钙、磷吸收。此外,生长过快、早产、双胞胎也易发生佝偻病;慢性腹泻、肝胆系统疾病、慢性肾脏病影响维生素 D 的吸收及代谢;长期应用苯妥英钠、鲁米那钠等药物,可加速维生素 D 的分解和代谢,均可引起佝偻病。

小儿发病早期,常见症状为夜惊、睡眠不安、多汗、易烦躁。病情较严重者,肌张力降低、关节松懈、腹部膨大,生长发育也受影响。

骨骼的改变,是佝偻病的主要表现。头部早期只是颅骨软化,7～8 个月后出现方颅,囟门关闭晚。胸部可见肋串珠、鸡胸或漏斗胸。腕部和踝部骨骼粗大,形成手镯、脚镯样变化。另外,由于骨质软化,可出现膝内翻("X"形)或膝外翻("O"形),即俗称的"罗圈腿"。

佝偻病因缺乏维生素 D 所致,故应给予维生素 D 治疗,一般只要注射1～2 次即可,具体的剂量应由医师决定。较轻的病例可口服维生素 D,在注射维生素 D 时,可口服葡萄糖酸钙。

除药物治疗外,最重要的是合理营养,补充足够的蛋白质及富含维生素 D 的食物,每天到户外活动。另外,应注意衣服宽松,不要让小儿过早、过久地坐与立,但可训练其俯卧、抬头、展胸与爬行等动作。

佝偻病的预防关键是抓早、抓小。从孕妇怀孕的中期,即应开始服用维生素 D,小儿满月后,即开始户外活动,从每日 15 分钟,逐渐增加至 2 小时以上;提倡母乳喂养,合理添加辅食。自小儿生后半个月至 2 岁,每日口服维生素 D 400～800 国际单位。早产、双胞胎、低体重儿、生长发育过快、慢性腹泻或患肝胆疾病的小儿,可在冬春季节肌肉注射维生素 D 330 万国际单位。

需要注意的是,维生素 D 的耐受量和中毒量,个体间差异很大。因此,不要常规地、过量地给孩子服用鱼肝油和钙片,以防中毒。

什么是儿童脑瘫

脑瘫是指患儿在出生前或出生后脑的神经系统尚未发育成熟前,受到外伤、中毒或其他各种原因引起的脑细胞受损,从而出现运动神经元损伤的四肢运动功能障碍,同时经常有不同程度的智能障碍,如癫痫和视觉、听觉、语言、行为、情感、心理等障碍。其特点是:症状一般不呈进行性发展。其临床症状包括大脑或小脑受损引起的智力障碍、运动共济失调、运动障碍和感觉障碍等。临床上更加重视脑瘫患儿的四肢运动功能障碍,这是脑瘫患儿最主要的临床症状,严重影响个体的生长发育和生活自理能力。

小儿脑瘫发病率在发达国家大约平均为新生儿的 2‰,在我国目前尚无全面确切统计,据有关方面粗略统计,发病率在 1.5‰～5‰之间。

脑瘫的病因在妊娠期多为感染、放射、化学药物的侵害以及遗传因素,早产、难产、窒息缺氧、新生儿重度黄疸也是重要病因。此外,婴幼儿脑炎、脑膜炎、高烧抽风、低血糖也是常见病因。由于这种病是永久性的,且重残儿大都生活不能自理,所以对患儿、家庭、社会的危害是重大的。

早期症状:在新生儿期无原因哭叫,睡眠过少或嗜睡,吸吮无力,咽下困难,易惊等。进入婴儿期症状逐渐明显:患儿不能按正常发育程序出现应有的运动功能和智力行为能力,部分脑瘫儿常流口水,面容呆滞,智力低下,言语、听力、视力障碍,牙齿发育不良,严重者有癫痫发作等。随着年龄逐渐增大,症状和体征也逐渐明显,脑瘫儿的主要障碍为肌张力异常、反射异常、姿势异常,如脊柱侧弯、脊柱前后凸畸形、关节挛缩、肩髋脱臼、骨质疏松、病理性骨折等;主要合并障碍为智力低下、癫痫、语言障碍,视力、听力、情绪、行为、学习障碍等。

早期诊断、早期治疗、早期训练,是该病的主要治疗原则。

全面康复训练措施大体分为:① 运动康复包括粗大运动、精细运动、平衡能力和协调性训练;② 生活自理能力训练和作业疗法以达到训练手的功能;③ 并存障碍治疗,如及时控制癫痫发作,矫治视觉、听觉和口面功能障碍,改善和发展认知功能,进行语言训练;④ 培养良好心理素质,矫治情绪,纠正行为异常,增加患儿克服困难的信心,培养社会交往能力;⑤ 促进智力发育,接受教育,学习文化,为将来参与社会活动创造条件;⑥ 使用矫形器具,对已发生严重挛缩和畸形者可予以矫治。

儿童偏食、厌食的原因及其对策

随着我国整体生活水平的不断提升,我国饮食结构发生了很大变化,而且独生子女的养育方式也趋向于"圈养式",很多孩子在饮食上会出现偏食、厌食的坏习惯。统计资料显示,偏食、挑食在儿童中的发生率高达 40％,其中非疾病因素引起的厌食可占 86％以上,大多是 1～6 岁的学龄前儿童,表现为较长时间不愿吃饭、食欲不振、食量减少,甚至厌恶进食、进食习惯怪异等。患儿由于长期厌食造成各种营养物质缺乏,甚至引起贫血;活动耐力差,不愿活动;抵抗力下降,经常生病,严重影响小儿的健康发育。

引起儿童厌食的原因主要有以下几方面:

(1) 不良饮食习惯:如进食不定时,饮食不规律,吃零食、吃饭时看书、挑食、偏食及强行喂饭等,皆可影响消化液的分泌,长期如此,造成食欲低下。

(2) 饮食结构不合理:过多摄入高蛋白、高能量饮食,过多饮用含糖饮料及碳酸饮料。

(3) 精神因素:过度紧张、焦虑及受惊吓等原因,如吃饭时受训斥,父母当面争吵等,可影响消化液的分泌,造成食欲不振。

(4) 疾病原因:如慢性消化系统疾病,溃疡、胃炎、肝炎以及佝偻病和营养性贫血等。

（5）药物原因：小儿服用或静脉输入某些药物如红霉素、氨茶碱等，可引起恶心、呕吐、食欲低下等症状。补充维生素 A、维生素 D 过量，造成中毒等。

（6）维生素 B 及锌缺乏：锌缺乏可使唾液中缺乏味多肽（gustin），影响味蕾正常发育，故缺锌时嗅觉和味觉可丧失或减低，造成其食欲降低。

如何矫正儿童偏食、厌食的坏习惯呢？

（1）要严格控制甜食和零食的摄入：有的儿童无节制地吃零食和甜食，到了进餐时间就会没有胃口。除了在两餐之间可以让儿童吃点零食外，其他时间均应严格控制。

（2）进餐时间必须有规律：家庭进餐时间无规律，使儿童形不成定时进餐的习惯，就会出现过饥或过饱的现象，容易发生"反射性"厌食。每天或每餐的饭菜质量反差太大，也会使儿童出现"等待性"厌食。

（3）空腹疗法：空腹是产生食欲的重要原因，当儿童饥饿时，平时不爱吃的东西也似乎吃起来特别香。适当控制儿童的进食量，使进餐时间与儿童的饥饿感同步，儿童就会愿意吃饭了。

（4）就餐时应专心致志：要从小教育儿童不能一边玩一边吃饭或一边看电视一边吃饭，否则儿童就会食而不知其味，或吃得太少，还不到下顿就餐时间就会产生饥饿感，又会出现多吃零食的现象，形成恶性循环。

（5）避免接触过敏食物：有的儿童会对某种食物产生过敏现象，由此对就餐产生恐惧心理。因此，家长要对儿童厌食的情况作具体分析，如确属某种食物过敏，就应该避免儿童接触这类食物。

（6）治疗疾病：反复发作的感冒、慢性胃肠疾病和肝胆疾病、慢性感染性疾病、缺钙和锌、咽喉及口腔疾病等，都是导致儿童厌食的常见原因。其中咽喉慢性炎症所致的厌食较为多见又常被忽视，主要是进食时的局部疼痛和不适感，常使儿童"因噎废食"。因为疾病引发的厌食，应该先治病再矫治其厌食的习惯。

儿童肥胖的原因与预防

儿童肥胖症系指单纯性肥胖症，它是一种热能代谢障碍，摄入热能超过消耗的热能，引起体内脂肪积聚过多。一般认为超过标准体重的 20%，即可称为肥胖。近年来发现儿童肥胖症与高血压、冠心病、糖尿病等的发病有一定关系。

导致儿童肥胖的病因很多，主要有四个方面：① 摄入热能过多：如多食油腻富含热能的食品，无节制地吃零食、甜食等；② 运动量太少：导致体内脂肪堆积，引起肥胖；③ 遗传影响：如父母二人体重均超常，则子女发生肥胖的几率很大；④ 情感创伤（如父母离异、死亡等）和心理异常（如因家长溺爱造成胆小、依赖、孤独等）：有时可伴发肥胖症。

儿童肥胖症的预防方法有以下四种：

（1）严格进行饮食干预：要遵循既不妨碍生长发育又能达到减肥目的的原则，合理搭配儿童膳食。在必须保证蛋白质供应的基础上，主要控制脂肪摄入量，宜多食蔬菜、水果、鱼、蛋和豆制品，减少米饭、面食等淀粉类食品的摄入，严格限制甜食。为取得孩子配合，应经常鼓励孩子，帮助其树立信心。

（2）进行热量监测：患严重肥胖症的儿童有条件者应配备能量监测仪，随时监测每日摄入的热量和消耗的热量，督促每日消耗掉多余的热量，达到热量平衡，防止脂肪堆积。

（3）每周进行 1 次体重监测：使体重逐渐下降。当体重下降至比正常值超过10％左右时，就不再需要严格控制热量的摄入。6～11 岁儿童体重正常值为：体重（千克）＝年龄×2＋8。

（4）增加儿童的活动量：如游泳、打球、跑步等。家长应陪同孩子活动，并给予经常性的鼓励，活动应多样化并从中培养其爱好。活动贵在坚持，不能"一日曝、十日寒"，每日应累计运动 1 小时以上，应鼓励儿童走路上学和做家务劳动。应避免剧烈运动，以免食欲大增。

预防儿童龋齿

龋齿俗称"虫牙"，可发生在任何年龄，尤其在青少年中发病率较高。其典型症状是牙齿对冷热食或甜食过敏，在蛀蚀非常严重的情况下，牙齿可能变成棕色，珐琅质表面出现清晰的孔洞，而且可能出现严重的疼痛。形成龋齿的病因比较复杂，与细菌、食物中的糖类以及机体对龋病的抵抗力有关。它好发于不容易保持清洁的牙面上，如牙齿的点隙、裂沟与邻接面等。龋齿是一种慢性进行性疾病，早期症状不明显，往往不易被重视而耽误治疗。龋病得不到早期治疗，龋蚀到牙髓便会引起剧烈的牙神经痛，之后引起根尖周围炎、颌骨骨髓炎而影响全身,因此龋齿一定要早防早治。

龋齿的预防应从孕期保健入手,孕妇要饮用含有一定量氟化物(如氟化钠)的水(浓度为 0.7~1.2 毫升/升),多吃蔬菜、水果、牛奶等含有一定量氟化物的食物和饮料,对小儿将来的牙齿发育和减少龋齿发生的机会,都有明显的好处。

在儿童牙齿的发育期,要注意增加儿童的营养,保证供给婴幼儿充足的蛋白质、维生素类和含无机物如钙、铁、磷等的食物,为婴幼儿牙齿的正常发育提供营养保证。

要注意婴幼儿早期口腔卫生保健。在婴儿乳牙萌出前,父母可经常用纱布蘸淡盐水,轻轻擦拭婴儿的牙龈,把牙龈上的菌斑去除。从 3 周岁开始,父母应指导他们逐渐养成自己处理口腔卫生的习惯。两顿饭之间的加餐最好是鲜水果、蔬菜、牛奶、果汁、饼干或胡桃、栗子以及爆米花等食物。小孩每天吃糖果的次数应控制在 1~2 次,并应同时控制其数量。否则小孩在口中含糖时间过长,既限制了唾液中化学物质对细菌产酸的中和作用,又会助长口腔中细菌的繁殖,容易造成口臭和形成龋齿。

龋齿早期症状不明显,仅在遇冷、热、酸、甜食时,牙齿有酸痛感。凡有以上症状时,就应到医院就诊。补牙是治疗龋齿的主要医疗方法,很多病人怕钻牙的酸痛感,因而延误治疗。随着医疗事业的发展,目前一般医院均用先进的高速涡轮机,钻牙时有水喷雾,很少有酸痛感。

儿童患了寄生虫病怎么办

寄生虫病是感染寄生虫虫卵或幼虫疾病的总称。寄生虫通常经过食物、水、土壤、接触等途径传播,经口、经肤或昆虫媒介进入人体,也可经人体之间的直接接触传播。传播途径与感染方式因虫种而有异同。因生食或半生食含有感染期寄生虫的食物而感染的寄生虫病,称为食源性寄生虫病。食源性寄生虫病主要有华支睾吸虫病(肝吸虫)、吸虫病、旋毛虫病、弓形虫病等。通过人的粪便传播的寄生虫称之为土源性寄生虫病,土源性寄生虫病是经济不发达地区最常见的疾病,主要有蛔虫、鞭虫、钩虫等。

调查显示,近年来我国寄生虫疾病有明显回潮的趋势,防治形势十分严峻。1992 年广东省和黑龙江省的食源性寄生虫病人均感染率分别仅为 2.

09％和1.19％,现在却分别上升到12.6％和40％,我国食源性寄生虫中最有代表性的华支睾吸虫(肝吸虫)的感染率比1990年的调查结果上升了75％,感染者达到约1 250万人,最严重的广东省,因盛行吃生鱼片、生鱼粥,人群的感染率高达74.5％。全国蛔虫、钩虫、鞭虫和蛲虫等土源性寄生虫病总感染率虽然有所下降,但仍高达59.0％。这些寄生虫病的出现与人民生活水平的提高、食物来源的多样化和饮食方式的改变、卫生观念普遍滞后有关。

预防寄生虫病的发生和传播,应采取以下措施:

(1) 广泛进行健康教育:食源性寄生虫病大都是人畜共患病,其传播循环较难切断。但人群感染均系不良的饮食、卫生习惯所致。因此,健康教育是防治的重要措施,要使群众了解本病的传播途径及其危害性,把好"病从口入关",不吃生的或半熟的鱼、蟹、螺等水产品和肉类。不喝生水,不吃不洁的生菜。刀和砧板要生熟分开。广州管圆线虫幼虫可经皮肤侵入,应预防在加工螺蛳过程中受感染。

(2) 要加强粪便管理:应禁止将厕所建在鱼塘上或鱼塘边,粪便要进行无害化处理后再施用,不要用新鲜人粪或猪粪作为鱼的饲料。提倡圈养猪,饲料要加热处理,不要用生鱼、泔水等喂猪、猫和犬等。这对预防华支睾吸虫病尤为重要。

(3) 要提倡家畜集中屠宰,集中检疫:要彻底消除私自宰杀现象,对病畜要按国家规定妥善处理。

(4) 要大力开展灭鼠、灭蚊活动,以减少传染源。

对土源性寄生虫病患者,应采用以驱虫治疗为主的综合措施。根据不同流行程度,实行集体驱虫或选择性驱虫,并抓好重点人群,如学龄前儿童、中小学生、菜农、果农等的防治。治疗蛔虫、钩虫病、鞭虫病和蛲虫病的常用驱虫药有阿苯达唑、甲苯达唑和噻嘧啶、三苯双脒等,但目前使用最多的是阿苯达唑,仅史克肠虫清这一品牌我国每年就有数千万人次服用。

对食源性寄生虫病患者,治疗的有效药物主要是吡喹酮和阿苯达唑,阿苯达唑不仅是治疗旋毛虫病和囊虫病的首选药物,而且对线虫的虫卵和幼虫、猪带绦虫、棘球绦虫、肺吸虫等幼虫都有杀灭作用。因此,它既可用于驱蛔虫、蛲虫、钩虫、鞭虫和粪类圆线虫等肠道线虫,也用于治疗旋毛虫病、包虫病、囊虫病、华支睾吸虫病和肺吸虫病等组织内寄生虫病。

八、优教宝典

儿童心理健康的标志

目前，由于社会不良风气的影响和学校教育失当，再加上父母对子女的不切实际的期望，导致许多儿童心理扭曲，"问题儿童"越来越多，引起了社会各界的广泛关注。那么，儿童心理健康有哪些标志呢？根据我国青春期儿童的心理活动特点，他们应该具备以下六个心理品质：

（1）智力发育正常：正常发育的智力指个体智力发展水平与其实际年龄相称，是心理健康的重要标志之一。

（2）稳定的情绪：心理健康的青少年，在乐观、满足等积极情绪体验方面占优势。尽管也会有悲哀、困惑、失败、挫折等消极情绪出现，但不会持续长久，他们能够适当表达和控制自己的情绪，使之保持相对稳定。

（3）能正确认识自己：对自己有充分了解，清楚自己存在的价值，对自己感到满意，并且努力使自己变得更加完善。对自己的优点能发扬光大，对自己的缺点也能充分认识，并能自觉地努力去克服。有自己的理想，对未来充满信心，在学习、工作等各方面不断取得新的成就。

（4）有良好的人际关系：心理健康的儿童少年，有积极、良好的人际关系。尊重他人，理解他人，善于学习他人的长处补己之短，并能用友善、宽容的态度与别人相处。他们在别人面前能做到真诚坦率，从而容易得到别人的信任，并建立起融洽的人际关系。在集体中威望很高，生活充实。

（5）稳定、协调的个性：个性亦称为人格，个性表现为一个人的整个精神面貌。心理健康的人有健全的"自我"，对自己有正确的认识，并能对自己进行客观的评价,能对自己的个性倾向和个性心理特征进行有效的控制和调节。

（6）热爱生活：心理健康者热爱生活,能深切感受生活的美好和生活中的乐趣,积极憧憬美好的未来。能在生活中充分发挥自己各方面的潜力,不会因遇到挫折和失败而对生活失去信心。能正确对待现实困难,及时调整自己的思想方法和行为策略以适应各种不同的社会环境。

培养儿童的非智力因素

非智力因素从广义上讲是指除智力因素以外的一切心理因素。从狭义上讲,它是指与智力有关系,并对智力起作用的那些个性因素,主要包括动机、抱负、理想、意志和坚定性,兴趣与求知欲,情绪的稳定性、独立性、自我意识等。

根据国内外关于智力发展的研究证明,人的智力因素要发挥最大的效能,必须有突出的非智力因素的作用。没有非智力因素的发展,智力因素不可能获得充分的发展,即使智力早期阶段发展较好,表现出发展的优势,如果忽视非智力因素的培养,甚至会阻滞它发展,使智力不能充分表现出人们活动中的效能。非智力因素在儿童学习活动中的作用可以概括为动力、引导、维持、调节、补偿和习惯等方面。所谓动力作用,表现为成功的动机、旺盛的求知欲、强烈的兴趣、好奇心、荣誉感等,可以直接转化为强烈的学习动机,成为直接推动儿童进行各科学习活动的内在动力,使其智力活动增加效能,如观察、记忆、思维与创造性等活动得以充分发展,并取得积极的效果。这种内在的动力不仅比外部激发的动力作用大,而且持续的时间长。非智力因素的引导作用,它将帮助儿童引向各种活动目标,增强儿童的学习积极性和主动性,避免产生消极和被动,美国著名智力测验编制者韦克斯勒也曾指出,"非智力因素像酶一样,指导和促进智力的运用,它影响人的智力,它能促进迟钝的人警觉。"儿童的自信心、自尊心、意志品质中的自制力、持久性、挫折耐受能力等以及自我评价能力这些非智力因素的发展,对儿童的各种活动起到维持和调节的作用。非智力因素可以弥补某些智力发展不足,有些儿童智力发展不那么突出,但是由于不怕困难,不怕挫折,刻苦学习、勤奋,终于获得成功,而且促进了智力的发展。非智力因素发展对儿童活动的习惯作用,指每个儿童在活动过程中,智力活动的方式、方法、风格是不一样的,这是由于儿童非智力因素之间的不同组合所形成的不同行为习惯和思维定势,使智力因素发展表现出不同的类型。

在非智力因素中,兴趣和探索是发展创造性的促进剂,孩子有了学习兴趣,才会努力学习;有了制作兴趣,才会埋头苦干;有了探索兴趣,才会苦苦思索、追根溯源。正常稳定的情绪,是学习和工作的保证,情绪的好坏,常常左右一个人学习和工作的成败。情绪乐观稳定,才经得起胜利的冲击和失败的挫折。意志和性格是促进创造性的强有力的因素。居里夫人说:"人要有毅力,否则将一事无成。"爱迪生的发明创造,充分说明了他具有坚强的意志和不屈的性格。

注意独生子女的心理健康

自实施计划生育政策 30 余年来,我国家庭结构发生了深刻变化。目前以独生子女为核心的"X＋1"家庭已接近 1 亿个,使独生子女心理健康成长,是所有独生子女父母的共同希望,也是社会、学校、家庭所面临的严峻课题。那么,如何使独生子女心理健康成长呢?

（1）要了解孩子的心理变化:只有正确地了解孩子生长发育中的心理变化,才能有针对性地按儿童心理变化的特点去教育,收到较好的教育效果。因此,学校和家长都要在科学理论的指导下,细心观察孩子的心理发展,循循善诱、因人施教,应多安排一些集体性的益智活动,培养其团结协作精神,以弥补独生子女缺乏与同龄儿童接触的不足。

（2）让孩子多自由活动,培养独立性:当孩子会走时,就要开始让孩子多自行活动,引导与训练孩子做自己能做的事情。在开始训练孩子自行活动时,父母可以与孩子共同做某件事,给孩子必要的帮助,逐渐使孩子能够自己去做。父母不应当过多地限制孩子的活动,有碍孩子独立性的发展。否则,将使孩子产生过多的依赖性。心理学研究证明,儿童只有凭借自己的活动去亲自进行尝试,独立思考,通过直接地接触世界,才能真正地了解世界,才有益于发展儿童的创造性与独立性。

（3）加强训练,防止任性:许多独生子女有任性、固执的缺点,其责任不在孩子而在家长,这主要是由于独生子女在家庭中的特殊地位与父母经常

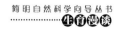

满足孩子不合理的要求所造成的。有的独生子女因某种不合理的需要得不到满足,就会大哭大闹,甚至走极端。只要学校和家长教育得当,加强训练,方法得当,孩子的任性、固执、好发脾气等不良心理品质是完全可以克服的。

(4)不溺爱和娇惯孩子:爱孩子是父母的天性,然而爱不等于溺爱。有的父母省吃俭用,一切以孩子为中心,一切按孩子的意愿办,一切听孩子指挥。牺牲一切为孩子,导致娇纵、溺爱,实在贻害无穷。俗话说"惯儿如杀子",特别是一些几代同堂的家庭,父母刚想批评孩子的某些错误做法,爷爷奶奶立即给孩子护短,成了孩子的"庇护伞",久而久之,就会把孩子引向目空天下、唯我独尊、独断专行的邪路上去。

(5)要多让孩子参加集体性活动:独生子女在家庭中没有兄弟姐妹。在这种特定生活环境中,容易形成孤僻的性格。学校和父母都要为孩子创造与别的孩子社会交往的条件,鼓励孩子与小朋友交往,这有助于培养孩子的集体主义精神和互助精神。这对孩子长大以后参与社会生活十分有益。

(6)对孩子未来的期望要切合实际:俗话说"庄稼人家的好,孩子自己的好"。不少家长都认为自己的孩子聪明,不断地给他们施加压力,企望自己的孩子"成龙"、"成凤",以光耀门庭。殊不知人与人无论是在智力上还是体力上都是存在差别的,不可能所有的人都成为领导者或科学家。明智的做法是尽量给孩子提供全面发展的机会,让孩子在德、智、体、美等各个方面全面发展,最起码让孩子有一技之长,将来能够自立于社会,做一个对社会和家庭有用的人。家长对孩子抱有不切实际的期望,是十分有害的,只能给家长和孩子都带来痛苦。

警惕青春期孩子的逆反心理

经常听到一些家长抱怨说:"现在的孩子越来越难管了,你叫他向东他偏向西,什么事都和你扭着劲来。"对此,心理专家指出,这是孩子进入青春期产生了逆反心理的缘故。一提到逆反心理,很多家长都认为这不是好事,一定要"纠正"才行。专家提醒家长,孩子进入青春期,生理上开始成熟,父母惯常的劝导说教让他们感觉不被尊重,基于自我保护的本能或探究未知事物的强烈欲望,使他们常常以反向的态度和行为来对待父母。要消除这种逆反心理,家长首先要改变以往单方面说教的教育方式,注意和孩子平等

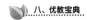

地沟通。一般来说,家庭教育中常见的逆反心理有下面三种情况:

(1)保护自我价值的逆反:孩子进入青春期,生理上开始成熟,他们开始渴望独立,希望能被平等对待,需要独立、自信、有自我价值的感受。而父母却总认为孩子是自己亲生的,可以随便说,反正都是为他好。但是,家长们没有想到,孩子也是独立的个体,他们也有自尊心,这种教养方式不仅会引发强烈的逆反心理,还会刺激孩子形成"自卑情结",使孩子产生一种卑微低下的消极感受。因此,为了孩子的健康成长,家长一定要抛弃这种不科学、不文明的教养方法。否则孩子必然会关闭自己的耳朵,关闭自己的心房,阻断与父母心灵上的沟通。

(2)超限度的逆反:任何人接受某种刺激都是有一定限度的,无论是成年人还是孩子。过度地刺激,就会使人在心理反应上产生根本性的逆转,由原来的赞成、接受、欣赏转为反对、逃避、拒绝的态度和行为。建议家长在与孩子谈话时多用建议和商量的语气,尽量克制自己唠叨的习惯。遇到要指出的问题时,可以请孩子坐下来,严肃认真而又平和尊重地和他(她)谈话,和他(她)一起分析问题,找出解决问题的办法。这样一来,孩子既感受到了父母对自己的尊重,又可以感受到问题的重要性。在谈话时,家长可以先肯定孩子的成绩和进步,然后再指出孩子的不足,孩子就比较容易接受了。

(3)禁止性逆反:现代的孩子们生活在各种信息迅速传播的新时代,他们从很小开始就和自己的父母同为各种画面、音响的受体,在同一个文化环境之中接受各种价值观念的影响,对于许多问题都有自己一定的见解。在这种情况下,对孩子的禁止性要求如果没有说明或说不出充分的理由,那么孩子就会拒绝服从。这就是为什么"你要他向东,他偏向西"的心理原因。因此,家长应与孩子平等地沟通,设身处地、心平气和地向孩子说明哪是对的、哪是错的,让孩子弄清事情的利害关系,并且能够明显感受到你是在为他着想,他也就会认真地听取你的意见了。

陪孩子玩有学问

玩是所有孩子的天性。陪孩子一起玩,不仅可以拉近和孩子的距离,而且可以增加孩子的自尊与自信,让孩子的心理发育更健康。有时候,同一个游戏孩子不愿意与大人一起玩,觉得特没意思,但与同龄儿童玩起来却乐此

不疲。这是为什么呢？实际上并不是游戏本身不好玩,而在于大人提不起对小儿游戏的兴趣。要陪孩子游戏必须做到以下几点:

(1)表达对游戏的兴趣:如果孩子对游戏没有兴趣,游戏当然不会好玩。孩子其实是很敏感的,如果勉强他去玩他不感兴趣的游戏,很容易玩不下去。倒不如和孩子商量着玩,玩一些大家都感兴趣的游戏。爸爸妈妈在陪孩子游戏时,要和孩子一样真诚投入、非常专心,短时间内完整地投入注意力,比长时间的敷衍来得更有力量。

(2)要积极地倾听孩子的意见:孩子都需要爸爸、妈妈注意自己,而且越多越好。积极地倾听孩子的意见,会让孩子感受到你对他的关注和爱意,让他更想展现自己。孩子在游戏中所表达的可能有它潜在的涵义,爸爸、妈妈多花些心思去倾听孩子所说的,收获的可能是孩子想对你说却不知如何开口的心里话。在倾听中,让孩子带领你去看他所看到的世界。

(3)多问开放性的问题:游戏是孩子的国度。进入孩子的世界,你除了多听,还应开放自己,多问多学。不要假设孩子和你有一样的想法,也不要急着先去表达自己的想法,孩子的想像力常常是我们望尘莫及的。太阳可以是绿的,云也可以是黄的,爸爸、妈妈有了这样的包容力,孩子更能拥有他自己。多问问孩子在做什么,了解他的想法,否则孩子会由于你的呵斥破坏了玩游戏的兴致,这就得不偿失了。

(4)遇到问题,试着让孩子自己解决:游戏也是日常生活的缩影,游戏中孩子也会遇到各种问题和困难。爸爸、妈妈可能会自觉不自觉地帮他解决问题。其实游戏是孩子学习解决问题的最安全、最有效的方法。比如,当孩子搬不动他整箱的积木时,可以问问孩子"怎么办呢?",多些耐心,你可能会和孩子一起享受他打开箱子、搬出积木、解决问题的得意与骄傲。

虽然在游戏的世界中,孩子才是主角,但爸爸、妈妈全身心地投入与陪伴,也是游戏中很重要的一部分。有了你的陪伴,孩子会玩得更带劲,也会因此而拥有一份健康的心态。

父母应学会鼓励孩子

鼓励就是把焦点集中在一个人的能力资质上,给予认同和嘉许,并建立个人的自重感。父母之所以要学会鼓励孩子,道理很简单,积极的期许再加

上不断的鼓励,不仅可以增进亲子关系,也会增强孩子的自信心,收到事半功倍的效果。简单可行的鼓励方法有以下几种:

(1)给孩子以责任:大多数的父母都想用"教"的方式来让孩子学习责任感,所用的方法不外乎是奖励、警告、惩罚、贿赂等。但责任感不是教来的,它必须借由父母的协助,孩子自己去感受学习。例如孩子要求先看电视再写作业时,父母可以请他衡量是否来得及写完功课;如果他认为自己来得及,那就不妨让他自己决定作息的顺序,只要能在一定的时间内完成即可。换句话说,让孩子去承担他自己决定的后果,一点一滴养成他负责任的态度。

(2)给孩子贡献的机会:提供孩子为家庭、为亲人做事、跑腿的机会。只要孩子有意愿,即使做得差强人意,父母也要随时表示鼓励、感谢之意,使孩子感受你善意的响应,肯定他自己的能力。

(3)鼓励孩子自己做决定:尊重孩子可以从小处做起,小至出门穿什么、吃什么,大至以后主修什么科目、选择什么行业、家务的分配及压岁钱、零用钱的支配等都可由孩子自行决定。许多父母不放心,常在中途插手接管,反而弄巧成拙,不妨在一旁给予协助和指导,他肯定会感激不尽的。

(4)接纳孩子的过失:俗话说:"吃一堑、长一智",孩子就是从不断的错误中学习新事物。面对孩子的疏忽时,千万不要大惊小怪,视为无可弥补的大灾害;要培养能接受孩子犯错的胸襟,并和孩子一起寻找解决的途径,避免再犯同样的错误。

(5)教育孩子从经验中学习:在人生的过程中,难免会遇到挫折。当孩子带着沮丧、气馁的问题来找父母协助时,父母不妨发挥你们的创造力,先理解接纳孩子不平的情绪,然后再提醒他从这次的经验中,换取教训,学习新事物,让孩子知道他的价值并不在于成功与否,而是能学习从不同的角度、立场来看事情,就不至于怨天尤人、沮丧、气馁。

总之,鼓励是一种学习而来的技巧,越练习就会越进步。更重要的是在鼓励别人的同时,别忘了自我鼓励,发现自己的长处,也会带动自己发现别人的长处。经常性的鼓励会使孩子感激父母的真诚,从而更加肯定自己、努力生活。

培育孩子的良好性格

性格是对人、对己、对事物表现出来的稳定的心理特征。儿童的性格最初是在家庭中发展起来的,所以说家庭对儿童的教育与影响,对其性格的形成有着很大的关系。从小就注意培养孩子良好的性格,为其身心健康成长创造良好的条件,这将使孩子终身受益。

(1)家庭对孩子的教育要保持一致性:现代家庭中的孩子多是独生子女,他们的长辈有父母、爷爷、奶奶、外婆、外公等。长辈是孩子的师长,家庭中的长辈在对孩子进行教育时必须有统一认识。对待同一个问题,如果父母说应该这样做,而祖辈却说应该那样做,令孩子无所适从,长此以往,就会使孩子缺乏正确的是非观念。因此我们做家长的一定要保持教育的一致性,这样才能有利于儿童形成良好的性格品行。

(2)培养孩子关心别人,共享欢乐:独生子女处在家庭中让人围着转的地位,因而也决定了他们的特异性,如自私、孤独、不合群、不关心别人等不良性格。为了防止孩子在家庭中"以自我为中心",杜绝孩子不良性格和行为的滋长,做家长的必须从日常生活中的小事着手,让孩子在行为上得到陶冶。如给孩子吃东西时,应教育他先给祖辈吃,再给父辈吃,最后自己吃,不能有自私独霸的行为。要有意识地让孩子与同伴交往,特别是教育他对小同伴应该谦让、关心、友爱,在孩子的心灵中播下关心别人、与人共享快乐的种子。

(3)爱孩子应该适度:爱孩子本是父母的天性,但对孩子不能过分地溺爱和迁就,如果经常满足孩子的不合理要求,能够导致孩子缺乏自制能力,很容易走上犯罪的道路。

(4)要尊重孩子的自尊心与自信心:自尊心和自信心是人的精神支柱,即使是能力差的孩子,只要我们能发现他的长处,并提供一些取得成功的机会,及时给予表扬和鼓励,就能把他内在的潜力发挥出来。特别是发现孩子犯了错误,不能用打骂或一些较难听的言语来刺激他们,而应抓住他们某些特长或进步给予鼓励表扬,这样孩子就会有自信心。

(5)注意家园(校)一致教育的原则:家庭是儿童的第一所学校,父母是孩子的第一任老师,家长要与孩子经常谈心,密切配合幼儿园或学校老师共同对孩子进行教育,是形成孩子良好性格的关键。多数孩子都非常崇拜自己的老师,因此家长教育碰到什么问题及时反映给老师,配合老师进行个别教育,往往效果良好。

培养孩子的注意力

注意力是心理活动对一定对象的指向和集中。注意力本身并不是独立的心理过程,但对感知、记忆、想像和思维等心理过程都具有定向、组织和调节等作用。注意力也与感知等心理过程一样,是有其发生发展过程的,而且其发展水平直接影响智力发展的水平,因此应该从幼儿期就开始对其注意力的培养给予足够的重视。具体地讲,如何培养孩子的注意力呢?

(1)利用孩子的好奇心:许多实例证明,强烈、新奇、富于运动变化的物体最能吸引孩子的注意。家长可以给孩子买相应的智能玩具,用来训练孩子集中注意力。特别是3岁以前的孩子,采取这种方法是最理想的、最有效的。孩子稍大一些后,可以把孩子带到新的环境中去玩。比如带孩子逛公园,让他看一些以前未见过的花、草和造型各异的建筑及其他引人入胜的景观。带孩子到动物园去看一些有趣的动物等,利用孩子对新事物的好奇心去培养注意力。

(2)注重培养孩子的兴趣:幼儿的注意力很容易受兴趣所左右,他们对于感兴趣的活动和游戏,注意力不但容易集中,而且维持时间也比较长。例如,幼儿对猴子感兴趣,他们能长时间集中注意力观察猴子的一举一动,并能在注意的过程中发现或获得一些真实的知识。因此,我们应该把培养孩子广泛的兴趣与培养其注意力结合起来。总之,培养良好心境,消除不良情绪,对于注意力的培养起着重要作用。培养孩子的兴趣,要采取诱导的方式去激发。

(3)在游戏中训练孩子的专注力:游戏是所有儿童喜爱的活动,它能引发孩子的兴趣,使孩子心情愉快。孩子在游戏活动中,其注意力集中程度和稳定性较强。实验结果发现,在游戏中4岁幼儿可以持续进行22分钟,6岁幼儿可以坚持71分钟。因此,我们可以让孩子多开展游戏活动,在游戏中培养孩子的注意力。

(4)幼儿的知识和经验:幼儿的知识和经验不仅有助于兴趣的形成与发

展,而且能促进注意的广度、注意的稳定性、注意的分配等良好注意品质的发展。在日常生活中,我们应有意识地训练幼儿熟悉掌握一些动作和技能,这对幼儿适应环境,培养注意的分配能力十分有益。

（5）让孩子明确活动目的,自觉地集中注意力:孩子对活动的目的意义理解得越深刻,完成任务的愿望就越强烈,在活动过程中,注意力也就越集中,注意力维持的时间也就越长。比如,一个平时写字总是拖拖拉拉、漫不经心的孩子,如果你许诺他认真写字,按时完成任务之后就送一件他一直想得到的礼物,他一定会放下心来,集中注意力认真地写字。

在日常生活中,家长还可以训练孩子带着目的去自觉地集中和转移注意力。如问孩子:妈妈的衣服哪儿去了？桌上的玩具少了没有？或是让孩子画张画送给妈妈做生日礼物等,这样有目的地引导孩子学会有意注意,可让他逐步养成围绕目的、自觉集中注意力的习惯。

培养孩子的幽默感

一个幽默的人会非常受大家的欢迎。有的父母就想在幼儿阶段开始,培养孩子的幽默感。其实,孩子的幽默感来自父母。尤其是在学前阶段。孩子是父母生命的延续,是父母最真实的镜子,在潜移默化中父母的许多特点都会在孩子身上得到再现。所以,要培养孩子的幽默感,为人父母者,首先要看看自己是否也需要培养幽默感,最起码是否能够真正欣赏幽默。被誉为"30 年代具有独立思想的人"的左联作家韩侍桁曾说过:"幽默既不像滑稽那样使人傻笑,也不是像冷嘲那样使人于笑后而觉着辛辣。它是极适中的,使人在理智上,以后在情感上感到会心的甜蜜的微笑的一种东西。"

要在日常的生活中培养孩子的幽默感:

（1）注意培养孩子形成积极乐观的心态:幽默的心理基础是乐观、积极向上的心态,要培养孩子的抗挫折能力,不怕失败,使孩子看到事情积极的一面,不要一味地悲观失望。

（2）要培养孩子的自信心:真正幽默的人,不仅不怕受人嘲笑,而且非常善于自嘲,这种自嘲实际上是建立在自信的基础之上的。

（3）要培养孩子形成敏捷的思维能力:幽默常常需要机智,而且幽默的人观察事物有自己的角度,不因循守旧,对事物有自己的独特见解和看法,观点新颖,因而常常会出语惊人。

（4）要培养孩子的理解能力：真正的幽默,需要用心体味,孩子要首先能够欣赏别人的幽默,才可能具有真正的幽默感。

（5）要培养孩子的语言表达能力：丰富的词汇有助于表达幽默的想法。如果词汇贫乏,语言的表达能力太差,也就根本无法达到幽默的效果。父母平时可以多给孩子讲讲幽默故事、机智故事、脑筋急转弯等等,训练孩子思维的敏捷性,丰富儿童的词汇。

父母在希望孩子具有幽默感的同时,请别忘记自己孩子的个性特点。有的孩子比较活泼,有的孩子比较内向,他们所表现出的幽默感的形式也会有不同,有的比较直白,有的比较含蓄。幽默来自于丰富的内涵,随着知识面拓宽,阅历增加,举止谈吐自然会有所改变。父母们不要操之过急,要耐心丰富儿童的内心世界。真正的幽默是自然而然表现出来的,千万不要为了幽默而幽默,或变成冷嘲热讽,或变得油嘴滑舌。

让男孩有阳刚之气

男子汉如果失去了阳刚之气,对个体、对社会乃至对整个民族而言,不能不说是一种极大的遗憾,当我们惊呼体育竞技场上的"阴盛阳衰"现象时,在小男孩的群体中也出现了一些令人深思的"不和谐"的现象。

从发展心理学的角度看,儿童的"战争"观念和成人的"战争"观念不同,前者是一种游戏行为,而不是成年人心目中的道德行为,美国心理学家丹尼鲁·庞斯认为,儿童之间的"战争"游戏应该说是正常的,有助于儿童建立社会正义感。

心理卫生工作者指出,儿童在早期男性观念与行为的获得,主要是受父亲在家庭中男性化角色的影响。然而,在竞争日趋激烈的现代社会环境中,许多父亲越来越多地把精力都用在工作上,力争在社会上有所成就,而对家庭里的事,特别是有关孩子的教育方面的事投入精力和时间太少。回到家里也很少与孩子在一起,有的甚至认为"教孩子"是一件太麻烦的事情。所以越来越多的父亲,把孩子推给孩子的母亲或奶奶照顾,母性的温柔和性别角色潜移默化地影响着"龙的传人","听话、不要太顽皮"的评价标准使小小男子汉应有的阳刚之气悄然离去……也有的家庭喜欢安静而有序的生活,对孩子的吵闹极为厌烦,小男孩稍有顽皮吵闹就会遭到训斥,长此以往,在母性的循循善诱下,他们也会变得和小女孩一样细腻、胆小,依赖性强,习惯于独自安静玩耍。

实际上,对于小男孩而言,父亲既是教育者,又是纪律执行者和社会化指导者,在很多家庭中,父亲一般比母亲受教育程度高,接触社会广,在家庭的重大问题决策上,更具权威,故应引导小男孩在很多问题上向父亲求教,而不要一味依赖母亲。如果父亲将小男孩健康成长时刻放在心上,言传身教、以身示范,就更有利于把男孩培养成更加符合男性所需的性格特点。

另外,在家庭生活中,父母也应向男孩灌输自立自强的观点,在确保安全的情况下,可以让孩子独立地去做一些事情,如打扫卫生、倒垃圾等;有些日常事务家长也不要包办,而是让孩子自己拿主意,比如让其自己买学习用品等。久而久之,男孩的男性意识就会被确立,孩子也就自然而然地会有阳刚之气了。

培养孩子的竞争意识

纵观社会发展的历史不难发现,社会是在竞争中发展、在创新中前进的。要让孩子成为对社会和国家有用的人才,必须从小就注意培养孩子的竞争意识,使其成为生活的强者,当然,在培养竞争意识的同时,也不能忽略合作意识的培养。

(1)父母应引导孩子向强者学习,树立战胜自我、超越自我的信心和决心。竞争并不意味着必须将对手置于死地,一味追求击败别人的人,易造成不良的人际冲突,不利于合作精神的形成,是一种狭隘和偏执的意识。俗话说"强中更有强中手",一山更比一山高,总想击败别人,只会落个两败俱伤的下场。因此,应多引导孩子与自己比较,从实际出发,根据个人的基础,不断取得进步,与自己的惰性作斗争,与困难作斗争,不断超越自我。

(2)家长应鼓励孩子参与集体竞赛,为集体的取胜尽最大的努力。以班、组为单位的智力竞赛、体育比赛等,是一种集体竞争行动,目标是既要战胜对方,但又不能损害对方,要求每个人既要发挥最大的潜能,又要互相合作协调,使整体取得成功。孩子从集体竞赛中可学到许多竞争的方式方法:公正、公平、平等,可以促使孩子良好竞争意识的形成。

（3）教育孩子正确对待竞争中的胜利与失败。有竞争的存在,必然有胜利,也肯定有失败。家长要让孩子认识到胜利只是暂时的,要想到一山更比一山高的道理,终点永远在前面;失败时,也不要气馁,关键是要找出失败的原因、努力的方向。胜利时洋洋得意、失败时垂头丧气,都是缺乏良好竞争意识的表现。

（4）要教育孩子树立永不言败的自信心。竞争是社会发展的动力,竞争中的失败只是暂时的。只有永不言败,在战略上藐视困难,在战术上重视困难,不断地从失败中吸取教训,才能最终取得成功。

让孩子参加家务劳动

有的家长对孩子宠爱有加,包办一切,任何事情不让孩子插手,更不让孩子参与家务劳动,自认为给孩子创造了一个良好的环境条件,希望孩子集中精力学习,长大以后能够出人头地,成名成家。殊不知这样反而害了孩子。古人说得好"一屋不扫,何以扫天下?"正确的做法是从小就应该教育孩子参加家务劳动,其理由至少有以下三条:

（1）适当参加家务劳动可以培养孩子的独立性。父母总不可能一辈子守在子女身边,孩子的人生道路归根到底还要靠孩子自己去走。孩子在进入社会之前,就应该具备一定的独立性。从小让孩子参加家务劳动,可以减少孩子对成人的依赖性,遇事自己可以决断。这对培养孩子的独立性、创造性将起到重要的作用。

（2）适当的劳动可以强健孩子的体魄。现在的孩子营养充足而活动量很小,许多孩子虽然身体超重但体质并不强健。适当地让孩子做一些家务,比如洗自己的手帕、衣服,倒垃圾、拖地板等,可以增加孩子的活动量,对孩子身体的发育有着十分重要的促进作用。

（3）适当参加家务劳动可以让孩子学会尊重别人的劳动。目前,在校学生中浪费现象十分严重,如整个的馒头、成盆的饭菜倒进垃圾桶里,花钱互相攀比、大手大脚,归根到底是不懂得尊重别人的劳动。长此以往,对孩子的成长百害而无一利。适当参加家务劳动,可以让孩子直接感受到劳动的辛苦,懂得父母的艰辛,学会尊重别人的劳动。这对孩子性格的正常发育、树立健康的生活观有着重要的意义。

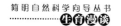

尊重孩子的独立性

我国著名的教育家陈鹤琴先生有一句名言:"凡是孩子自己能做的事,让他自己去做。"这不仅对培养孩子的独立性和自理能力很重要,而且也有利于培养孩子的责任感,让孩子学会对自己的生活和行为负责。

现在的孩子劳动意识普遍较差,这固然与孩子缺乏主动劳动的精神有关,但更为关键的是由家长教育失当造成的。现在大多数家庭都是独生子女,家长中普遍存在着重智轻德的倾向,生怕孩子受了委屈,包办了孩子的一切事务。其动机与效果失之毫厘、差之千里。

事实上,孩子很小就会表现出强烈的独立性倾向,凡事都想自己尝试,喜欢说"我能"、"我自己来"等等。如果父母能尊重孩子这种本能,适当地加以引导和培养,对其以后自立于社会不无益处。因此,要在日常生活中,尊重孩子独立处理自己事务的欲望和要求,使其成长为一个具有独立人格的人。其基本目标是:

(1)学会自理:要教育孩子凡自己能做的事都要自己去做,父母应对孩子加以指导,比如说要养成一定的秩序,用过的东西、玩过的玩具要放回原来的地方等等,孩子慢慢就会养成自理的习惯。随着孩子年龄的增长,逐渐地教会孩子自己洗衣服、做简单的饭菜等。入学的孩子还要教会他们理财,养成不乱花钱的习惯。

(2)具有自制能力:要鼓励孩子自己管理自己,比如自己规定作息时间,并自觉遵守;自己控制每天吃零食的时间和数量等等。教育孩子克服任性的弱点,纠正以我为中心的倾向,逐渐学会控制自己的情绪,养成无论遇到什么情况都能有条不紊从容应对的刚毅性格。

(3)学会"大主意自己拿",培养其独立性和创造性:孩子不仅仅是家庭中的一员,也是社会的一分子。终究孩子要独立面对社会,因此,应该尽量让孩子自己处理自己的事务,让他在处理自己事务的过程中学会独立分析问题和独立解决问题,逐渐减少对成人的依赖。只有这样其长大成人以后,才有可能从容地面对社会,成为一个对社会有用的人。

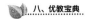

培养孩子的自我控制能力

发展心理学研究中有一个经典的实验,称为"迟延满足"实验。实验者发给 4 岁被试儿童每人一颗好吃的软糖,同时告诉孩子们:如果马上吃,只能吃一颗;如果等 20 分钟后再吃,就给吃两颗。有的孩子急不可待,把糖马上吃掉了;而另一些孩子则耐住性子、闭上眼睛或头枕双臂做睡觉状,也有的孩子用自言自语或唱歌来转移注意力以克制自己的欲望,从而获得了更丰厚的报酬。研究人员进行了跟踪观察,发现那些以坚韧的毅力获得两颗软糖的孩子,长到上中学时表现出较强的适应性、自信心和独立自主精神;而那些经不住软糖诱惑的孩子则往往屈服于压力而逃避挑战。在后来几十年的跟踪观察中,也证明那些有耐心等待吃两块糖果的孩子,事业上更容易获得成功。实验证明,自我控制能力是个体在没有外界监督的情况下,适当地控制、调节自己的行为,抑制冲动、抵制诱惑、延迟满足、坚持不懈地保证目标实现的一种综合能力。它是自我意识的重要成分,是一个人走向成功的重要心理素质。延迟满足是为了长远利益而延缓目前的需要,是在困难面前克制自己、建立自信的重要表现。除了一些特殊的需要可以即时满足以外,一般情况下家长都可以采用延迟满足来培养孩子的乐观品质和自信能力。例如孩子大声呼叫家长做某件事,在排除安全顾虑以后,家长可以远远地答应着,但并不马上过来,等一会儿过来了,明明知道孩子想要什么,还要再问问什么事儿,等孩子说清楚了再与其商量解决的办法。孩子的忍耐力就是这样在一分一秒的等待中增强的,而等待之后必须有结果也使孩子对克服困难有了信心和想像力。在使用延迟满足的时候要注意避免"过"和"不及"两个极端,一个极端是过分延迟满足,是对孩子要求的过于忽略,把孩子等待的时间拉得过长,会挫伤他的自信心和对你的信任;一个极端是孩子有求必应,在这种环境下长大的孩子耐心比较差,一个小小的"不幸"就有可能使他情绪波动剧烈。可见,家长把握好延迟满足的时间,是培养孩子乐观品质的关键策略。

影响儿童智力发展的主要因素

所有的父母都希望自己的孩子比别人更聪明,但在现实中人与人之间

的智力发展总是有差异的。影响和制约儿童智力发展的因素很多,归纳起来主要有三个方面:

(1) 遗传因素:遗传因素主要指儿童从父母那里得到的先天素质,包括智力和体力两个方面。这是智力发展的生物前提,是制约和影响智力发展的重要因素,没有正常人的先天素质,就没有智力,更谈不上智力发展。大量调查表明,由遗传而来的先天素质呈"两头尖尖中间粗"的结构,即智商极高的人是少数,智商极低的人也是少数,而绝大多数人呈中间状态。我们必须正视的是,虽然遗传对智力发展有一定的影响,但不是惟一的决定因素。先天的差异,也可以通过后天的勤奋加以弥补。所谓的"以勤补拙"就是这个道理。

(2) 环境因素:这里说的环境因素包括自然环境和社会环境两个方面。人总是生活在一定的环境中,并受到环境的影响,人的智力是在一定的环境和教育的影响下,遵循智力发展的客观规律而发展的。相对而言,社会环境对儿童智力发展的影响较之自然环境要更大。概括地说,社会环境影响,可以把遗传素质为智力发展提供的可能性,在一定程度上转化为现实。广义上的社会环境应包括社会文明程度、学校教育和家庭影响等众多方面。社会文明程度对儿童智力的发展起着潜移默化的作用,如在中心城市生长的孩子与在偏僻农村生长的孩子同期智力发育有着明显的差异;同样,学校教育与管理水平的不同,也会给孩子们的智力发育带来相应的影响;家庭因素主要表现在父母的文化程度、职业构成、处事风格等对儿童智力发育起着不可忽视的作用。

(3) 儿童自身的不良习惯:常见的儿童不良习惯有:① 睡眠不足:研究发现,学习成绩与睡眠时间的长短有着极为密切的联系。一般来讲,7~8 岁的小学生,每晚睡眠时间不足 8 小时者,61%的人跟不上功课,39%的人成绩勉强达到一般水平,无一人名列前茅;而每晚睡眠时间在 10 小时左右的小学生,11%的学习成绩优良,70%的成绩中等,仅有 13%的人功课跟不上去。② 吃甜食过多:大量吃甜食,可引起儿童龋齿,损伤孩子的肠胃功能,从而引起孩子对各种营养物质,特别是蛋白质、维生素及矿物质的摄取减少,影响大脑的发育和智力发展。③ 偏食:儿童偏食,可导致体内营养不均衡,久而久之可导致儿童智力下降,注意力不集中等。④ 缺乏运动:特别是住在城市楼房的儿童,缺乏运动场地。运动可以促进血液循环和新陈代谢,增强对大脑的营养供给,促进大脑发育。儿童时期,正处于智能发育旺盛时期,家长切莫忽视孩子的运动。⑤ 忽略早餐:早餐的好坏,直接影响儿童的生长发育和智力的发展,儿童的早餐应占全天热量的三分之一,且应富含高蛋白,营养全面。为了孩子的健康成长,一定要让孩子吃好早餐。另外还有营养、疾病等因素,也不可忽视。

培养孩子的思维能力

思维是智力的核心,是学习的关键。因此从小培养孩子的思维能力至关重要。那么,培养孩子的思维能力应该从何下手呢?

(1)要尽量调动孩子的感觉器官,使其能充分感知和观察外界事物,不断丰富孩子对自然与社会环境的感性知识和经验。人的思维活动不是凭空产生的,它是通过实践,在积累大量感性知识材料的基础上加工而成的。因此,对待年龄小的孩子,最好采用一些直观法,如参观、游览,直接接触各种实物,以促进孩子尽可能通过亲身的感受与体验去获得丰富的感性知识。孩子积累的感性知识越多、越正确,就越易形成对事物正确的概括,发展思维能力。

(2)要启发孩子进行积极思维,善于给孩子充分思考问题的机会。孩子自己想到的、做到的,可以让他们自己去想、去做,家长千万不要包办代替。人的脑子越用越聪明。发展孩子的思维能力,就是要孩子更加聪明,会动脑筋,会适应新情况,会解决新问题。为了达到这个要求,必须善于启发孩子的积极思维,并精心设计、创造条件,使他们不要依赖成人,而是靠自己动脑筋思考,尽自己最大的努力运用已有的感性知识独立地解决问题。为了使孩子思考问题获得一定的广度和深度,即使孩子遇到了较大的困难,家长也不要急于直接给予解答,可以用类比的方法启发他们自己找到正确的答案。实践证明,只有当孩子通过自己的努力去完成老师或家长提出的任务时,才会真正有效地锻炼和提高他们的思维能力。

(3)让孩子有自由活动的机会。家长要经常和孩子一起游戏,在游戏的过程中让孩子多动脑筋,多想办法。孩子天性活泼好动,爱模仿,喜欢"打破砂锅问到底"。见到新奇的东西,就要去动一动、摸一摸、拆一拆、装一装,这些都是儿童喜欢探求和求知欲旺盛的表现,家长们切不可禁止他们或随便责备他们,以免挫伤他们思维的积极性。应当因势利导,鼓励他们的探索精神,主动去培养他们爱学习、爱科学和养成乐于动脑筋、想办法、勤于动手解决问题的习惯,从而培养孩子学习的兴趣和思维能力。

(4)要重视发展孩子的口头语言,培养他们的抽象思维能力。不要放过在游戏、参观、散步等日常生活中跟孩子对话的机会,帮助孩子正确认识事物,掌握相应的词汇,教他们学说话,以培养他们会用规范的语言表达自己的观点。只有这样,才能促使孩子的思维从具体情景中解放出来,在形象思维的基础上向逻辑思维转化。

注意培养儿童的创造力

创造力的培养并不像一些家长想像的那样高深莫测、无从做起。在日常生活中,时时处处蕴涵着这种契机,关键是家长能否意识到并及时地把握它。具体来说,创造力的培养可以通过以下几个途径来进行:

(1)培养儿童的观察力:众所周知,敏锐的观察力是发现问题的关键。儿童从小具有强烈的好奇心,具有强烈的接触物体、探究物体的本能与需要。这种本能与需要是创造性思维的基础。家长应充分利用周围事物,注意培养儿童的观察兴趣,要尽可能地回答儿童的问题,保护孩子的好奇心。观察过程中,要调动孩子的各种感官,以提高观察的趣味性和效果。同时,要教给儿童进行观察的方法,如顺序观察法、典型特征观察法、分解观察法、追踪观察法等,以培养儿童的观察力。

(2)发展儿童的想像力:想像是人类创造活动的两大认识支柱之一。创造性想像是从事创造性活动的一个必不可少的重要组成部分。儿童时期是想像力表现最活跃的时期,儿童的想像力是儿童探索活动和创新活动的基础。要培养儿童的想像力,可以从以下三个方面入手:首先,要丰富儿童的生活体验,既要有意识地带孩子到野外去体验大自然的多姿多彩,又要引导其参加一定的家务劳动和公益活动,使孩子头脑中充满各种事物的形象。其次,在游戏中丰富儿童的想像力,家长可以有意识地让儿童玩拟人化的游戏、戏剧性的游戏,或让他们堆积木、搭楼房、玩泥沙、堆雪人,通过游戏,培养儿童的想像力、创造力及实际操作能力。再次,通过开展文学、音乐、美术

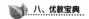

等创造性艺术活动发展儿童的创造性想像。家长可以运用讲故事、朗诵诗歌、绘画、音乐、舞蹈、手工等活动激发儿童的想像，让儿童获得间接知识，丰富想像内容，在活动中培养儿童的想像力。

(3) 训练儿童的创造性思维：思维是人类创造活动的又一认识支柱。所谓创造性思维是指人们在创造性活动中所特有的思维方式，它是创造力的核心。美国心理学家吉尔福特认为：创造性思维过程中包含发散性思维和聚合性思维两种形式。发散性思维是指从各种角度去思考探索问题，寻找多样性解决方案的思维。聚合性思维是指通过逻辑分析，按问题解决的要求筛选出一种最优化解决方案的思维。完整的创造性思维应包括发散性思维和聚合性思维两个方面。发散性思维和聚合性思维作为求异和求同两种形式，在创造性思维过程中互相促进、彼此沟通、互为前提、互为补充，共同推动创造性思维的不断发展。训练儿童发散性思维的方法有很多。如一形多物（如圆形的东西有哪些？等等）、一物多用（如纸有什么用？等等）、一因多果（如地球上没有树，会是什么样？等等）。同样，训练儿童聚合性思维的方法也很多，如归类法（让儿童根据大小、颜色、形状、用途等对所给图片进行分类等）、排除法（将异类物从一群同类物中剔除出来等）、类比推理法（用圆形、数字等呈现排列的规律性变化，如○△○△△……○）、下定义法（让儿童用自己的话给某一事物下定义，如什么是动物?）。就中国儿童的实际来看，发散性思维的心理品质显得更为宝贵。

(4) 培养儿童的动手能力：创新不能仅停留在思维阶段，要能通过动手能力使创新思维的结果物化，而动手能力必须经由一次次的实际操作活动才能提高。正如陶行知所言："创造教育，非但要教，并且要学要做。""手和脑一块儿干"，在家庭中，家长要鼓励和要求儿童多动手。从小要求儿童"自己的事情自己做"，并通过玩积木、捏泥人、做纸工、拆装简单机械等儿童感兴趣的活动来培养儿童的动手能力。入学后，支持儿童参加课外兴趣小组活动，在班级、学校、少年宫、科技馆等组织的课外兴趣活动中，挑选一两个孩子感兴趣的项目让孩子参加。当孩子在家中做一些小实验、小制作、小发明时，家长应尽可能提供必要的条件和帮助。

提高儿童的记忆力

儿童记忆的特点是记得快,忘得也快;记忆的内容和效果很大程度上依赖于事物外部的特点,如对鲜明的、形象生动新奇的、他们喜欢的事物,就能无意中记住,且记得很牢。不过记忆不精确,只是片断的、不完整的,记不住主要的、本质的内容。

儿童的机械记忆比较好,他们能对不理解的东西产生记忆,并用自己的理解来解释它们,所以常常记错,曲解词义。更高级的理解记忆和逻辑记忆才能记忆大量的信息,所以在教幼儿背诵比较深奥的古诗时,要记住幼儿的记忆特点,仔细听他的发音是否准确,对一些生疏的词是怎样理解的,如果不懂,要向他们解释清楚,要在理解的基础上记忆,不要只满足于孩子会背诵。适当的训练有助于孩子记忆力的提高。培养孩子的记忆力,要针对孩子记忆发展的特点来进行。下面列举一些培养记忆能力的具体方法。一是图像记忆法,如让孩子看一张画有数种动物的图片,限定在一定时间内看完,开始时间可长些,逐渐减少看的时间,将图片拿走后,让孩子说出图片上都有哪些动物。如果他记住的不多,可以将动物分类记,如兽类有几种,鸟有几种,鱼类各有几种,这样就能记得快些。二是实物记忆法,观察商店的橱窗,然后背诵陈列的商品;观察文具盒里的物品,然后背诵盒中共有多少件东西;观察公园里的花坛,然后背诵有几种颜色的花等等。三是数字记忆法,从二位数开始,任意说一些数字,如"12"、"15"、"19"、"28",每个数字之间保持 1 秒钟的间隔,让孩子跟着说,如能跟上,则将数字增至三位,依此类推,增至四位、五位……看孩子能记住哪些数字,记住几位数字。还可以让孩子记忆门牌号、电话号码、历史年代等数字材料。四是字词记忆法,让孩子重复给他讲过的故事,看能记住多少字词,在一定时间内说出一些儿童熟悉的词汇(如交通工具、生活用品、动植物方面的词),看他能记住多少等。

培养孩子的学习兴趣

"兴趣"是指人在认识某种事物过程中良好的情绪表现。兴趣,反映着人对客观事物积极的认识倾向,因此,兴趣能推动人去探索新的知识,发展新的能力。一个人对某一事物有兴趣,表明他愿意更深入、更多地认识对他有意义的这个事物。兴趣在幼儿期就发生与发展,但其兴趣缺乏动机,并容易转移;入学后儿童兴趣的指向性,受先天素质的影响,表现也不尽相同,如有的儿童喜欢上语言课,而有的却对算术感兴趣。要使儿童对全部学习内容都感兴趣,并轻松自如地进行学习,就需要调动儿童的意志活动参与,使其运用意志活动努力迫使自己去学习不感兴趣的课程。要培养儿童的学习兴趣,可采用以下方法:

(1)利益诱导法:获得利益是人的本能需求之一,因此利益诱导法对刚入学的儿童特别容易奏效。此法的关键是给孩子树立一个追求的目标,如孩子不喜欢学习算术,你就可以许诺如果掌握了加减或乘除的要领,可满足孩子一个要求。孩子就会为了达到这个目标,认真地去钻研和学习。在不断地追求达到目标的过程中,孩子自然而然地就会对学习产生兴趣。

(2)形象引导法:因为孩童时期抽象思维比较差,因此多数孩子对抽象的数学、英语等不感兴趣。如果将抽象的东西形象化,就比较容易培养孩子学习的兴趣。如学加减法时,可以让孩子数筷子、数木棍等实物,如果再穿插一些游戏,增加一些趣味性,就很容易调动孩子学习的积极性。

(3)赞许鼓励法:对孩子学习所取得的每一点进步,都不要忘记对孩子加以肯定,不断地给予赞许和鼓励,会增强孩子的自信心。有了自信,孩子会更加努力地去学习、去探究,学习兴趣会越来越浓厚。

另外,成人的学习态度,对儿童的学习兴趣有很大影响,如父母爱学习,常谈学习的重要性,善于给儿童买些有益的书籍等,儿童对学习便会产生热情,对各门学业会倾注很大兴趣,所以父母要善于给孩子创造一个良好的氛围。

培养儿童良好的学习习惯

父母作为孩子的第一任老师,在配合学校教育中起着至关重要的作用。父母的重要职责之一,就是在指导孩子学习时,要注重培养其良好的学习习惯。这些习惯应包括:

(1)按时、认真完成作业的习惯:为了巩固所学知识,也为了让家长了解孩子在校的学习情况,教师总是适当地布置家庭作业给孩子。有些孩子能很自觉地按时完成家庭作业,但也有的孩子只顾贪玩,等到家长催促时,才草草了事,被动应付。久而久之不仅养成了偷懒应付的习惯,作业质量极低,效果也不会好。作为家长应该及时督促孩子完成作业,做到当天作业当日完成,双休日的作业尽量安排在周日前完成。同时还需给孩子准备一个良好的空间,让其静心学习,做作业时尽量不与孩子说话,有话等到作业完成后再说,还要提醒孩子作业时不说话,不玩玩具,不吃东西,一心一意,这样作业质量才会高,作业效果也才会好。

(2)自行解决问题的习惯:孩子在学习时出现不懂的问题时,家长千万不要直接告诉他答案,应教会孩子通过查字典、看例题等方式解决问题。这样做不仅有利于巩固其已学的知识,还有利于培养其勤于思考、自行解决问题的习惯。一般而言,孩子会比较愿意学习有故事情节的语文,而不愿学习比较枯燥的数学。因此在帮助孩子完成数学作业时,要注意培养孩子的抽象思维能力,可采用实物演示、比较、分析等方法来指导孩子学习,真正让孩子去品尝努力学习的乐趣。

(3)自觉遵守时间的习惯:严守时间是一个人的美德,也是成功的保证。而孩童时期对时间往往没有什么概念,往往玩起来没完,特别是看起电视来就会忘记了一切。这时家长应该给孩子定一个严格的时间表。如每天放学回家先做作业,作业完成后看电视半小时左右,晚饭后 8 点或 8 点半准时睡觉,早上 6 点或 6 点半准时起床,慢慢让孩子养成按时作息的良好习惯。

(4)阅读的习惯:小学课文浅显易懂,读起来朗朗上口,是孩子积累语言、学习说话的好范文。因此,家长应该引导孩子多读课文,不仅要读通、读懂,还要读出表情来。除此之外,家长还应给孩子当好参谋,买一些适合孩子阅读的课外书籍,让孩子多涉猎一些有用的课外知识,使课内、课外的知识互为补充,融会贯通,有利于孩子的成长。

另外,父母还应与孩子多沟通,每天抽时间过问一下孩子的学习情况。让孩子说说今天学了哪一课,学习了哪些生字和生词,课文讲了一个什么故事,又会做哪些数学题了等等。在谈话当中了解孩子的思想动态和学习状况,及时与老师配合共同教育孩子。孩子是家长的未来,更是祖国的未来,让我们站在时代的高处从身边的小事做起,精心地去关注、训练孩子的行为习惯,良好的学习习惯将使孩子受益终生。

如何教孩子关心他人

现在的孩子,由于心理发展水平的制约以及家长的百般宠爱,大多存在"以自我为中心"的倾向,专横、霸道、任性,不关心他人,长大以后很难融入社会。家长应该怎样教育孩子关心他人呢?

(1)以身作则,父母做榜样:作为父母要严于律己,坚持正面教育的原则,孝顺长辈、关心亲朋;在孩子面前不议论别人的长短,尽可能地尊重他的一些孩子气的同情心。逢年过节给老人买东西、送礼物,都要让孩子知道并试着让孩子参与买东西。同时,充满温情的家庭氛围对培养孩子的爱心起着潜移默化的作用。父母间经常争吵、谩骂甚至打闹,孩子长期处在恐惧、忧郁、仇视的环境里,又怎能要求他去关心别人呢?

(2)教育孩子学习与人分享:生活中,父母要注意引导孩子在与他人交往中关心、帮助、尊敬别人。好吃的与别人一同分享,好玩的大家一起玩,别人病了知道去关心,别人痛苦给予安慰体贴,别人休息不去打扰,别人收拾干净的房间不去弄乱等。孩子稍大一些,还要让孩子承担力所能及的家务,减轻父母的劳累,珍惜父母的劳动等。此外,家长在为孩子的生活起居考虑的同时,也要让孩子体会父母的辛苦,如父母在休息或学习时,不吵吵闹闹等。

(3)教孩子运用"角色互换",弱化"自我中心"心理:"角色互换"就是转换与他人的位置,实际体会别人的需求、感受与悲欢苦愁。当家长带着孩子在公园玩了一天,已经该回家而孩子还要继续玩其他玩具的时候,家长要告诉孩子自己的感受,如爸爸、妈妈陪你玩了一天,身体很疲劳,需要休息,或玩得太晚家里的爷爷、奶奶会牵挂、着急等,让孩子设身处地为别人着想。当孩子做了对不住别人的事,家长应要求孩子站在别人的角度想一想,如果另一方是自己会是什么感受,这样就会使孩子为自己的行为不安、羞愧。"角色互换"能很好地起到弱化"自我中心"的作用,帮助孩子从自己角度出发转为能考虑别人的感受和需要。

(4)教育孩子将自己融入集体中:鼓励孩子多参加集体活动,关心集体,为集体出力,将自己融入集体中去接受锻炼和提高。特别应该用孩子身边的关心集体、为他人着想的榜样教育孩子,因为对孩子有亲切感的榜样,孩子才易学肯学。

注意培养孩子的语言表达能力

语言表达是人际交往的重要方式,孩子语言表达能力如何,将直接影响其融入社会的能力。心理学家、教育学家通过研究实验表明,1～3岁孩子是语言(口语)发展最迅速的时期,在这期间采取多种措施最大限度地促进孩子语言的发展是至关重要的。

为了促进孩子语言的发展,在孩子出生的第一年,爸爸妈妈要多和他说话,即使他听不懂,这种交往也是有益的。他可以较多地听到父母发出的语言,接受语音听力的训练,看到爸爸妈妈发音时的口形,增强视觉判断能力。同时,要尽早在语言听觉和语言视觉之间建立密切的联系。当孩子自己能发音并学习说话时,要创造条件,多教他说。先教单词,再教短句,至3岁左右,可以教各种基本类型的句子。所教的词应该是代表具体东西的,能看得见、摸得着的,教的话应是日常用语,是孩子交往中经常用到的。

对1～3岁孩子进行语言培养不仅要利用趣味性的活动,更主要的是将它渗透于日常生活的各个环节,以及有趣的游戏、观察、散步等活动中;对孩子进行语言教育必须使语言和具体事物结合起来,成人要注意发音标准,用词准确,说话完整、简洁,避免说方言、土语、半截子话和口头语。

要鼓励孩子多说,不要怕说错。当孩子的语言出现错误时,家长应和蔼地给予纠正。有意识地寻找孩子感兴趣、善表达的话题,由此激发孩子说话的兴趣。不要代替孩子说话或表达。当孩子需要某种东西或想做什么事的时候,父母应当尽量让孩子用语言来表达,既不鼓励孩子用肢体语言表达自己的意愿,也不替孩子表达或直接满足孩子的需要。父母应经常有意识地做自然清楚的口形示范,引导孩子进行模仿,模仿成人说话是孩子学习语言的重要途径,父母完全可以善加利用。在学语阶段,有的孩子说话不连贯,也不清楚,父母应耐心地给孩子做慢而清楚的口形示范,鼓励孩子模仿。教孩子掌握规范化的语言,以促进孩子语言能力的发展,并有助于孩子发展智力。教孩子用规范化的词语和句子来代替一些不规范的用语。

孩子稍大一些时,应及时教孩子背诵儿歌或诗词,以增强孩子的语言表达能力;入学后的儿童应多朗读课文,使其在朗读中揣摸课本所蕴藏的真正含义。进入二、三年级学习时,就应该鼓励其写一些短文,以加强语言表达

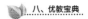

能力的训练。只要教育方法对头，相信你的孩子一定会成为一名优秀的社会活动家。

如何培养孩子的人际交往能力

从小培养孩子的人际交往能力，这是值得家长重视的一个带有普遍性的问题。那么，如何培养孩子的交往能力呢？下面几点建议可供你参考：

（1）要创造平等和谐的交往氛围：家长不能摆出"师道尊严"的面孔训斥孩子。家庭中的大事，孩子可以知道的应该让孩子知道，适当地让孩子"参政议政"。家庭中涉及到孩子的问题，更应想到孩子，听听他们的意见。其次，要提供更多的交往机会。应适当地带孩子进入自己的社交圈，外出做客时，应尽可能带孩子参加；家中有客来，让孩子参与接待，让座、倒茶、谈话……不要一味地将孩子赶走。

（2）鼓励孩子走出家门：交往的技能只有在与人交往中才能学会。家长应该尽可能地为孩子打开生活空间，鼓励孩子走出家门，广交朋友，如让孩子去找伙伴玩，邀请邻居家的小孩、同班同学来家做客。心理学家指出，同伴对指导或训练儿童掌握社会交往技能，帮助孩子走出孤独具有特殊作用，因为这种技能，儿童是无法在成年人那里学到的。

（3）教给孩子基本的交往技能：孩子的交往技能，如分享、轮流、协商、合作等，需要家长在潜移默化中传授给孩子。教孩子学会关怀别人，这正是与他人积极相处、培养孩子社交能力的根本。

（4）鼓励孩子的每一点进步：在你的悉心帮助下，我相信，你的孩子在与他人交往时一定会有明显的进步。但这时候，别忘了，你还有一件十分重要的事要做，即及时发现孩子的每一点变化，如第一次主动与老师打招呼、热情邀请同学来自己家做客、向一位陌生人微笑致意、购物时学着讨价还价、同情弱者和帮助他人等等，所有这一切，你要随时看在眼里，记在心里，并持续不断地鼓励他。如此坚持下去，你一定能看到孩子的良好表现而倍感欣慰。

九、计划生育

地球不堪重负——人口大爆炸

早在 300 万年前，人类首次出现在地球上。从那时起，人类实际上就在不断地向地球的整个陆地表面扩散。地球人口的发展，经历了漫长的过程，这个过程就像加速运动那样，在重力加速度的作用下越变越快。回顾整个人类发展历史，每增加 10 亿人口所用的时间越来越短：整个人类在 19 世纪初仅有 10 亿人，1927 年达到了 20 亿，从 10 亿到 20 亿用了 125 年；1957 年世界人口达到 30 亿，从 20 亿到 30 亿用了 30 年；1974 年世界人口达到 40 亿，从 30 亿到 40 亿用了 17 年；1987 年世界人口达到 50 亿，从 40 亿到 50 亿用了 13 年；1999 年 10 月世界人口突破 60 亿大关，增加 10 亿人口所用的时间已缩短到了 12 年。据美国人口普查机构推算，自 1999 年 10 月 1 日到 2006 年 2 月 26 日不足 7 年的时间，世界人口就已经超过 65 亿。现在全世界每昼夜大约有 20 多万个新生命来到人间。据联合国《世界人口预测：2002 年修订版》报告，到 2050 年全球人口将增至 89 亿，增幅实在惊人。

由于世界上人口在剧增，给脆弱的地球带来了一系列问题，其中最突出的问题就是加快了生态平衡的破坏速度，人口、资源、环境之间失去了平衡。人口就像沉重的包袱，制约着世界经济的发展。特别是在发展中国家，为了满足众多人口基本生存的需要，不得不超量使用那些宝贵的资源，如砍伐森林、开垦草原、掠夺式开采地下矿产，从而引起严重的环境污染并破坏原有的生态平衡。土壤大面积沙化，干旱和水灾交替地折磨着本来就贫穷的人们。据世界粮食计划署官方网站报道，目前每年全世界就有约 700 万人死于饥饿或由于饥饿所引发的疾病。

造成人口增长加快的原因是多方面的,而主要原因集中在发展中国家,其中文盲率高、妇女地位低、盛行早婚、旧的传统风俗等都会导致人口数量增长过快。

面对全球性的人口问题,人类应该怎么办? 21 世纪的人类绝不会坐以待毙,也不会在这个问题上,因无所作为而愧对子孙。解决 21 世纪人口过度增长的问题,关键在于提高人的素质,用知识来剔除人类的愚昧。目前,世界人口增长过快的问题引起了多数国家政府的高度重视,国际社会也采取了一系列有效措施来控制人口过快增长,提高贫困人口的生活质量,有些措施已经收到了明显成效,因此从长远来看,解决世界人口增长过快、人口总量过多问题的前景还是十分乐观的。

21 世纪中国人口形势展望

我国作为世界上人口最多的国家,在世界人口的天平上占五分之一强,中国的人口问题为全世界所瞩目。自 20 世纪 70 年代我国全面推行计划生育政策以来,各级政府将计划生育作为一项基本国策,常抓不懈,有效地抑制了人口过快增长的势头。按 20 世纪 70 年代的生育率计算,中国实行计划生育 30 年来共少出生了 3 亿多人,将中国 13 亿人口日和世界 60 亿人口日各推迟了 4 年,人口自然增长率由 1970 年的 25.83‰ 下降到 2005 年的 6.3‰,总和生育率下降到更替水平以下,进入了世界低生育水平的国家行列,实现了我国政府提出的在 20 世纪内,使我国人口净增长率降至 1‰ 以下的夙愿,也达到了世界人口会议向各国提出的"在本世纪末,将人口自然增长率控制在 1‰ 以下"的目标。

但是由于我国人口总量大,再加上人口生产的惯性,进入 21 世纪后,我国人口形势仍不容乐观,未来几十年,我国将面临总人口、劳动年龄人口、老年人口、流动人口四大高峰的相继到来。给经济、社会、资源、环境和可持续发展带来巨大压力。现阶段我国人口特点主要表现为:

(1) 人口绝对数量大,人口压力长期存在。由于人口基数大,进入婚龄、育龄的人也多,每年增长的人口绝对数量也就大,即使人口增长速度显著下降,每年净增的人口绝对数量还是很大的。特别是近几年全国每年仍将净增长 800 万人左右,相当于 2 年多产生 1 个澳大利亚人口,7 年多产生 1 个英国的人口。

（2）人口分布极不均匀,由于自然环境条件限制,地理分布不平衡。我国人口高度集中在东南部沿海地区,而西北部人口很稀少。目前仍有十分之一的地区无人居住。城乡分布不均衡,大城市人口增长过快,人口高度密集,生存条件短期内难以改变,势必给城市经济发展、环境治理、人民健康带来一系列的问题。

（3）人口年龄结构向老龄化过渡。据 2005 年全国 1‰人口抽样调查显示,我国 0~14 岁的人口为 26 478 万人,占总人口的20.27％;60 岁及以上的人口为 14 408 万人,占总人口的11.03％（其中,65 岁及以上的人口为 10 045 万人,占总人口的 7.69％）。面临着人口过多和老龄化的双重压力。

（4）人口素质偏低,文化知识和技术水平偏低,不能完全适应经济增长、社会现代化生活的全面发展。

（5）我国是一个农业大国,截止到 2005 年底我国农村人口有 7.45 亿人,占总人口的57.01％。这样多的农业人口,必然造成对土地及其自然资源的巨大压力,同时也给国家现代化带来很大的困难。

（6）人口流动和迁移问题。中国现在是世界上人口移动最迅速、数量最大的国家,流动人口超过 1.4 亿,对城市基础设施和公共服务构成巨大压力。

（7）人口安全问题。艾滋病在中国呈现蔓延趋势,一些过去被阻止的传染病重新出现。

我国政府将采取切实对策,降低人口数量,提高人口素质,改善人口结构,引导人口分布,促进人口与经济、社会、资源、环境的协调发展。首先是政治承诺,我国承诺以人的全面发展观,统领人口发展的研究、决策、规划和执行。其次是建立完善的社会保障体系,协调人口结构矛盾。再次是研究人口发展与经济、社会、环境资源的相互关系,实行科学治理和决策。第四是抓住主要问题,如保持低生育率、提高妇女就业率,控制人口流动扩大的速度,加强艾滋病防治等。

世纪之忧——人口老龄化的挑战

按照联合国的定义:65 岁以上老年人口比率达到 7％为高龄化社会、

14％是高龄社会、20％为超高龄社会。据 2005 年 11 月全国 1％人口抽样调查推算,2005 年底我国 65 岁及以上的人口已达到 10 045 万人,占总人口的 7.69％,远远超过了高龄化社会的标准。全国老龄办于 2006 年 2 月 23 日发布的《中国人口老龄化发展趋势预测研究报告》指出,中国已于 1999 年进入老龄社会,是较早进入老龄社会的发展中国家之一,21 世纪是人口老龄化的时代。中国不仅是世界上人口最多的国家,也是世界上老年人口最多的国家,中国的人口老龄化不仅是中国自身的问题,而且关系到全球人口老龄化的进程,备受世界关注。

该报告预测,至 2020 年,中国老年人口比重将从 2005 年底的 7.69％增加至 17.17％,人口老龄化高峰将于 2030 年左右到来,并持续 20 余年。调查指出,到本世纪中叶,中国 65 岁以上老年人将达到 4 亿,老龄化水平推进到 30％以上,而且 80 岁以上高龄人口届时将达到 9 448 万,占老年人口的 21.78％。专家预估,中国将以不到 20 年的时间,成为老龄化速度最快、老年人口最多的国家。

国际问题研究中心出版的"银发中国:中国养老政策的人口和经济分析"报告中,将中国人口老龄化问题归纳为三点:首先,工作人口会因为老龄化而下降,到 21 世纪中叶时,中国将失去 18％～35％的劳动力。其次,中国老年人口成长速度会加快。35 年前,中国儿童对老人的比例是 6∶1,但再过 35 年,这个比例会发展为 1∶2。第三,老年人的保障体系尚不够完善。

高龄社会已是世界各国共同面临的问题,但中国老龄人口问题格外严峻,原因之一在于中国经济尚未迈入发达国家的行列便遭遇到人口老龄化的冲击。中国现有老年人口与整个欧洲老年人数一样多,但经济实力却只相当于一个欧洲国家。养老基础在于老人有基本的经济保障与医疗保障,如果没有雄厚的经济实力作为养老后盾,要让老人生活得有尊严恐怕只是空谈。另外,我国城乡社会保障体系仍然欠缺完善,绝大多数老年人特别是农村老年人,必须"活到老、做到老",70 岁以后,普遍需要仰赖子女的奉养。可见,社会保障制度建立越晚,难度及代价就越高。

学者认为,中国距离老龄社会高峰期只剩 20 多年,老龄人口高峰期迫在眉睫,能否成功应对老龄化的挑战,将是能否全面进入小康社会的关键。这些挑战表现为:在建立社会保障制度方面,养老、医疗等社会保障的压力巨大;在建立为老龄化社会服务体系方面,增加为老服务设施,健全为老服务网络的压力巨大;在处理代际关系方面,解决庞大老年人群和劳动年龄人群利益冲突的压力巨大;在协调城乡和谐发展方面,解决农村老龄问题,特别是中西部落后和老少边穷地区老龄问题的压力巨大。

21世纪,中国社会经济发展的战略目标是在2020年实现全面小康,在2050年基本实现现代化,2050年以后进而实现中华民族的伟大复兴。要实现这一宏伟目标,就必须积极应对人口老龄化迅速发展的严峻挑战。要充分利用从目前到2020年的人口红利期和25年的战略机遇期,做好应对老龄社会的各项准备,完善法律法规,调整社会经济政策,做好应对老龄社会的各项准备。同时,要健全和完善适应世界老年人口第一大国这一国情的老龄工作体制,切实解决制约老龄事业发展的体制性问题。

我国人口已严重超载

在自然界中,人类赖以生存的地球对人口的容量是有限的。国内、外人口学家,对这种容量的具体数量和界限形成了一定的共识:地球所能提供的自然物质总量是有限度的,人口的容量不能超过这个限度,否则,自然生态就会遭到破坏,人口消费水平的提高就会受到限制,自然环境就会恶化,以致最终将威胁到人类自身。

关于中国的人口容量,许多科学家从多方面进行了研究。早在1957年,孙本文教授就曾根据我国的耕地、粮食和就业状况,提出最适宜的人口数量为8亿。有学者从淡水资源着手研究,按人均用水量890立方米推算,提出100年后最多能养活6.5亿人。也有学者根据未来我国能源供应和土地资源、环境状况,提出理想人口规模不超过10亿~11.5亿的见解。目前,我国人口已达到13亿,人口密度已达到136人/平方千米,为世界人口平均密度的3.3倍,人口生存空间越来越拥挤。

我国属于人均耕地最低的国家之列,人均耕地只有0.09公顷,不足世界人均耕地面积的1/3。我国的耕地面积只占世界总耕地面积的7%,但生产着占世界21%的粮食,养活着占世界20%以上的人口。而我国的高人口负荷量在很大程度上是以牺牲环境作为巨大代价的,诸如水土流失、盐碱化、风蚀水蚀、土壤污染和水污染等现象十分严重。我国人口与环境承载量之间的矛盾已经影响并将继续影响我国社会经济的可持续发展。

人口与空间的矛盾日益尖锐,拥挤效应在城市表现得十分突出且日趋严重。城市化最主要的标志就是城市人口规模和用地规模空间的扩大,反映在城市形态上,就是大城市和特大城市持续迅速增长。一般认为,城市化对推动社会经济发展具有积极意义。但是,如果城市人口过多,经济活动量过大,超过城市生态系统的承载力,城市的作用就会走向反面,导致城市生态系统的各个环节失调。不仅有文化、教育、社会等方面的问题,而且还涉及物质、能量的生产、消费,它们的输入、输出和环境质量。其中最突出的就是环境污染、水源不足、交通拥挤和住房紧张等方面的问题。这些问题不仅对城市人口的生产和生活产生重大影响,进而影响到城市社会经济的可持续发展。

中国人口已严重超载,人口与环境的矛盾非常尖锐。所以,严格控制人口过快增长,仍然是我国当前和今后一个时期的一项艰巨而繁重的任务。

什么是计划生育

计划生育是在重要生产资料的社会主义公有制条件下,在全社会范围内,实行人类自身生产的计划化。

社会生产是物质资料生产与人类自身生产的统一,国民经济有计划按比例发展,既要求物质资料生产有计划发展,也要求人类自身生产有计划发展,要求人类自身生产与物质资料生产相适应。实行计划生育是社会主义有计划地发展人口的客观要求。在社会主义社会,由于重要生产资料均为国家所有,在生育问题上,社会的整体利益和个人家庭利益在根本上是一致的,在全社会范围内,实行计划生育不仅有必要,而且也有可能。

计划生育是社会主义国家所特有的范畴,与资本主义国家的家庭生育计划有着本质的区别。资本主义国家由于生产资料私有制,物质资料生产和人类自身生产都处于无政府状态。生产资料私有制决定了资本主义国家只能在家庭内做到有计划地生育子女,而不能在全社会范围内实行计划生育,只有在生产资料公有制占主体的社会主义社会,才能在全社会范围内实行计划生育,有计划地调节人口增长。社会主义制度开辟了物质资料生产有计划发展的新时代,也开辟了人类自身的生产有计划发展的新时代。

计划生育和节制生育是既有区别又有联系的两个概念。计划生育是指在全社会范围内实行生育的计划化。它可以是促进人口增长的计划化，也可以是控制人口增长的计划化。采取哪种计划要根据不同国家、民族、地区，不同时间的人口、经济和社会等各方面的状况来决定。节制生育则专指控制生育、减少生育子女数目，借以降低出生率。根据我国的情况，计划生育的主要要求是节制生育，提倡晚婚、晚育、少生、优生，其目的就是要在提高人口素质的同时，有计划地控制人口增长。

计划生育是我国的一项长期国策

自 20 世纪 70 年代实行计划生育国策以来，经过 30 多年的努力，我国已进入低生育水平时期，但这并不意味着人口问题已经解决。由于我国人口基数大，即使维持目前生育水平，未来几十年人口总量仍将持续增加，我国仍然面临着巨大的人口压力。未来 10 多年里，全国平均年净增人口将仍在 800 万左右，到 2020 年总人口（不包括香港、澳门特别行政区和中国台湾）将达到 14.5 亿左右。人口多、耕地少、底子薄、人均占有资源相对不足，仍然是我国社会主义初级阶段最基本、最重要的国情。未来几十年中，我国的人口总量、劳动年龄人口、老龄人口将分别进入高峰期，人口与经济、社会、资源、环境之间的矛盾依然尖锐。

计划生育工作是树立和落实科学发展观，全面建设小康社会的重要举措。胡锦涛总书记指出："做好人口和计划生育工作是树立和落实科学发展观的必然要求和重要内容。"我国实行计划生育政策以来，少出生了 3 亿多人，为缓解人口给经济、社会、资源、环境带来的沉重压力发挥了重要作用，对经济发展和社会进步起到了巨大的推动作用。党的十六大确定了到 2020 年实现全面建设小康社会的奋斗目标，其中一个重要指标就是要使国内生产总值再翻两番，人均国内生产总值达到 3 000 美元。这个目标的确立，是建立在稳定现行生育政策、严格控制人口增长基础上的。以我国目前经济发展的态势看，到时候国内生产总值实现翻两番应该没有问题，可如果人口总量得不到有效控制甚至超过 15 亿，人均国内生产总值 3 000 美元的目标便难以如期实现。因此，全面建设小康社会控制人口总量是关键。

当前人口和计划生育工作的主要任务是稳定低生育水平。稳定现行生育政策是稳定低生育水平的根本措施。采取种种措施推动全社会综合治理，继续出台有利于人口与计划生育工作的政策措施，推动齐抓共管，才能充分体现计划生育这项基本国策的要求。

计划生育家庭奖励扶助制度

计划生育家庭奖励扶助制度是以国家公共财政政策为支撑的一项直接奖励扶助实行计划生育农民的政策。其主要内容是在各地现行计划生育奖励优惠政策基础上，针对农村只有 1 个子女和 2 个女孩的计划生育家庭，夫妻年满 60 周岁后，由中央和地方财政安排专项资金进行奖励扶助。奖励扶助标准人年均不低于 600 元，直到亡故为止。已超过 60 周岁的，以该制度在当地开始执行时的实际年龄为起点发放。

奖励扶助制度的特点有四个：

（1）以国家公共财政政策为支撑：在资金负担比例上，由国家和省级财政为主，县级财政分担比例很小，西部地区县级财政基本不分担，保证了在绝大多数地区不会因为地方财政困难而影响奖励扶助政策的落实。

（2）政策导向性：与其他社会福利政策相比，奖励扶助制度着眼于鼓励农民实行计划生育，有利于更有效地控制农村人口增长，具有鲜明的政策导向性。

（3）社会化"直通车"发放：充分利用现有行政资源和社会化发放渠道实现奖励扶助对象确认、专项资金管理、社会监督和资金发放，不另设管理和发放机构。财政和人口计生部门都不介入资金发放，既节省制度运行成本，又能有效保证奖励扶助金不被层层截留、挪用。

（4）长期性和稳定性：奖励扶助制度是从根本上解决农村人口问题，促进人口和经济社会协调发展的一项制度性安排，具有长期性、稳定性，至少要执行二、三十年，不是权宜之计。

实行计划生育家庭奖励扶助，有着重要的政治和社会意义：

（1）有利于推动人口和计划生育工作。实施奖励扶助制度，将计划生育利益导向机制和社会制约机制有机地结合起来，奖惩并举，能够大大减轻计划生育工作的难度，而且可以促进计划生育工作思路和工作方法的转变，大大增强计划生育政策的感召力。

（2）有利于探索解决"三农"问题的新思路：奖励扶助虽然投入资金不多，但综合效应较大。奖励扶助政策可以缓解农村计划生育家庭的实际困难，而且对于加快贫困地区脱贫步伐，探索建立农村社会保障制度，有效解决"三农"问题，能够发挥重要作用。

（3）有利于密切干群关系：奖励扶助制度可以使广大农民感到政府真心为群众办实事、办好事，特别是奖励扶助金直接发放到农户手中，让农民直接感受到政府的温暖，可使干群关系得到明显改善。

树立科学、文明、进步的婚育观

婚育观是人们对待婚姻和生育的观念和认识，是人生观、世界观的重要组成部分。当代青年应该从国家大局出发，自觉树立科学、文明、进步的婚育观念，使自己的婚育行为符合经济发展和社会进步的要求。科学、文明、进步的婚育观念，主要包括下面几点内容：

（1）晚婚晚育：晚婚晚育不仅有利于国家，而且也有利于个人和家庭。首先，婚姻法规定：结婚年龄男不得早于 22 周岁，女不得早于 20 周岁。这是国家规定男女公民结婚最低限度的年龄，而并不是最佳婚龄。青年男女最适宜的婚姻年龄，男性是 25 岁，女性是 23 岁，这也是我国大多省、市计划生育政策规定的晚婚年龄。其次，晚婚晚育有利于身心健康，医学上有关统计显示，20 岁以前结婚的女性患子宫颈癌的机会比 26 岁以后结婚的高 6 倍；遗传学研究发现 25～29 岁母亲所生缺陷儿的发生率最低。第三，晚婚晚育可以使青年人把大好时光用于事业，事业有成才有利于建立家庭，抚养子女。第四，晚婚晚育可使青年人在世界观、人生观上更加成熟，对婚姻和家庭有更深刻的理解，有利于家庭和社会的稳定。

（2）少生优生：少生优生不仅会给个人和家庭带来好处，而且对国家、对民族、对控制人口、对提高人民的生活水平和综合国力也有极大的好处。实行计划生育、少生优生，可以有效地抑制中国人口增长过快的势头，促进经济的发展和人民生活水平的提高，促进人口素质的提高和人的全面发展，有利于提高妇女的社会地位。

（3）生男生女都一样：新中国成立后，妇女地位有了很大的改善和提高。在婚姻上，我国妇女获得了婚姻自主权；在经济上，男女同工同酬，使我国妇女的经济地位有了极大的提高；在法律上，我国妇女与男子一样获得了家庭财产所有权和继承权；在家庭关系上，我国家庭的人际关系已由以夫权和家长制为代表的传统家庭关系，逐步被平等、民主、和睦的现代家庭关系所代替，妇女人格、学习、劳动权以及理想和追求，普遍受到社会的尊重；在生育上，我国妇女的自主权得到了应有的保障。随着妇女地位的逐步提高，妇女逐渐成为生育的主人，生男生女都一样的风气正在形成。

为什么提倡一对夫妇生育一个孩

中共中央于 1980 年 9 月向全体共产党员发出了关于控制人口增长的《公开信》，发出了"提倡一对夫妇只生育一个孩子"的号召，2001 年 12 月 29 日颁布的《人口与计划生育法》也明确规定"提倡一对夫妻生育一个子女"。之所以提倡一对夫妇只生育一个子女，因为它是解决我国人口增长过快问题最有效的办法，是一项符合全国人民长远利益和当前利益的重大措施。

我国的人口与计划生育事业，虽然经过 30 多年的艰苦努力，人口过快增长的势头得到了有效的扼制，取得了很大的成绩，但由于人口基数大，素质偏低，加上人口再生产周期长和各地工作发展不平衡，控制数量、稳定低生育率水平，仍然是我们工作的重点。因此，只有自觉地按照一对夫妇只生育一个孩子的要求去安排家庭生育，才能保证到 2010 年，实现把我国人口（不含香港、澳门特别行政区和中国台湾）控制在 13.6 亿以内的奋斗目标。由于历史上的种种原因，形成了我国人口再生产极为不利局面。为了尽快改变我国人口与经济发展和社会进步不相适应的局面，必须有一两代人，自觉地按照国家提倡的"一对夫妇只生育一个子女"的号召，做出自己的奉献，规范自己的生育行为。只有这样，才能为子孙后代和民族的未来创造一个良好的人口环境。

提倡一对夫妇只生育一个孩子，是根据我国人口发展形势决定的，是我们当代人责无旁贷的历史使命。

避孕节育好处多

避孕节育是保护育龄妇女身心健康的关键性措施。一个健康的已婚育龄妇女，如果不采用避孕措施，在 20 多年的育龄期内，有可能妊娠一二十次，不知要经受多少次人工流(引)产之苦。不言而喻,避孕节育不仅是减少和防止非意愿妊娠及人工流(引)产的根本方法,也是生殖健康的重要内容,是调节生育、坚持按政策、有计划地生育的关键性措施。人们从多生到少生、优生,从没有避孕方法到有多种可供选择的避孕方法,是社会文明进步的体现,是人类社会发展的必然要求和选择。

(1)避孕节育有利于保护育龄妇女的身心健康。非意愿妊娠的补救措施一般是行人工流产术,人工流产不仅会给女性造成痛苦,多次人工流产还会带来多种妇科疾病,甚至会导致继发性不孕症。

(2)避孕节育有利于优生优育。通过避孕节育,育龄夫妇可以选择最佳生育时机,为生育一个健康、聪明的孩子奠定一个坚实的基础。

(3)避孕节育有利于建设和谐家庭。减少和避免非意愿妊娠,除了可以减少家庭开支,增加家庭收入外,还可以使夫妇双方全身心地投入到事业中去,使个人的才智得到充分的发挥,实现自己的人生抱负。

育龄朋友特别是广大育龄妇女,要充分认识避孕节育对自己、对家庭、对社会、对国家所具有的重要意义,坚持做到避孕节育。

避孕节育的基本原理

避孕节育是通过破坏受孕的基本条件,阻断生殖过程的某个或几个环节,中止胚胎或胎儿的发育来调节人们的生育行为。其基本方法有以下几种:

(1)抗排卵:妇女在性成熟以后,每月从卵巢排出一个卵子,两侧卵巢交替进行,每次排卵一般在月经前14天。所谓的抗排卵,就是额外应用性激素,以抑制丘脑下部功能,进而使垂体减少FSH和黄体生成素(LH)的释放,从而抑制卵泡的发育成熟和排卵。如激素避孕法和哺乳闭经避孕法。

(2)抗受精:采用各种手段阻止精子与卵子相遇,使精子失去与卵子结合的机会或杀灭精子,即称为抗受精。抗受精的方法有直接杀灭精子,目前临床上采用的杀精药有避孕栓、避孕胶冻、外用避孕药膜等女性外用药。近年来,还有人把杀精药直接注入输精管起到避孕作用;通过使用含有孕激素的制剂改变宫颈黏液性质,使之黏稠,阻碍精子通过宫颈。采用阴道隔膜、避孕套、体外排精法、尿道压迫排精法、各种男性和女性绝育术以及安全期避孕法等,可以使精卵不能相遇。

（3）抗着床：阻止受精卵在子宫内膜着床生长发育的措施，称为抗着床。着床是一个复杂的过程，关键在于胚泡发育和子宫内膜的同步性变化，而子宫内膜转变为蜕膜要接受孕激素的影响。因此，从胚泡、子宫内膜和黄体着手，破坏着床过程中的某一环节，即可达到抗着床的目的。主要方法有：改变输卵管的蠕动频率和受精卵在输卵管中的运行速度，使受精卵不能着床；改变子宫腔的内在环境，阻碍受精卵着床。如宫内节育器和含孕激素的甾体避孕药。

绝育技术

无论采取什么方法，凡是人为地阻断精子与卵子相遇的通道，以达到永久性节育的目的，统称之为"绝育"。绝育又可分为女性绝育和男性绝育两大类。

女性绝育，也称"输卵管绝育"，俗称"女扎"，是通过手术切断或手术配合药物等方法，经腹部、阴道、宫腔或利用腹腔镜、宫腔镜等切断、结扎、电凝、环夹或药物堵塞输卵管，以达到绝育的目的。其中，最常用的是腹部小切口输卵管结扎术。其具体操作是在腹部切开个小口，将双侧输卵管结扎、剪断，使精子和卵子不能结合，从而达到绝育的目的。输卵管结扎后应住院休息，一般术后 3～4 天拆线，术后 1 个月内禁止性生活。女扎适用于自愿接受绝育手术且无禁忌证者；已婚有子女尤其是已生育 2 个以上孩子的育龄妇女。

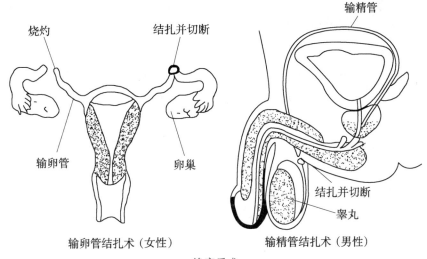

输卵管结扎术（女性）　　　　输精管结扎术（男性）

绝育手术

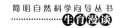

男性绝育,也称"输精管绝育",俗称"男扎",是通过手术切断、结扎、电凝、加压、植入堵塞物或化学闭塞等阻断输精管。目前,该手术方法很多,有钳穿法、针排法、穿针引线法、注射针头固定法等。其目的一样,都是尽量简便与安全地寻找和固定输精管,将其结扎和切除一小段,残端进行包埋掩盖,以提高成功率。男扎手术切口小,伤口可不缝一针,3~5分钟即可完成,而且手术不影响性功能和性快感,也不会减少精液量和体力,是一种安全、简便、可靠的永久性节育方法,适合于不愿再生育的夫妇。

无论女性绝育或男性绝育,并不损伤人体的性腺(卵巢或睾丸)。绝育术后,女性卵巢仍能正常排卵和分泌女性激素;男性睾丸也能正常生成精子和分泌男性激素。因此,正常绝育术后,性欲和性功能均不受影响。

绝育手术的优点是永久性避孕,失败率低,可减轻术者怕怀孕的心理负担,缺点是不可逆转。绝育术在20世纪70~80年代曾兴及一时,采取绝育措施的育龄夫妇数量,仅次于宫内节育器,位居第二。近年来,随着避孕节育措施知情选择工作的开展和可供选择的避孕方法增多,采用绝育手术的育龄夫妇数量呈明显下降趋势。

现在,我国计划生育科技工作者正致力于探索可逆的女性和男性绝育技术。随着生物材料科学的发展和微型新器械的问世,可逆性绝育技术将很快变为现实,为计划生育事业服务。

宫内节育器简介

宫内节育器简称IUD,俗称避孕环,是一种放置在女性子宫腔内的避孕装置。IUD的类型多种多样,通常用不锈钢、塑料或硅橡胶等材料制成,有些还带有铜、孕激素或某些药物等活性物质。其优点是:一次放入可使用多年;一旦取出,可很快恢复生育功能;具有安全、有效、经济、简便等优点。宫内节育器概括起来分为惰性宫内节育器(指不释放任何活性物质的宫内节育器)和活性宫内节育器(指可释放具有生物活性物质的宫内节育器)。其中活性宫内节育器又可分为三种类型:① 含铜宫内节育器;② 释放激素宫内节育器;③ 释放药物宫内节育器。

早期的宫内节育器(也称为"第一代宫内节育器")是惰性宫内节育器,以国外的聚乙烯塑料制成的蛇形宫内节育器和我国的不锈钢圆环、不锈钢麻花环、塑料节育花应用较为广泛。惰性宫内节育器因避孕效果不够理想，国内已经不再使用。

现代 IUD(也称为"第二代 IUD")是活性宫内节育器。活性宫内节育器带有活性物质(如铜等金属,孕激素、消炎痛等药物或磁性材料等),其避孕原理是在惰性 IUD 的基础上,释放活性物质,提高避孕效果和(或)降低副作用。这类 IUD 有含铜的铜 T380A、铜 T220C、母体乐 375、宫形含铜 IUD、V 形含铜 IUD,有含孕激素的左炔诺孕酮 IUD(米丽娜)以及含消炎痛和铜的药铜 165 圆环和 Y 形 IUD。含铜 IUD 避孕效果好,释放孕激素的 IUD 可明显减少出血,含消炎痛和铜的 IUD 既提高避孕效果,又能减少放置 IUD 后的月经失血量。第二代 IUD 是目前应用最广泛的一类宫内节育器。

新一代 IUD(有人称为"第三代 IUD")是无支架形宫内节育器。这类 IUD 由铜套组成,悬挂在子宫腔中,也称"悬挂式 IUD"。理论上讲,这类 IUD 因固定在子宫底部,脱落率低;与子宫内膜接触面小,可减少出血副作用。然而,至今这类 IUD 在临床上还需要积累更多的临床资料。

IUD 的放置时间一般以月经干净后 3～7 天为宜。有月经延期或哺乳期闭经者,应排除早孕后才可放置;早孕施行人流负压吸宫术和钳刮术后可即时放置;产后 42 天检查时,自然流产转经后或中期引产清宫术后,排除无感染和出血的可能时可放置;以及剖宫产半年后可放置。国外从 20 世纪 70 年代起研究,认为分娩(阴道分娩或剖宫产)后立即放置效果甚佳;国内 1985 年也报道 6 种不同时期(产时、剖宫产时、中期引产后、产后、钳刮术后及月经期)放置 IUD,不增加并发症,副作用低,安全可行。但是,关于放置的最佳时间,尚有争论。

放置 IUD,偶尔可出现一些副作用,如放置后月经异常、腰酸腹痛、白带增多等,通常随时间的推移和(或)治疗能完全适应;也偶有些并发症,如 IUD 脱落、带器妊娠等。IUD 脱落可重新调换放置;带器妊娠者以中止妊娠为宜。

含铜宫内节育器

含铜宫内节育器是活性宫内节育器中的大家族,品种繁多,应用也最广。现介绍以下主要几种:

（1）T 铜宫内节育器（Tcu220c，Tcu380A 系列）：简称 T 铜 IUD，是由世界卫生组织（WHO）引进的、国际公认的品种，属开放型宫内节育器，其结构是在 T 型塑料支架的两个横臂上各镶压一节铜管，在纵臂上镶压数节铜管（如 Tcu220c）或缠绕一段铜丝（如 Tcu380A），铜材为 99.99％高导铜。放置方法为撤出式。

（2）含铜宫形宫内节育器：简称宫腔形 IUD，是 20 世纪 80 年代我国自行研制、具有自主知识产权的 IUD 品种。它是由不锈钢螺旋管制成的圆环，经过热处理加工使其形状与子宫腔形相似，再将铜丝螺旋管段放进不锈钢圆环的螺旋管内而形成的闭合型 IUD。其铜材为 99.99％的高导铜丝。放置方法为推入式。

（3）元宫铜宫内节育器：又称元宫药铜宫内节育器。它是由不锈钢螺旋管制成的，其上端形状与子宫形状相似，下端为半圆形，在不锈钢螺旋管内放入高导铜丝，加进适量消炎痛硅胶棒即为元宫药铜 IUD，能减少放置后近期的子宫出血副作用。放置方法为推入式。

（4）MCu375 宫内节育器：又称母体乐—铜宫内节育器。是由世界卫生组织（WHO）引进的、国际公认的品种，属开放型宫内节育器。它是用无毒特种聚乙烯塑料制作成 T 型支架，其两横臂为向下弯曲呈马蹄形并附有 5 个鳍状突出物，纵臂上缠绕有 99.99％的高导铜丝并带尼龙尾丝的 IUD。放置方法为撤出式。

（5）活性 Y 形宫内节育器：活性 Y 形 IUD 形状为 T 形，由不锈钢丝支架、不锈钢丝螺旋圈和 99.99％高导铜丝以及消炎痛硅橡胶组成（其中含消炎痛 20～25 毫克），属开放型。放置时需扩张宫颈。放置方法为撤出式。

（6）固定式铜宫内节育器：是一种无支架式的 IUD，将 6 个 99.99％高导铜管串联固定在一根尼龙丝上，其上端打一锚式小结，放置时用专用带针的放置器将结植入子宫底肌层内约 1 厘米处，放置技术要求较高。

含铜宫内节育器避孕效果可靠、脱落率低、出血量少、适应范围广。其不良反应是有的人置入子宫后前几个月会有经间出血和下腹疼痛，月经期经量增多，半年至 1 年可恢复正常；术后数日内要注意休息，避免盆浴、房事；如有不适合者需取出时，应到医院检查取出。

皮下埋植剂

皮下埋植剂是一个由避孕药与硅橡胶共同制成的棒状缓释系统,使用时用套针将其埋植在妇女上臂内侧皮下。其避孕机制是:① 抑制排卵,有排卵者可以发生黄体不健;② 使宫液变稠、变少,不利于精子通过;③ 改变子宫内膜,从而阻止受精卵着床。

目前,世界各国研制的皮下埋植剂有 10 余种不同的药物和类型。最基本的有Ⅰ和Ⅱ型两种。Ⅰ型由 6 根硅橡胶小管组成,每根小管长约 3 厘米,直径为 2.0 毫米,内含 18 甲基炔诺酮 36 毫克。Ⅱ型由 2 根硅橡胶小管组成,大小与Ⅰ型相仿(4 厘米×2.4 毫米),每根内含 18 甲基炔诺铜 70 毫克。这两种埋植剂一经埋植,即缓慢释放药物,24 小时内即可达到避孕所需要的浓度。第一年每天释放 60～70 微克,以后维持在每天 30 微克,避孕期限为 5 年,平均有效率为 95%。期满或中途取出后能很快恢复生育功能。

选用皮下埋植剂避孕的妇女须在月经来潮 1 周内置入,只需在门诊局部麻醉下于上臂内侧开一 3～4 毫米小口,用套针管将 6 根(或 2 根)埋植管从同一皮肤入口处以扇形散开依次埋入皮下。植入后从皮肤外部不易看出,也无不适应感觉。需要取出时也只需在埋植处做一不到 5 毫米小口即可。

皮下埋植剂的优点是长效、高效、可逆、不含雌激素;对乳汁及乳儿无不良影响;不影响性生活;具有一定的保健作用,可预防卵巢癌及子宫内膜癌。其缺点是不良反应发生率较高;需要手术操作。

皮下埋植法避孕的主要副作用是月经不规则,其他可出现头痛、神经紧张、眩晕、疲劳、体重增加等。一般情况下可请医生进行对症治疗,情况特别严重的应取出埋植剂,改用其他避孕方法。

长效避孕针

女用长效避孕针是以孕激素为主,配以少量雌激素的长效避孕针剂。它可制成脂溶性或水混悬液,肌肉注射后药物贮存于局部,然后缓慢释放,以发挥长效避孕的作用。其避孕原理为抑制排卵或改变子宫内膜及宫颈黏液,使其不利于受精卵着床而达到避孕的目的。

常用的长效避孕针有:

（1）避孕针1号：即复方己酸孕酮避孕针，内含戊酸雌二醇5毫克、己酸孕酮250毫克，为油剂注射液。

（2）复方甲地孕酮避孕针：又称美而伊避孕针、3700避孕针，内含甲地孕酮25毫克、17环戊烷丙酸雌二醇5毫克，为水混悬注射液。

（3）复方庚炔诺酮避孕针1号：又称炔诺酮庚酸避孕针1号，内含戊酸雌二醇5毫克、庚酸炔诺酮50毫克，为油剂注射液。

初次使用避孕针1号、3700避孕针时，于月经来潮的第5天肌肉注射2支（或在月经来潮的第5天和第12天各注射1支），以后每个月在月经来潮的第10～12天注射1支，如果注射后未来月经，可相隔28天注射1支；初次使用复方庚炔诺酮避孕针1号时，于月经来潮的第5天注射1支，以后每隔60天注射1支，注射1支可避孕2个月。

长效避孕针的优点是避孕效果好，可靠率一般都在95％以上；药物不经过胃肠道吸收，胃肠道反应少见。其副作用以月经紊乱较为突出，表现为经期延长。其他副作用还有类怀孕反应如恶心、头晕、乏力及过敏反应等，偶有皮疹。使用过程中，要注意检查乳房，一旦发现乳房肿块，要停止使用。使用时应常与医务人员保持联系，共同观察反应和效果，一旦出现副作用，应及时告知医生，以便立即采取有效的措施。事实上，由于长效避孕针的每次注射都需要在医院由专业医护人员执行，所以相对来说比较麻烦。事实上，医生们很少主动推荐这种方法。随着避孕措施可选择性越来越多，自动选择长效避孕针的女性已经越来越少。

男用避孕套

男用避孕套俗称"保险套"、"安全套"等，是一种典型的也是使用最广泛的男用屏障式避孕工具。现代使用的男用避孕套一般是用优质、薄形、透明的乳胶制成，包装上分干性和湿性两种。前者无润滑，后者在外面涂有避孕油膏，可以增加润滑度和增强避孕效果。有些厂商还将男用避孕套做成各种色彩以及表面带突出条纹和颗粒的形状，以增加性交时的刺激和快感。男用避孕套的顶端有一个贮藏精液用的小囊，开口部有一橡胶圈，未使用时呈卷起状。国内使用的男用避孕套规格分大、中、小三号，直径分别为35、33、31毫米，供选用。避孕套过大时，容易在性交时脱落；过小时，又会将勃起的阴茎勒得太紧，引起不适。男用避孕套一般应在阴茎插入之前就使用，如性交开始阶段不用避孕套，因正式射精之前的分泌物中混有少量但活力很强的精子，有导致避孕失败的可能。戴男用避孕套的方法是：当阴茎勃起准备性交时，从封好的包装中取出卷起的避孕套，将开口处套在阴茎头部，捏瘪顶端小囊，再向阴茎根部慢慢推下卷起部分，直到露出橡胶圈为止。射精结束之后，由于勃起的阴茎会缩小，因此必须用手按住避孕套底部，随阴茎一起退出，以免避孕套滑脱在阴道内，造成意外怀孕。使用过的避孕套应扔进垃圾袋内，不要随手丢弃，污染环境；也不要投入厕所内，以免阻塞下水道。

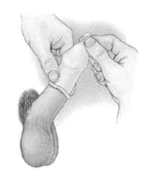

避孕套的正确使用方法

使用男用避孕套的最大优点是安全、有效、价廉，缺点是部分人感觉性交时有异物感，有"隔靴搔痒"之嫌。不过随着新材料的应用和技术的发展，其不足已得到很大的改善。特别是 20 世纪 80 年代艾滋病流行之后，避孕套不光用来避孕，更可防止艾滋病等性病传染，故成为名副其实的安全套。

女用避孕套

女用避孕套是由聚氨酯特殊材料制成的柔软、透明且坚固耐磨的鞘状套，是近年来新研制的女用屏障式避孕工具。它的长度约为 17 厘米，厚度为 0.42～0.53 毫米，最大直径为 7.8 厘米，在避孕的同时它能极有效地防止性传染疾病（包括艾滋病）的传播。女用避孕套的两端各有一个易弯曲的环，套底完全封闭，使用时将紧贴阴道的末端，外端的环较大且较薄，使用时将始终置于阴道口外部，以阻隔男性阴茎根部与女性外阴在行事时的直接接触，较男用避孕套更有效地防止了病菌的传播。

女用避孕套内涂有以二甲聚硅氧烷为主要原料的、惰性的、对精子无杀伤的润滑剂，在行事时能使男性的阴茎在套中活动自如，使用者也可配合点滴各种增加兴奋度的液剂以增加快感。与男用避孕套不同，由于使用聚氨酯超薄材料制造，在使用女用避孕套时，性伴双方都能达到最大的敏感度以得到最大的欢愉感觉。

女用避孕套由手工放入阴道,它可于行性事前数小时放入,也可即时使用。放置时捏紧内环,将套送入阴道内,直至感觉已到正确位置即可。应确保避孕套主体未被扭曲,而且开口环始终置于阴道口外端。房事结束后,为避免精液倒流,请在起身前取出避孕套。取出时捏紧并旋转开口环的同时缓慢地将套拉出。与男用避孕套不同的是套的放置无需男性勃起的阴茎作为避孕套置入、取出的辅助,从而不会使性爱过程产生停顿或中断,同时也缓解了以往男性对戴套的抵触情绪,并且由于其独特的设计与特殊的材料,使它最大限度地防止了各种性病病菌和艾滋病病毒的传染。

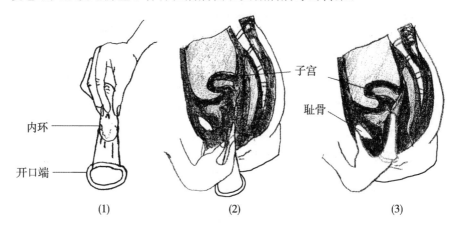

内环

开口端

子宫

耻骨

(1)　　　　　　　　(2)　　　　　　　　(3)

女用避孕套的放置

外用避孕药

外用避孕药是放入阴道内,以杀死精子来达到避孕目的的避孕药物。目前我国常见的外用避孕药有外用避孕药膜、外用避孕药片、避孕栓和避孕膏等几种。

(1)外用避孕药膜:由杀精剂壬苯醇醚或烷苯醇醚与聚乙烯醇、甘油和尼泊金乙酯等制成,呈微黄色或无色半透明的薄膜状。我国目前使用的有大、小两种,一种是5厘米×5厘米的正方形,另一种是5.5厘米×11厘米的长方形。药膜很薄,携带方便,每本10张(每张药膜夹在2张软纸中),每次房事使用1张。房事前,将药膜对折2次,或揉成一松团,置入阴道深部宫颈口处;也可让阴茎先插入阴道,润滑后退出,将药膜贴在阴茎头上,推入阴道深部,再退出;待5分钟,药膜溶解后便可性交。放置半小时后未性交或重复性交,需要再放1次。

(2)外用避孕药片:外用避孕药片是一种酸性杀精药物。其使用方法是:先将手洗净,用手指把药片推入阴道深部,紧贴子宫颈口处,经过5～10分钟,待药片完全溶化后即可性交。如药片放入阴道后超过半小时性交,或性交后半小时未射精,这时需要再放入1片,以保证避孕效果。性交结束后6～8小时,方可用温水清洗外阴部,不要提前清洗,以免影响药效。

(3)避孕栓:主要成分是醋酸苯汞,另有油质赋形剂。前者在阴道内溶解后与精子细胞脂蛋白膜相互作用,改变了精细胞的渗透性,从而杀死精子;后者溶化后呈油状,可妨碍精子活动,阻止精子进入子宫颈,从而达到避孕目的。放入前先用肥皂把手洗净擦干,取避孕栓1枚,剥开表面锡纸,取仰卧位,用手指将避孕栓尖的一头朝向阴道,慢慢推到阴道深部,每次用1枚,待5～10分钟避孕栓溶化后再行性交,待性生活后6～8小时才可用温水洗净阴部。

(4)避孕膏:性交前把避孕膏注入器旋接在避孕膏管口上,压迫药管将药膏挤入注射器内(避孕膏注入器上如有刻度,将药膏挤入到刻度为止,或挤入到注入器尾部为止),女方仰卧于床上,两腿分开,将注入器慢慢插入阴道深部注入药膏,然后取出注入器即可进行性交。如注入药膏时间过久尚未性交,到时需要再注入1次,否则会导致避孕失败。

长效口服避孕药

长效口服避孕药为女用避孕药。其特点是作用时效长,每月只需服1次。目前我国使用的长效避孕药是由人工合成孕激素和长效雌激素(炔雌醚)配伍制成。炔雌醚能储存在人体脂肪中,缓慢释放出炔雌醇,主要通过抑制排卵而达到避孕作用。避孕药中的孕激素能使子宫内膜转化呈分泌状,然后剥脱,引起撤退性出血,类似1个人工月经周期。

长效口服避孕药在我国于1969年开始临床应用。目前主要有四个品种:复方18-甲基炔诺酮月服片、复方炔雌醚酮月服片、复方16-次甲基氯地孕酮月服片和三合一月服片。服药方法甚多,具体可参见药物的包装说明。比较简便的服用方法是:首次服用可在月经周期的第五天中午,隔5天再加服 1 片。第一次服药的日期是以后每月服药的日期。多数于服药后 6～14 天月经来潮(即撤退性出血)。据统计,长效口服避孕药有效率达 98% 左右。

长效避孕药的优点是每月服用 1 次,简单、方便;其缺陷是少数妇女服用后有类早孕、月经失调、白带增多、过敏等不良反应,可请医生对症处理。随着其他更完美的避孕方式的推广,长效避孕药也将因较大的副作用而慢慢消失。现在主要是我国的农村和城市郊区的女性会选择长效避孕药。

短效口服避孕药

短效口服避孕药是国内外使用最早、最广、最成熟的一类避孕药。这类避孕药有单纯孕激素或雌激素和孕激素复合制剂两种。国内常用的是复方短效口服避孕药,主要有四个品种:口服避孕片Ⅰ号、Ⅱ号、0 号和复方 18-甲基炔诺酮。复方短效避孕药的避孕机制是:① 抑制排卵;② 抑制子宫内膜生长,不利于受精卵着床;③ 改变输卵管蠕动频率,影响精子上行,并且使孕卵的运送与子宫内膜发育不同步;④ 使宫颈黏液变稠厚,不利于精子穿过宫颈管上行。

复方短效口服避孕药的适用对象为年龄在 40 岁以下、夫妻两地分居的育龄妇女。年龄大于 40 岁,患有糖尿病、浅静脉血栓、头痛、胆道疾患者、胆囊摘除术后、有宫颈癌前期病变者应慎用。妊娠或可疑妊娠者、哺乳期产后 6 个月内、患有高血压病、缺血性或瓣膜性心脏病、乳腺癌、脑血管病、高血脂、深静脉血栓者、反复发作的严重头痛及偏头痛者、不明原因的阴道出血者应禁用。

使用方法:① 每次从月经来潮的第 5 天(不管月经干净与否)开始服药,每晚服 1 片,连服 22 天;② 如停药后 7 天仍无月经来潮,宜开始服用下一周期药物,但应排除妊娠可能;③ 三相片服法:第一周期自第 1 天起服,以后为第 5 天起服;④ 妈富隆:第一个月于月经来潮第 1 天起按包装顺序服药,每天 1 粒,共 21 天,第二个月于停药后第 8 天起服,不管月经是否来潮。

复方短效口服避孕药的优点是:① 避孕效果好、安全,使用简便;② 可以治疗月经失调,缩短经期,减少月经血量;③ 对健康有益,可预防盆腔炎、经前紧张综合征、缺铁性贫血,并能防止宫外孕,对风湿性关节炎、甲状腺病、胃十二指肠溃疡、痤疮、子宫内膜癌、卵巢癌等都有预防作用。其缺点是：① 需要每天服药，容易漏服；② 可能发生胃肠道反应及阴道点滴出血等不良反应。

服用复方短效避孕药应注意以下事项：① 每天固定时间服药，以睡前服用为宜，养成习惯，避免漏服；② 药片应保存于儿童不易拿到的地方，置于阴凉干燥处；③ 服药期间患腹泻、高热、呕吐，房事应加用避孕套；④ 避免同时服用利福平、苯妥英钠、卡马西平、苯巴比妥、氯霉素、氨苄西林钠（氨苄青霉素）等药物；⑤ 服药期间感觉头痛、胸痛、视物模糊、复视、偏盲、气短者应及时就医。

探亲避孕药

探亲避孕药又称"速效避孕药"，属于一类女用避孕药。是我国研制的适用于分居两地的夫妇在探亲期间服用的避孕药。因随时可以开始服用，都能达到避孕效果，故也适用于新婚后短期在一起的夫妇。

探亲避孕药的避孕原理主要是：转化和改变子宫内膜的形态与功能，不利于受精卵植入；使宫颈黏液变为黏稠，不利于精子穿透；如在月经前半期服用，也有抗排卵作用；改变受精卵在输卵管内的运行速度。自 1970 年以来，我国共研制了 10 余种探亲避孕药，在临床上应用的主要有四种：上海探亲避孕片 1 号（甲地孕酮探亲片），天津探亲避孕片（炔诺酮探亲片），18-甲速效避孕片（18-甲基炔诺酮探亲片），53 号探亲避孕片（双炔失碳酯探亲片）。服用方法各不相同，应注意看其说明书，或在医生指导下服用。以上海探亲避孕片 1 号为例，探亲当日中午及晚上各服 1 片，以后每晚服 1 片，至探亲结束，次日晨再加服 1 片。

探亲避孕药的优点是使用简便，不受月经周期限制，随时可以开始使用；避孕效果好，有效率可达 99％左右。其缺点是药物剂量偏大，仅适用于探亲期，不宜反复经常使用；不良反应较大，部分妇女服用后可能出现类早孕反应或少量阴道出血。

另外应该注意的是，探亲避孕药不宜作为常规避孕方法使用，如一个月经周期内多次短期探亲，应改用其他避孕方法；53 号探亲片为肠溶性，不宜咬碎服用，以免影响效果。

安全期避孕法

妇女的月经周期一般为 28 天左右,下次月经来潮前 14 天为排卵日,卵巢排出的卵子在生殖道内能生存 1～2 天以待受精。男性的精子在女性的阴道内可维持 2～3 天的生存能力,一般认为排卵前 5 天和排卵后 4 天,连同排卵日共 10 天,性交最可能受孕,这个时期称排卵期或易受孕期、危险期。从排卵期的后 1 天到下 1 个月经期的前 1 天,以及月经期的后 1 天到排卵期的前 1 天的一段时间内性交不容易怀孕,称为安全期。

利用这种规律,在排卵期停止性交,在安全期性交,这种方法叫安全期避孕法。由于安全期避孕法不采用任何避孕药具,因此也叫自然避孕法。但由于在排卵前妇女受到环境或情绪等的强烈刺激后有可能提前排卵,这样就可能受孕,而排卵后,卵巢在同 1 个月经周期中极少第二次排卵,因此很难受孕。所以排卵后安全期(从排卵期结束后第一天到月经来潮的前 1 天)比排卵前安全期(从月经干净后到排卵期的前 1 天)更安全。

采用安全期避孕法避孕的关键是测定妇女的排卵日期,妇女排卵时一般没有特殊感觉,有些妇女可能有下腹痛、腰痛、乳房发胀及情绪改变等症状,但是没有特异性。实验中测 FSH 及 LH 操作麻烦,目前妇女能自己掌握的家庭方法有月经周期推算法、基础体温测定法及宫颈黏液推算法等。但这些方法比较麻烦,有时不准,再加上有些妇女月经期不准,故安全期避孕法容易导致避孕失败,再加上目前可供选择的避孕方法很多,已不再提倡使用安全期避孕法。

事后紧急避孕药

所谓"紧急避孕"是指在性生活时未采取任何防护措施,或采用的避孕方法失败(如使用避孕套不当,避孕套破裂、滑脱、漏服药、宫内节育器脱落),或遭人强暴后几个小时或几天内采用的防止非意愿妊娠的补救措施。

在我国用于紧急避孕的药物主要分为两大类,也就是激素类与非激素类两种。一是非激素药,如米非司酮片,商品名为后定诺、弗乃尔、含珠停等,每片含米非司酮 25 毫克,在无防护性性生活或避孕失败后 72 小时内,只需服用 1 片,避孕效果在 99% 以上,无论是避孕效果,还是副反应,在诸多的紧急避孕药中是比较好的,属于安全、高效的新型紧急避孕药。另一类是激素类药,如左炔诺孕酮片,商品名为毓婷、慧婷,属非处方用药,每片含左旋炔诺孕酮 0.75 毫克,在无防护性性生活或避孕失败后 72 小时内,首服 1 片,然后在 12 小时内再服 1 片。左炔诺孕酮片与米非司酮片相比,无论是避孕效果还是副反应都要稍差一些。紧急避孕药物的作用原理是:① 抑制或延迟排卵;② 改变子宫内膜的发育,使之不利于孕卵着床;③ 改变输卵管肌层的运动,使精子和卵子不易相遇,干扰受精。

性生活后 5 天内放置带铜的宫内节育器作为紧急避孕,高度有效。特别适用于对上述激素方法禁忌的妇女或计划继续使用宫内节育器作为长期避孕方法的妇女,并且对同一时期内以后的性生活均有保护作用。

要做好紧急避孕,应特别注意以下几点:① 要有时间观念。已有研究资料表明,服药越早效果越好,不要延误时机,药物避孕不能超过 72 小时,尤其是正当排卵期同房,更应尽早服药。② 紧急避孕只是一种临时性补救措施,而且必须按指导在规定时期内服用,它不能替代常规避孕方法,其原因除紧急避孕不如常规避孕效果好外,多次重复服用还会导致月经紊乱、出血或点滴出血延长,给妇女生活、工作带来不便。③ 紧急避孕药仅能用于上一次无防护同房之后,对下一次无防护同房不起作用。④ 紧急避孕对预防性病、艾滋病毫无作用。

未婚女性避孕指导

未婚性行为是世界各国都存在的社会问题。由于未婚女性的性行为不是为了生育,故发生未婚先孕时,绝大部分选择人工流产终止妊娠。未婚女性自我保护意识差,对生殖健康知识缺乏了解,甚至根本没有认识,因此,未婚女性的性行为具有不稳定性、盲目性和多向性的特点。

在生殖系统炎症及性传播疾病的女性患者中,未婚女性占 40%～50%。未婚女性的避孕问题和性健康问题,已引起临床医生的高度重视。因为未婚者的避孕有其特殊性,故应根据自己的实际情况,选择不同的避孕方法。

(1)性伴侣较稳定,性活动较频繁的女性,相对来说日常生活较规律,情绪较稳定,月经周期如果有规律,就可以选用安全期加屏障避孕法避孕,即在非安全期宜采用避孕套,在安全期采用避孕药膜等避孕。

（2）如果是与固定的男朋友同居，发生性传播疾病危险性低，这类女性的合适选择是短效口服避孕药。第三代口服避孕药具有低剂量、高效、副作用少及停药后即可怀孕的优点，可以为同居而不想生孩子的妇女使用。

（3）性伴侣不稳定的女性，由于容易感染性病、艾滋病等，从性安全、性卫生角度考虑，应选用避孕套避孕。避孕套使用方便、效果好、副作用少，且易得易用（药店和安全套售套机取套方便），对避孕和预防性病有双重效果。

很多女性怀孕都是由于无防备的性生活引起，由热恋中的情不自禁造成。这种"情之所至"，是不会"有备而来"的。如果你发生了无防护的性生活，应立即采用紧急避孕法。紧急避孕法也可用于避孕药具失败者，如避孕套破裂或滑脱、漏服避孕药、错算安全期。如果在这些无保护的性生活后及时采取紧急避孕措施，可以避免大部分人工流产。

多次人工流产可致盆腔炎、继发性不孕等疾患，严重影响妇女的生殖健康，所以我们提醒未婚女性，在无保护的性生活后应采用紧急避孕方法。紧急避孕的特点是：① 只限于应急使用，而不作为常规方法使用；② 只在无防护的性行为后使用；③ 紧急避孕是预防意外妊娠，人工流产是避孕失败后的补救措施。

未婚女性的避孕是一个现实问题。未婚女性要根据自己的实际情况到医院、妇幼保健院和计划生育服务站（所）咨询医师，进行避孕方法知情选择。不要讳疾忌医，更不要由于羞涩而找个体游医，以免上当受骗。

图书在版编目(CIP)数据

生育漫谈/王玉玺,张新童主编.—济南:山东科学
技术出版社,2013.10(2020.10 重印)
　(简明自然科学向导丛书)
　ISBN 978-7-5331-7025-7

　Ⅰ.①生…　Ⅱ.①王…　②张…　Ⅲ.①生育－青年
读物 ②生育－少年读物　Ⅳ.①R339.2-49

　中国版本图书馆 CIP 数据核字(2013)第 205780 号

简明自然科学向导丛书
生育漫谈
SHENGYU MANTAN

责任编辑:冯　悦
装帧设计:魏　然

主管单位:山东出版传媒股份有限公司
出　版　者:山东科学技术出版社
　　　　　　地址:济南市市中区英雄山路 189 号
　　　　　　邮编:250002　电话:(0531)82098088
　　　　　　网址:www.lkj.com.cn
　　　　　　电子邮件:sdkj@sdcbcm.com
发　行　者:山东科学技术出版社
　　　　　　地址:济南市市中区英雄山路 189 号
　　　　　　邮编:250002　电话:(0531)82098071
印　刷　者:天津行知印刷有限公司
　　　　　　地址:天津市宝坻区牛道口镇产业园区一号路1号
　　　　　　邮编:301800　电话:(022)22453180

规格:小 16 开(170mm×230mm)
印张:15.75
版次:2013 年 10 月第 1 版　　2020 年 10 月第 2 次印刷
定价:29.60 元